Patrice Debré
Jean-Paul Gonzalez

VIE ET MORT DES ÉPIDÉMIES

Odile Jacob

15, rue Soufflot, 75005 Paris

www.odilejacob.fr

ISBN : 978-2-7381-2973-4

À mes petits-enfants (P. D.)
À ma fille Soukaina (J.-P. G.)

Préambule

« Dessine-moi la vie. » C'était l'heure du soir où les eaux de la Loire sont tranquilles, seulement brisées par les bancs de sable. Un instant étonné, le vieux peintre, qui n'était pas Léonard de Vinci, s'accouda au chambranle de sa Ford peinte en jaune. Il plissa les yeux et, lâchant son pinceau, regarda celui qui le questionnait. « La vie ?, reprit-il. Dessine-moi la vie ? » Pour lui, la question valait un signe. Saisissant à nouveau son pinceau, il le plongea dans une bassine de couleur, bleue celle-là, qui se trouvait à ses pieds. Il étala alors la peinture en un large geste, reproduisant comme une envolée de canards sauvages sur la toile. « Ceci n'est pas la vie, mais le vivant », lâcha l'interlocuteur. Prenant alors la place du peintre, il dessina un cercle car, dit-il, « la vie doit se démarquer de la mort ». Puis, poursuivant son mouvement, il plaça au centre ce qu'on pourrait prendre pour le noyau d'une cerise. « Pour le biologiste, la vraie définition de la vie est la cellule, expliqua-t-il. Au pourtour, une membrane ; au cœur, un matériel de reproduction. Leurs principaux prédateurs sont les microbes, qui s'attaquent aux cellules pour les pénétrer ou échapper à leurs réactions de défense. »

« Dessine-moi la mort. » Une image tragique en parle ce mardi 18 décembre 2012. À Karachi, une mère pleure sa fille victime des fantasmes des talibans, assassinée alors qu'elle distribuait des vaccins contre la poliomyélite. Les tueurs, qui circulaient à moto dans la banlieue de Peshawar, ont abattu cinq femmes et un homme qui tentaient de sensibiliser les Pakistanais aux bienfaits de la vaccination. La théorie du complot imputait au vaccin les pires maléfices. Et la fatwa lancée contre les émissaires de la santé publique avait transformé les vaccinateurs en condamnés à mort. Une telle flambée de violence révèle l'obscurantisme qui règne encore autour des microbes invisibles et de l'incompréhension sur les moyens de les prévenir. En même temps, cet épisode terrible encourage à expliquer les épidémies, leur naissance et leur mort, à lutter contre les fausses croyances et faire comprendre qu'à travers ces fléaux, il s'agit aussi d'évoquer la vie, celle des hommes et des cellules autant que celle des microbes.

Des pestes de jadis à la grippe H1N1, les maladies infectieuses appartiennent à l'histoire de l'humanité. Constitutive de la biodiversité des écosystèmes, celle des agents pathogènes donne une idée des risques auxquels il faut s'attendre. Quand la peste atteignit l'Europe en 1347, la réponse des citoyens les plus fortunés fut de fuir les villes infestées pour gagner les campagnes. Le comportement de quelques-uns dissémina l'épidémie chez beaucoup. À l'heure où les voyages se démocratisent, où les commerces s'intensifient, où les migrations s'étendent, les microbes trouvent de nouvelles voies de transmission. Au regard de la coévolution du vivant et de la richesse de sa biodiversité, l'homme doit apprendre à vivre avec les émergences infectieuses et reconnaître qu'elles sont imprévisibles. Or cette forme de sagesse, qui ne devrait pas inciter, loin de là, à rester inerte, exige une information précise, une communication adaptée, une éducation appropriée aux épidémies. La société doit acquérir une culture raisonnée du risque. Des pestes passées aux épidémies d'aujourd'hui, nombreux sont les exemples qui montrent que les réactions sociales, les peurs, les fausses rumeurs, en temps de paix comme en temps de crise, sont cruciales pour la gestion des maladies infectieuses. Cependant, le public est généralement mal préparé à l'éventualité comme à l'apparition d'une telle menace. La société elle-même est divisée, prise entre les assertions des scientifiques, les positions des politiques, les informations des médias et les cris d'orfraie des cassandres de tous poils. Les décideurs politiques doivent en prendre conscience d'autant que les réactions à l'information, l'« infodémie », évoluent en même temps, voire plus vite que la contagion.

Eu égard au rapport entre science, médecine et société, les crises épidémiques sont exemplaires. Les pestes ont suscité des bouleversements considérables dans l'histoire, transformé l'avenir de populations entières, renversé des trônes, dévasté des pays, détruit des économies. Du fait de ces désastres, les États modernes ont cherché à établir des organisations et des programmes de lutte et de prévention. L'industrie a pris aussi sa part, notamment par le développement et la dissémination de nouveaux produits pharmaceutiques, médicaments et vaccins. Et, pourtant, sans cesse de fausses assertions ou des mouvements de pensée heurtés dans leurs croyances remettent en cause les bénéfices des vaccins, les bienfaits des traitements contre l'infection en s'appuyant sur leurs risques potentiels et certains accidents peu fréquents. Le principe de précaution poussé à l'extrême favorise de nouvelles peurs ou des réactions de rejet et laisse parfois entendre qu'il est dangereux de contrarier le cours de la nature. L'opinion publique ne s'y retrouve pas et se sent ballottée par des courants contraires.

Ces mouvements d'opinion prospèrent sur des résultats paradoxaux. D'un côté, l'observation des épidémies récentes montre qu'il existe de nombreuses institutions locales, nationales et internationales qui veillent sur la diffusion des microbes pour prévenir les infections de demain. L'expertise scientifique, la connaissance des virus et des bactéries, leur détection, l'étude de leur diffusion du Sud vers le Nord et de l'animal à l'homme se sont grandement perfectionnées. Une meilleure connaissance de l'hygiène et l'élaboration de vaccins ont renforcé les premières mesures de prévention, tels les confinements ou les quarantaines. Malgré cela, lors de la dernière épidémie de H1N1, des mesures insuffisamment préparées et une logistique mal adaptée ont mis la vaccination en échec. Le rapport coût/bénéfice a été insuffisamment estimé. Il n'y a pas eu de coordination ni de concertation entre les pays d'Europe sur les recommandations à délivrer, les mesures à prendre, les explications à donner sur l'évolution de l'épidémie. Or, de manière générale, si la société croit si peu aux informations communiquées en temps de crise et si les politiques ont des difficultés à prendre des décisions, c'est qu'ils ont, les uns et les autres, une mauvaise perception des menaces et de leur prévention. La réaction des populations concernées n'est que la conséquence d'une insuffisante préparation aux épidémies à venir.

Cependant le risque est majeur. Les maladies infectieuses sont la cause de près de 14 millions de morts chaque année dans le monde, la plupart dans les pays du Sud, où le taux de mortalité liée à cette cause atteint 50 %. Environ 350 maladies infectieuses sont apparues entre 1940 et 2004, une majorité provenant du Sud. De nombreux virus nouveaux tels Ebola, Chikungunya, *Monkey Pox* et bien évidemment le VIH n'ont été découverts que dans la seconde moitié du XXe siècle. 90 % des virus et bactéries étaient encore inconnus dans les années 1980. Et, tandis que de nouvelles émergences menacent, des maladies disparues, telle la peste, continuent de resurgir, profitant de la pauvreté, des ruptures de campagnes de vaccination, de mauvaises conditions sanitaires ou des guerres qui continuent de saigner le monde. Les infections génèrent des coûts monstrueux. L'OCDE considère que le coût du paludisme s'élève à 10 milliards d'euros par an et engendre un déficit de 1 % du produit intérieur brut des États atteints. Le SRAS, qui fit 80 morts et désorganisa 28 pays, a coûté près de 70 milliards d'euros en cinq mois.

Développer une culture du risque semble d'autant plus nécessaire qu'il existe actuellement une fracture entre science et société, une perte de confiance des citoyens envers les scientifiques. Ainsi, lors des épidémies saisonnières de grippe aux Pays-Bas, en 2009 et 2010, seuls 17 % des ménages croyaient au vaccin, tandis que parmi les médecins, seuls 49 % y ont eu recours. Nombre d'entre eux n'indiquaient pas à leurs patients l'intérêt d'une telle mesure préventive. Derrière ces exemples se cache le fait que le public participe insuffisamment à la gouvernance de la science. Cette dernière repose sur un processus qui n'est pas démocratique. Une théorie naissante conduit à une connaissance de la nature qui n'est pas fondée sur le vote. La découverte procure de nouvelles connaissances qui bouleversent parfois profondément notre mode de vie. Dans les pays démocratiques, le public souhaite contribuer aux politiques publiques qui concernent la science et participer aux débats. Les associations de patients, dont certaines ont été très actives pour susciter de nouvelles recherches et prôner de nouvelles applications, ont conduit à d'importants progrès allant dans ce sens. Beaucoup reste à faire cependant pour que la connaissance puisse bénéficier à chacun et permette un choix en conscience. Pasteur, au XIXe siècle, se heurtait à l'incompréhension de ses concitoyens sur l'invisible. Aujourd'hui, dans le contexte international, trop nombreux sont encore ceux qui refusent, souvent pour des raisons religieuses, d'être vaccinés par une industrie étrangère, supposée être le bras armé du mal. L'émergence et la diffusion des épidémies appellent à la confiance, au renforcement des liens entre science et société, pour que la connaissance soit partagée et mise à la portée de tous. À ce prix, les peurs seront efficacement raisonnées, les décisions politiques mieux comprises, les fausses rumeurs supprimées. C'est en comprenant mieux les épidémies du passé et celles à venir que le lecteur pourra davantage participer à une telle ambition.

Introduction

Novembre 2011, Libreville, Gabon. Brouhaha dans la grande salle de l'Institut français fraîchement inauguré. Ils sont venus nombreux, ils sont venus de loin, chercheurs, enseignants, étudiants, biologistes, médecins, sociologues, représentants des entreprises, journalistes, diplomates, et ils se pressent dans le hall. Parmi les boubous et les longs pagnes, les complets gris, les cravates et les vestes de couleur, on reconnaît de nombreuses personnalités africaines, françaises et internationales, dont le prix Nobel de médecine Françoise Barré-Sinoussi. Aux murs, les calicots chatoyants l'annoncent et, à la tribune, on le déclare solennellement : la première séance du premier congrès sur les maladies émergentes jamais organisé au Gabon vient de s'ouvrir.

Vite, derrière les discours convenus et les diapositives de présentation, le terrain de l'émergence se dessine, il se déploie hors de la salle, quelque part à la lisière des grandes forêts tropicales, dans les territoires des derniers gorilles, d'où sortiront peut-être les nouveaux Ebola, à l'orée des grottes de Tchibanga. Suspendues au plafond rocheux, lovées dans leurs ailes membranaires, quelques chauves-souris y attendent d'être piégées par des chasseurs de virus qui, pour l'heure, ont quitté les combinaisons de cosmonaute dont ils se harnachent pour prélever des tissus de chiroptères infestés. Ils sont là, dans cette salle, attentifs aux exposés qui se succèdent. Au hasard d'une communication apparaissent à leur tour les mandrills, au long nez strié de rouge et de bleu, les rois tigres des singes d'Afrique, si colorés au temps des amours, si ternes quand ils annoncent l'infestation par de nouveaux rétrovirus simiens. Cependant, l'Afrique mythique des grands mammifères a changé. Elle est aujourd'hui souillée de vieux pneus abandonnés par quelques routiers, de boîtes de soda jetées au hasard dans les clairières, au beau milieu des forêts primaires, et de tout un tas de rebuts de la civilisation devenus des gîtes à moustiques. Et, tandis que les bois sont charriés par l'Ogooué jusqu'à la mer, le paludisme se rapproche des hommes. Viande de brousse étalée sur les marchés, petits rongeurs qui s'enfuient dans la savane, le bestiaire des animaux sauvages passe au crible des pipettes et des séquenceurs pour déceler les nouveaux pathogènes. Ici, au milieu des tropiques, dans le monde de la biodiversité, on parle des émergences épidémiques au temps des nouvelles contagions.

Quand nous nous sommes retrouvés, le dernier soir de la dernière séance, après que l'ambassadeur de France et les représentants de la République gabonaise eurent conclu les travaux de la réunion, ce fut pour envisager la suite. Organisateurs du congrès, l'un en tant que directeur du Centre international de recherche médicale de Franceville, le CIRMF, l'autre au titre de président de son conseil scientifique, nous comprenions qu'une nouvelle phase de notre combat commençait. À des kilomètres de là, le long du fleuve Congo, le virus du sida avait vu le jour quelque soixante ans avant que l'épidémie n'éclate. Nous étions au cœur du brasier tandis que d'autres foyers couvaient de par le monde. Après avoir été dévasté par un tremblement de terre, Haïti devait maintenant faire face à une épidémie de choléra et à un vent de protestation désignant, à juste titre, les contingents de l'ONU comme les vecteurs du bacille. Au-delà de la science qui avait brillé ces derniers jours, apparaissait l'évidence qu'il fallait montrer, expliquer, faire comprendre les risques des épidémies à venir, confronter les pistes et menaces des nouvelles émergences, éviter que l'on n'attribue à l'ire des dieux ou aux astres les maladies qu'augurait l'apparition de nouveaux pathogènes. Oui, il fallait apprendre et faire comprendre pourquoi les microbes cherchent de nouveaux territoires, franchissent les barrières d'espèce, parcourent les espaces et profitent des contacts que l'homme leur procure, comment ils se laissent transporter par terre, mer et ciel, se glissent dans les valises de quelques voyageurs, cheminent aux côtés des migrants qui fuient légitimement guerres et famines. Il fallait parler du risque biologique et écologique. L'idée d'un livre est née là.

Quelque temps plus tard, nous nous sommes téléphoné. L'un, derrière les fenêtres teintées de son bureau de l'hôpital de la Pitié-Salpêtrière à Paris, pouvait entendre les pales des hélicoptères qui transportaient les organes des futurs transplantés. La médecine avait aussi d'autres exigences. L'autre se trouvait au CIRMF, dans ce grand laboratoire de recherche qu'avait parrainé et inauguré Robert Debré, il y a plus de trente ans. Dédié aux femmes et aux enfants d'Afrique, ce centre n'était-il pas aujourd'hui à la pointe des recherches de terrain sur les virus émergents ? Les appareils dernier cri y séquençaient les virus traqués dans les prélèvements humains et animaux des tropiques africains. Nous nous sommes dit que les microbes n'avaient pas de frontières. Nous nous sommes rappelé qu'il fallait raconter les premières expériences de Pasteur et l'histoire de ses bouillons de culture, se remémorer la plasticité des génomes que François Jacob et Jacques Monod avaient découverte, le rôle primordial des porteurs sains qu'avait compris le génial Charles Nicolle, l'irruption du fait pathogène, l'apparition puis l'évanescence des épidémies, la coévolution de l'homme et des microbes, les grandes peurs du Moyen Âge, les dérives des biopouvoirs, les communications si souvent désordonnées et mal comprises en temps de crise et les imprévisibles fortunes des nouveaux pathogènes. Il fallait écrire pour que chacun puisse apprécier et comprendre les nouveaux fléaux infectieux, pour que les politiques apprennent à mieux dialoguer avec les chercheurs, et réciproquement, pour que les défenseurs de la biodiversité comprennent qu'elle implique aussi des risques. L'ambition était là : mieux faire connaître à tous ces magnifiques métiers du savoir, de la veille, de la prévention et des politiques publiques qui surveillent et anticipent les métamorphoses des pestes. Ce jour-là, il apparut aussi que c'était une gageure d'écrire à plusieurs mains par-dessus les mers et les continents. Mais le cœur et l'envie étaient là. Autant par désir que par nécessité, nous avons décidé de tenir le pari.

CHAPITRE 1

Émergence de l'émergence

> « La maladie infectieuse, qui précède l'émergence du genre humain, durera aussi longtemps que l'humanité elle-même et demeurera, autant que ce le fut jusqu'ici, l'un des paramètres fondamentaux et déterminants de l'histoire humaine. »
>
> W. H. McNeill[1].

En 1995, deux scientifiques nord-américains isolèrent et surtout cultivèrent des spores de *Bacillus sphaericus* provenant d'une abeille figée dans l'ambre depuis 20 à 40 millions d'années[2]. Cette bactérie, qui vivait en symbiose dans la cavité abdominale de l'insecte, fut « réanimée » ; c'est du moins par ce terme que les auteurs désignèrent sa réémergence dans l'article publié par la prestigieuse revue *Science*. Quelques années plus tard, une autre équipe[3] critiqua ce travail dans *Nature*, la revue concurrente. Les auteurs soupçonnaient une contamination de laboratoire et publiaient une prouesse qui leur paraissait supérieure. Ils avaient réussi à développer les spores d'une ancienne bactérie au nom prédestiné, *Bacillus marimorturi*, conservée dans un cristal de sel depuis 250 millions d'années. Le bacille avait même recouvré ses fonctions, il était capable de transformer le tyrosol, composé antioxydant présent dans l'huile d'olive et le vin rouge, bénéfique à la santé du cœur et des vaisseaux. Certes, ces observations, qui concurrençaient *Jurassic Park*, ne faisaient pas revivre des êtres supérieurs, mais la manipulation donne le vertige si l'on songe à la grande antiquité du microbe. Elle viendrait même inquiéter si la spore perdait ce caractère bonhomme et, de commensale, se faisait agressive. L'une et l'autre de ces observations nous transportent aux confins du vivant, au point de confluence entre microbes et matière. « Qui vous dit que les progrès naissant de la science n'obligeront pas les savants qui vivront dans un siècle, dans mille ans, dans dix mille ans... à affirmer que la vie a été de toute éternité et non la matière[4] », écrivait Pasteur à la fin de sa carrière, se souvenant de son combat contre la génération spontanée. La vie précédant la matière, les microbes à l'origine du monde... Hypothèse audacieuse, voire provocante, d'un homme qui n'avait plus rien à prouver.

En 1878, Émile Littré inventa le néologisme microbe. Louis Pasteur lui fit faire le tour du monde. Des années s'écoulèrent néanmoins avant que les microbes s'imposent comme les agents des maladies infectieuses, et ce n'est qu'un siècle plus tard qu'on comprit leur biologie évolutive et le rôle de leurs chromosomes. Parce qu'ils sont observés au microscope, on parle de microscopiques êtres vivants, d'où le mot « microbiologie », en référence à cette échelle de la vie. Les virus, qui ne sont pas des êtres unicellulaires mais des machines parasitaires, rejoignirent plus tard bactéries et parasites dans la nomenclature de cette science née à la fin du XIXe siècle. On apprit alors que les microbes forment un monde peuplé d'espèces, de familles et de variétés différentes.

En dépit de cette diversité, l'histoire des épidémies fait preuve d'une cohérence qui atteste d'une logique commune. Car l'émergence des maladies infectieuses est la rupture d'une cohabitation. L'homme vit en équilibre instable avec ses principaux prédateurs. Les microbes sont partout, sur la peau, dans la bouche, les intestins, dans nos gènes, autour de nous, ils parasitent les animaux, les plantes, habitent l'air, l'eau, les sols. La planète appartient aux bactéries et aux champignons. Nos cellules appartiennent aux virus qui les parasitent. Comment le microbe dépasse-t-il son réservoir naturel poussé par une soudaine prolifération ? Pourquoi se met-il subitement à circuler dans une nouvelle population en provoquant une épidémie (du grec *épidemos*, « qui se répand dans un pays ») ? Ce sont les découvertes successives d'un environnement qui le stimule, d'une transmission qui se joue de la barrière d'espèce, d'une condition génétique sélectionnée par les circonstances, qu'il importe d'examiner pour comprendre la diffusion des germes et l'émergence des épidémies. Pour chaque facteur, la preuve expérimentale est nécessaire. Quelques-unes de ces démonstrations, qui nous aident à comprendre l'émergence, appartiennent à l'histoire des sciences, de la médecine et plus simplement à celle des hommes.

Des microbes invisibles à la raison

Il a fallu attendre l'arrivée du microscope, la maîtrise de la fermentation et des milieux de culture, pour que les bactéries apparaissent sous nos yeux et dans nos consciences autrement que comme des fruits de l'imagination. Avant cela, le monde se limitait au visible. Les maladies infectieuses n'existaient que par leurs symptômes et les épidémies étaient subies sans être comprises. Longtemps médecine et religion ont fait si bon ménage qu'il n'était pas besoin de questionner l'origine des pathologies. Les épidémies d'alors, peste, choléra, typhus ou même syphilis, étaient le fruit de forces divines ou occultes qui gouvernaient non seulement leur apparition, mais aussi leur évolution vers la guérison ou une issue fatale. Pourtant, l'idée que certaines de ces maladies puissent être contagieuses, donc transmissibles, et que cela soit dû à des organismes inférieurs a traversé l'histoire des sciences et de la médecine. Un siècle avant l'ère chrétienne, l'écrivain romain Varron (116-27 av. J.-C.) avait noté que les marais pouvaient prédisposer à certaines affections. Il écrivait que l'air en ces endroits fourmillait d'animaux tout petits, invisibles qui, aspirés par la bouche, pénétraient dans le corps où ils engendraient des maladies[5]. Depuis longtemps le rôle des émanations, le risque du contact avec un malade ou encore le danger de partager des vêtements souillés étaient connus, ce qui avait conduit aux premières mesures de prévention. Les épidémies qui ont successivement déferlé sur le monde n'ont pas manqué d'apporter un savoir de plus en plus précis sur les modes de contagion.

À ce titre, l'apparition de la syphilis au début du XVIe siècle, avec son mode de contamination si particulier, fut exemplaire. L'Italien Girolamo Fracastoro (1483-1553), qui inventa le nom de cette infection vénérienne, affirma dans une prescience étonnante que le milieu ambiant contient des germes de maladie qui peuvent se multiplier à l'intérieur du corps. Toutefois, n'ayant pas les moyens d'identifier ces agents, ni d'en montrer par l'expérience le rôle délétère, il ne put affirmer l'origine microbienne des maladies infectieuses. On en resta là. Un siècle plus tard, le jésuite Athanase Kirchner (1601-1680) observa un grouillement d'animalcules dans le sang des pestiférés[6]. On parla d'accident sans lendemain. Encore une fois, les microbes furent méconnus ou ignorés. Pourtant, de nombreux savants avaient mis l'œil à l'oculaire du microscope, depuis qu'au tournant des XVIe et XVIIe siècles, le naturaliste hollandais Antoni Van Leeuwenhoek (1632-1723) avait imaginé de se servir de son compte-fils pour confectionner un instrument d'optique propre à l'observation d'un monde inexploré. Équipé de son matériel rudimentaire, le drapier de Delft avait révélé l'infiniment petit. Il décrivit notamment les globules rouges, les spermatozoïdes et identifia la première levure de bière. Ces observations, de même que la description des animalcules, ces petits êtres présents dans l'eau et divers milieux biologiques, demeurèrent pourtant sans influence directe sur la pensée et la pratique médicales pendant près de deux siècles. Parce qu'il était invisible excepté à quelques initiés, l'agent infectieux n'était pas jugé responsable.

Tandis qu'à la fin du XVIIIe siècle contagionnistes et anticontagionnistes se battent à coups d'arguments tirés des quarantaines, les savants sont incapables d'y apporter des preuves liées aux microbes. On affirme sans comprendre qu'un simple changement de temps suffit parfois à mettre fin à une épidémie, comme cela fut observé pour la fièvre jaune. Faute de démonstration expérimentale, on se contente d'explications empiriques. La science d'Hippocrate sur le rôle de l'air, de l'eau et du milieu suffit à convaincre[7]. Les influences telluriques suggérées par la médecine antique sont déclinées à la mode hygiéniste du moment. On parle de maladie de la pauvreté, on accuse la misère, le surpeuplement, la malnutrition. Le scorbut n'était-il pas connu comme un déséquilibre alimentaire ? Au début du XIXe siècle, les théories de François Broussais (1772-1838) constituent sans doute le principal obstacle aux démonstrations du caractère transmissible des maladies infectieuses. À cette époque, on enseigne que les pathologies infectieuses les plus spécifiques peuvent naître de toutes pièces selon le lieu, les saisons, les conditions d'insalubrité. Et on conclut par l'astrologie. Il faut reconnaître que la thèse de la contagion manque de base scientifique et que le microbe ne paraît pas crédible. De plus, la médecine est une médecine de chevet : la symptomatologie prime sur la recherche des causes.

Inspirée par le naturaliste Carl von Linné (1707-1778), qui avait proposé une classification des plantes et des animaux, l'école française des opposants à Broussais cherche cependant à élaborer une nosologie des maladies microbiennes d'après les caractéristiques des syndromes observés. L'origine du mal n'est pas considérée selon ce qui le cause, mais d'après ses conséquences. L'approche change avec l'Italien Giambattista Morgagni (1682-1771), pour qui l'anatomie est la principale des sciences médicales et la dissection la première de ses techniques. Xavier Bichat (1771-1802), qui n'hésite pas à s'engager dans cette voie pour comprendre l'étiologie des maladies infectieuses, l'apprend à ses dépens : il meurt de la tuberculose à 31 ans en 1802 des suites d'une piqûre qu'il s'est faite lors d'une dissection[8]. Cette fois, le secret des affections réside dans la modification de l'anatomie qu'elles suscitent. On trépane, on ouvre l'abdomen ou l'utérus pour rechercher l'abcès, mais nul ne regarde les bactéries. Pourtant, l'investigation des tissus et l'usage des microscopes sont bien là, mais l'anatomie pathologique règne en maître. Parce qu'on cherche à comprendre les maladies par l'ouverture des corps, il n'y a pas place pour le microbe. La pathologie est définie par le tissu, l'organe attaqué, la cellule altérée, et non par l'attaquant. La maladie existe par sa cible, non par le germe. Cette approche réductionniste a cependant eu un mérite : celui d'introduire le laboratoire dans les hôpitaux.

À une époque où les maladies contagieuses font continuellement parler d'elles et où les épidémies sont plus que jamais présentes dans tous les esprits, le germe n'est connu comme un agent ni de morbidité ni de mortalité. Les micro-organismes n'ont pas encore conquis leurs lettres de noblesse. Ce n'est qu'en 1836 qu'Agostino Bassi (1773-1856), biologiste né à Lodi, en Lombardie, démontre que la muscardine du ver à soie est provoquée par un parasite[9]. Peu après, Johann Schönlein (1793-1854) identifie la teigne et démontre que des champignons microscopiques peuvent nuire à l'homme[10]. Si certaines affections, telles que le favus*, l'herpès tonsurant, le muguet ou la gale, sont associées à des pathogènes, il s'agit le plus souvent de parasites qui affectent la peau et les muqueuses. Les microbes, pense-t-on à cette époque, ne sont capables que de donner des infections localisées et bénignes. De commensal, le germe devient pathogène, mais il reste localisé à son territoire de prédilection. On est loin d'imaginer que des maladies telles que le choléra ou la syphilis peuvent être le fait de micro-organismes. Le microscope aidant, il est paradoxal que la cytologie et l'anatomopathologie, d'une part, et la microbiologie, de l'autre, aient autant divergé ou se soient à ce point ignorées. En même temps, focalisés sur le tissu ou la cellule, les anatomopathologistes passent à côté du germe vivant. Malgré tout, certains d'entre eux, tel Jakob Henle (1809-1885), qui décrivit le tissu rénal, se sont intéressés au rôle des microbes. Il fut l'un des premiers à plaider pour

---

* Maladie de la peau due à un champignon microscopique.

la théorie microbienne des maladies infectieuses. On retrouve dans la synthèse qu'il fit de ses nombreuses études et dans ses recherches pathologiques des arguments pour prouver que des êtres vivants, en l'occurrence les microbes, peuvent être à l'origine de maladies. Mieux, il insiste sur le fait que l'intensité de l'infection est une des propriétés du germe qui l'a causée. Il remarque qu'il faut une période d'incubation avant que n'apparaissent les premiers symptômes. D'une certaine manière, Henle anticipa sur les postulats de son élève Robert Koch (1843-1910) visant à démontrer le rôle causal d'un agent infectieux : constater sa présence, l'isoler, le cultiver et reproduire la maladie par une inoculation. Pasteur suivra plus tard ces préceptes à la lettre[11].

Aujourd'hui, comme l'expliquerait un professeur devant un aréopage d'étudiants, il peut sembler surprenant qu'on ait eu tant de mal à admettre le rôle pathogène des microbes. La question n'était-elle pas posée depuis longtemps ? Les microbes n'étaient-ils pas connus depuis l'ère des premiers microscopes ? Peut-être était-il impossible de concevoir que la mort, les fièvres, les hémorragies, la destruction même des tissus puissent être dues à des êtres aussi petits, fussent-ils vivants. L'idée que des entités vivantes étrangères à l'organisme puissent être pathologiques ne va pas de soi. Si l'on se place dans le contexte du XIXe siècle, de tels concepts vont à l'encontre de la pensée scientifique la plus avancée du moment. La perspective de la médecine s'affirme alors dans des recherches physico-chimiques. On découvre le rôle de la lumière sur la rétine. L'avant-garde de la recherche s'exprime dans la description des phénomènes électriques, tissulaires, cellulaires et l'analyse des fluides du corps humain. La physiologie s'explique par la chimie et la physique. En supprimant le germe, on évite de parler du vivant. On croit à la doctrine de la spontanéité de toutes les maladies. La vision médicale de l'inflammation, qui implique que les maladies sont liées à un excès ou à un défaut de l'excitation du tissu lésé, met le cataplasme et la charpie à l'honneur. On prescrit des émollients, des relâchants, des pourrissants pour les infections. On attribue les complications des plaies à la suppression du pus et on conclut qu'il faut abondamment suppurer pour guérir. Tel doigt écrasé qui cicatrise grâce à la médecine traditionnelle après avoir été trempé dans l'eau-de-vie n'a aucune valeur démonstrative pour les disciples de Broussais. On voit dans ces guérisons surprenantes un heureux effet de la chance. Au pied des mourants, on étale des bassines où se font les cataplasmes, on prépare des décongestionnants faits de farine de seigle, de malt, de guimauve, de navets, de carottes, d'oignons, de poudre de tan. On tasse des vieux draps d'hôpital mal lessivés pour en faire des pansements.

Combattre la génération spontanée fut pour beaucoup, en particulier Pasteur et ses disciples, un déclic dans la compréhension de l'origine des maladies infectieuses. C'est vers 1875 que les lignes commencent à bouger et que les milieux médicaux admettent des relations, au moins indirectes, entre maladie et micro-organismes. Avec les travaux d'Ignace Semmelweis (1815-1865), qui imagine les premières règles d'hygiène et d'asepsie, ceux de joseph Lister (1827-1912) à l'origine de l'antisepsie, Pasteur et ses contemporains admettent que l'infection est consécutive au germe. Ils comprennent aussi que la complexité du pathologique impose de se plier à une nouvelle exigence, celle du diagnostic. Il ne suffit plus de reconnaître l'existence du microbe, il faut aussi le caractériser. En septembre 1879, à Arbois, alors qu'il parcourt les vignobles jaunissants, Pasteur évoque les grandes épidémies. Depuis vingt ans ses travaux ont introduit des idées neuves en médecine et il s'exprime dans ces termes : « Soit un être microscopique, habitant telle ou telle contrée de l'Afrique où il existerait sur des animaux, sur des plantes, des hommes mêmes, et qui serait capable de communiquer une maladie à la race blanche. Une circonstance fortuite l'amène en Europe, il pourra devenir l'occasion d'une épidémie[12]. » Comment ne pas penser, un siècle plus tard, avec les ravages du sida, que la compréhension des mécanismes de l'émergence devrait permettre d'anticiper les épidémies de demain ?

Le charbon, la poule et le ver de terre

Au XIXe siècle, le charbon est l'une des maladies les plus meurtrières du bétail : elle affecte de nombreuses régions du monde, jusqu'à la Russie où le fléau est surnommé peste de Sibérie. En France, elle atteint la plupart des départements, en particulier les régions du Centre, qui en subissent les conséquences néfastes. D'où vient ce mal ? Comment se propage-t-il ? Tous les noms qu'il a reçus aux XVIIIe et XIXe siècles (feu sacré, mal noir, gangrène, anthrax) témoignent de l'ignorance et de l'inexpérience des hommes à diagnostiquer son origine. Des descriptions pittoresques accompagnent ce qui est, de fait, une tragédie pour les agriculteurs. On évoque les eaux croupissantes, les actions extérieures du soleil, les pénibles chaleurs d'été ou la piqûre des mouches. Les fourrages avariés grouillant d'insectes contrarient-ils les animaux ? L'une des hypothèses le plus souvent retenues est celle d'un empoisonnement par des herbes toxiques.

Au début des années 1850, cédant aux demandes des vétérinaires que la maladie désespère, le Français Jean Casimir Davaine (1812-1882) fut l'un des premiers à remarquer des micro-organismes en forme de bâtonnets dans le sang charbonneux. Il montrait ainsi que la maladie pouvait se transmettre, mais sans prouver le mode de contagion. Davaine était médecin et avait effectué une étude extensive sur le charbon des bêtes à cornes. Son observation sur la présence de bactéries ne l'aurait pas distingué d'autres illustres explorateurs des épidémies s'il n'avait posé la question essentielle : ces bâtonnets correspondent-ils à l'agent pathogène ou ne sont-ils que les conséquences fragiles et inoffensives de la maladie ? Il fallut plus de trente ans pour répondre à cette question. Car Davaine fut le premier à en émettre l'idée, mais il ne mesura pas réellement la portée de son observation[13]. Dans une notice qu'il rédigea peu après sur ses propres travaux, il ne mentionna pas cette découverte et mit longtemps à en reconnaître l'importance. Ce n'est qu'en 1864, quand il prit connaissance des travaux de Pasteur sur les fermentations, que Davaine rapprocha ces expériences de celles de la rue d'Ulm, frappé par la ressemblance entre le bacille butyrique et les corpuscules de sang charbonneux. Une nouvelle communication à l'Académie des sciences sur le rôle mortel de bactéries du charbon fut l'occasion de rendre hommage aux travaux de Pasteur.

Pasteur, de son côté, après la chimie qui devait le conduire aux confins du vivant – l'asymétrie moléculaire est la loi biologique de la vie – puis à l'écologie microbienne, allait s'intéresser à la maladie du charbon. Il devait le faire à propos d'une controverse. Inoculant à des moutons sains le sang prélevé sur des animaux malades, Davaine les voit mourir immédiatement. Ces travaux sont repris par Robert Koch, à qui vient l'idée de rechercher un milieu de culture pour les bactéries charbonneuses[14]. Avec cette expérimentation, il offre la première démonstration du fait que ce sont bien les germes, et non leur milieu de culture, sérum ou humeur aqueuse de l'œil, qui sont responsables de la maladie. Cet élégant travail consistait à diluer la bactérie de nombreuses fois dans son milieu de culture adéquat, mais en laissant après chaque dilution la préparation à l'étuve pour permettre au germe de se développer. La préparation obtenue après avoir répété l'opération à de multiples reprises donnait aussi bien la mort que le sang d'un animal qui venait de mourir de la maladie. Assurément, celle-ci ne pouvait être due qu'au germe et non au milieu, trop dilué pour pouvoir en être tenu responsable. Le problème semblait presque résolu : c'est le bacille de l'anthrax qui donne le mal. Or ces données furent contredites par d'autres expérimentateurs qui avançaient des résultats opposés, faisant rebondir le débat et conduisant Pasteur à s'intéresser au phénomène. De quoi s'agissait-il au juste ?

Deux professeurs du Val-de-Grâce qui avaient répété l'expérience de Davaine à partir de sang de vaches qu'ils avaient fait venir d'un établissement d'équarrissage avaient obtenu des résultats contraires. Le physiologiste français Paul Bert (1833-1886) leur prêta main-forte en annonçant qu'il était possible d'entraîner la mort avec une bactérie tuée au moyen d'oxygène comprimé[15]. Elle n'était donc qu'un épiphénomène. Il n'en fallait pas tant pour que Pasteur entre en lice et fasse rebondir la contradiction.

Selon son habitude, il tente de reproduire les expériences contrôles et particulièrement celle de dilution, mais dans un nouveau milieu qu'il découvre propice à l'ensemencement des bactéries du charbon, l'urine. Au bout d'une dizaine de passages de flasque en flasque, seule la bactérie a échappé à la dilution car un temps lui est laissé pour se multiplier dans chacune des cultures. En quelques heures, le liquide prend un aspect feutré qui tue les lapins aussi sûrement que la gouttelette de sang primitive. Il faudra peu de temps ensuite pour expliquer l'énigme posée par les expériences des contradicteurs de Davaine. Imaginatif, Pasteur se rend compte qu'un même symptôme, la mort, peut-être dû à des germes différents. Trois dépouilles d'animaux examinées à des intervalles variables après le décès permettent de déceler, sur des cadavres prélevés à distance du trépas, des germes de putréfaction que Pasteur baptise « vibrions sceptiques ». La bactérie n'est pas retrouvée lorsque la mort est récente. Elle apparaît tardivement dans le sang de l'animal abandonné sur le fumier. Échappant facilement à l'observation du microscope, les vibrions sceptiques tuent aussi sûrement que le bacille de l'anthrax. Ainsi, deux germes peuvent avoir un même effet : la mort. Lorsque les infectiologues en viendront à étudier les syndromes, ils découvriront combien les microbes, surtout lorsqu'ils coexistent, peuvent donner des états de morbidité et de mortalité identiques. Il n'en reste pas moins que ces découvertes sur la bactérie du charbon et le vibrion sceptique établissent définitivement la théorie microbienne des contagions, même s'il faudra des années d'efforts pour vaincre certains esprits aveuglés par les préjugés.

Venant après celle de Davaine, la démonstration de Pasteur pouvait paraître exemplaire et ses résultats simples à interpréter. Toutefois, Pasteur n'a pas que des amis, notamment à l'Académie de médecine. L'un de ces messieurs est un adversaire acharné des théories pasteuriennes et donc des théories microbiennes. Vétérinaire, professeur à l'école de Maisons-Alfort, Gabriel Colin (1825-1896) est persuadé que la maladie du charbon n'est pas due au bacille de l'anthrax, mais à quelque autre agent virulent. Critiquer est une chose, démontrer en est une autre. Aussi bavard que dubitatif, Colin énonce ses doutes d'une voix monocorde et lente, il parle tant qu'on prête attention. Le vétérinaire Henry Bouley (1814-1885) se déclare touché par ses arguments et, bien que fidèle partisan de Pasteur, invite ce dernier à examiner les objections qui lui sont adressées. Pasteur réplique avec vigueur : « Oh ! que j'aurais envie... de vous donner une bonne et verte leçon, homme de peu de foi[16]. » Quels sont les doutes de Colin ? Le vétérinaire se réfère à plus de cinq cents expériences sur le charbon et, s'en remettant exclusivement à ce qu'il observe, ne croit pas aux expériences de dilution de Pasteur qui, selon lui, altèrent les microbes. Ses objections fédèrent de nombreux partisans parmi les médecins. De part et d'autre, on parle de contrôle, de commission, de pétition. Colin pousse ses amis à réclamer la vérification de l'hypothèse de ce « chimiâtre ». Pasteur, excédé, se retranche derrière ses publications, mais son ton péremptoire ne convainc pas et la querelle enfle. Il lui suffit d'affirmer que la maladie du charbon ne peut se transmettre aux poules pour qu'immédiatement, Colin prétende le contraire. Pasteur prend alors le vétérinaire au mot et lui propose un bouillon de culture de bactéries charbonneuses, qu'il voudrait voir inoculer à des poules saines pour lui prouver le contraire. Colin, qui brûle d'en découdre avec son adversaire, accepte sur-le-champ.

Quelques semaines plus tard, les deux amis se rencontrent à l'Académie. « Alors Colin les poules sont-elles mortes ? », s'écrie Pasteur. « Pas encore lui répond Colin, mais ce sera bientôt chose faite ; encore quelques jours d'incubation. » Les vacances se passent à Arbois, comme d'habitude pour Pasteur. À son retour, il se précipite sur son adversaire pour connaître les résultats des expériences et si précisément les poules sont bien mortes. L'été a interrompu l'étude du phénomène. Colin affirme que les résultats ne sauraient tarder et avec eux la preuve évidente que le charbon peut infecter les poules. Il apportera les cadavres dans les jours à venir. Quelques jours ou plus précisément quelques semaines s'écoulent sans qu'il soit en mesure d'apporter la preuve de sa démonstration. Mieux, ou pire encore pour le vétérinaire, c'est lui qui demande à rencontrer Pasteur et reconnaît qu'il s'est trompé. Le charbon n'est pas transmissible aux poules. Inoculés, et bien inoculés, les gallinacés ne sont pas morts, du moins de maladie, car un renard a profité de l'aubaine pour s'emparer des animaux injectés. « Eh bien, réplique Pasteur, je vais vous prouver le contraire. » Peu de temps après, précisément le 19 mars 1878, des passants auraient pu voir Pasteur en redingote et haut-de-forme quitter la rue d'Ulm une cage à la main et venir la déposer fièrement sur le bureau du président de l'Académie de médecine. Dedans, trois poules. La première, dit-il d'un ton ironique en désignant l'animal, n'est pas morte car elle n'a pas été inoculée, se gaussant ainsi des fameux contrôles que son adversaire a exigés de lui. La seconde poule, tout aussi vivante, a bel et bien été inoculée par du sang charbonneux. Tandis qu'il s'apprête à sortir la troisième, Colin l'interrompt déjà. Si elle a été inoculée et qu'elle n'est pas morte, c'est que le charbon ne transmet pas la maladie. « Détrompez-vous », répond Pasteur en découvrant le cadavre du troisième animal, manifestement mort de maladie. Pasteur explique alors que la poule morte a péri du charbon vingt-neuf heures après l'inoculation de la bactérie. Cependant, les symptômes de la maladie sont apparus dans des circonstances bien particulières. Pasteur avait imaginé que si les poules étaient ordinairement réfractaires à l'infection, c'était parce que quelque chose les protégeait. Il avait alors eu l'idée de rechercher si cette immunité n'était pas liée à la température de leur corps, plus élevée que celle des animaux sensibles au charbon. Cette hypothèse en tête, il avait plongé les poules dans un bain froid et fait ainsi baisser leur température corporelle. Dans ces conditions, l'animal inoculé développait la maladie et mourait.

C'est bien là l'extraordinaire découverte faite alors par Pasteur. Infection et maladie après inoculation d'un germe sont deux phénomènes différents. Il est exact que les poules sont réfractaires à la maladie, mais elles peuvent être infectées et la maladie se déclarer dans des circonstances particulières. Le savant donne là une des premières démonstrations du fait que l'environnement peut agir sur les infections et réveiller des microbes jusqu'alors sans agressivité. L'environnement seul ne saurait toutefois suffire. De fait, revenant sur la première poule bien vivante et non inoculée, Pasteur décrit les caractéristiques de ce volatile contrôle. L'animal a été plongé dans le même bain, sans avoir été injecté, ce qui prouve que l'eau froide à elle seule ne donne ni la maladie ni la mort. Il reste une dernière expérience qui sera effectuée quelques jours plus tard, rue d'Ulm : plonger une poule dans le bain froid, l'inoculer et la réchauffer ensuite. La poule guérit conformément à l'hypothèse. « Monsieur Colin s'est toujours trompé », persiflait Pasteur à qui voulait l'entendre. Voilà ce qu'il importait de retenir[17]. Il aurait pu ajouter qu'à cette occasion, il venait de découvrir ce qui sera admis bien plus tard : le concept de porteur sain dont le rôle est central dans l'émergence de certaines épidémies. La maladie du charbon permettra également à Pasteur de faire d'autres découvertes et de donner d'autres leçons, notamment sur la transmission des microbes.

Depuis ses premières découvertes sur le bacille de l'anthrax, il était devenu un des spécialistes du charbon. Il n'y avait donc rien d'étonnant à ce que le ministère de l'Agriculture vienne le consulter pour son expertise et le mette sur la piste d'un nouveau défi. Il s'agissait de comprendre comment la bactérie charbonneuse infecte les troupeaux. Car entre l'agent pathogène qui tue et les animaux qui s'écroulent sanglants sur les nouvelles pâtures persistait une énigme. La mission de Pasteur consistait à découvrir comment se transférait la maladie. À ce sujet circulaient des hypothèses volontiers discordantes. Était-ce la nourriture qui était avariée, l'aération des fermes défectueuse, la qualité des terres elles-mêmes qui permettait la prolifération des bactéries ? Il devint vite impossible de mettre sur pied la moindre politique pour éviter les risques épidémiques, sinon d'obliger les animaux à changer de pacage. Le programme était souvent contraint par les limites des propriétés et le bétail demeurait confiné dans des pâturages à risques. Face à de nouveaux problèmes, Pasteur, comme à son habitude, partait des constats. D'un côté, une maladie transmise par une bactérie ; de l'autre, des champs considérés comme des risques pour les animaux qui y paissaient. Comment trouver les foyers de contagion ? Comment concevoir des mesures qui permettent d'éviter la transmission ? Assez vite, Pasteur imagina que la spore charbonneuse se trouvait à même la terre, cela d'autant que les cadavres étaient le plus souvent enterrés à l'endroit même où ils avaient péri. L'hypothèse était séduisante, mais il restait à la démontrer. Il fallait en passer par l'observation sur le terrain.

C'est le 16 août 1878, date du début de sa mission ministérielle, que Pasteur entama une campagne d'études sur la bactérie charbonneuse. La région Centre étant une zone d'importante infestation, il installe son quartier général près de Chartres. Il est accompagné d'Émile Roux (1853-1933), qui fait ses premiers pas à ses côtés. Pendant l'été, d'incessants va-et-vient ont lieu entre Paris, Arbois, où Pasteur séjourne pendant ses vacances, et les terres d'expérience. Dès septembre, il fait parvenir au ministère ses premières conclusions. Il propose de recourir aux repas contagieux qu'il avait autrefois utilisés pour la maladie des vers à soie : infester les moutons en les nourrissant de luzerne inondée de bouillon de culture microbien. La méthode paraît simple ; les résultats tardent cependant à répondre à l'hypothèse. Le repas ne suffit pas. Les moutons ne meurent pas par le trèfle contaminé. Le microbe paraît beaucoup moins actif qu'il ne l'est rue d'Ulm. Pasteur pense alors que l'herbe est trop tendre et complexifie l'expérience en y ajoutant des plantes susceptibles de produire des excoriations du palais. Il imagine par ce procédé favoriser la pénétration du germe. Les mangeoires sont aussitôt remplies de chardons, de feuilles piquantes, de barbe d'orge. Dans ces conditions, l'expérience est couronnée de succès et permet de conclure que la maladie survient si l'animal avale une herbe coupante.

On ne saurait s'arrêter là. Si Pasteur triomphe ainsi des rumeurs de sorcellerie et fonde certains principes d'écologie rurale en montrant la pollution des territoires par les spores, il n'a pas tout résolu. Car, pour le savant, les conditions de transmission sont insuffisamment décrites. Une question à laquelle il n'a pas de réponse continue d'alimenter ses pensées. Comment comprendre que les germes reviennent à la surface des champs alors que les cadavres des animaux morts sont profondément enfouis dans la terre ? Un jour qu'il se rend à nouveau sur les lieux infestés, il confie à Émile Roux une intuition géniale. Remarquant dans un champ un emplacement plus noir où la terre paraît avoir été remuée, il note que c'est précisément l'endroit où ont été ensevelis les moutons charbonneux. Il remarque aussi de nombreux et minuscules édifices en forme de tortillon, de ceux que les lombrics déposent sur le sol en expulsant la terre. À travers cette observation, Pasteur vient de trouver le chaînon manquant à la transmission du charbon. Ce sont les vers de terre qui véhiculent la spore. Creusant une galerie souterraine, ils fouillent le voisinage des fosses, sèment et transportent les bactéries exhumées.

Pasteur ne se contente pas de présomptions, fussent-elles conformes à son hypothèse. Il lui faut une démonstration par l'expérience. Il recueille des vers de terre à la surface des fosses où ont été ensevelis les cadavres, les rapporte dans son laboratoire et les dissèque. Dans le canal intestinal des lombrics, il montre la présence de spores charbonneuses. Le vers de terre est un hôte de passage, un vecteur qui véhicule le bacille de la charogne à la surface où, mêlé à la luzerne et aux chardons, il peut aisément faciliter la propagation du charbon. Prouver ainsi que le microbe est transporté par des individus sains et peut contaminer de nouvelles espèces apporte l'une des premières démonstrations expérimentales du rôle joué par les hôtes intermédiaires. Contaminés mais non malades, ceux-ci se transforment en agents contaminants. Tous les moyens sont bons aux microbes pour circuler, tranquilles parasites, jusqu'à annexer de nouveaux territoires. Les cadavres profondément enfouis sont certes un riche engrais, mais ils peuvent se révéler mortels si l'environnement où ils ont été ensevelis profite à la pullulation de vecteurs. Toutes les fois où ce sera possible, écrit alors Pasteur, il faut choisir pour l'enfouissement des terrains sablonneux ou calcaires, très maigres, peu propices à la vie des vers de terre[18].

Après l'expérience des pâturages de Chartres, l'étude des germes se double d'une autre traque, celle des animaux qui les véhiculent, point de passage obligé des nouveaux concepts épidémiques. On comprendra par la suite combien ces intermédiaires sont essentiels à l'émergence de nombreux agents pathogènes. Pour l'heure, le sort des maladies infectieuses était lié à la pipette de Pasteur et ses bouillons de culture, mais la contagion aussi, car la découverte de ces animaux vecteurs conduisit à de nouvelles méthodes de prévention des épidémies.

De la mort qui fauche à la mort qui pique

Des vers de terre dans l'herbe fauchée aux insectes volants, il ne fallait pas grand effort d'imagination pour soupçonner le rôle des moustiques dans la transmission des maladies infectieuses. Une fois encore, il a fallu pourtant de nombreuses années pour en faire la preuve. La première remonte aux travaux pionniers d'un Anglais, Patrick Manson (1844-1922). C'est en 1877, en Chine, que, pour la première fois, l'entomologie entre dans l'histoire de la médecine grâce à ses découvertes sur la filariose lymphatique[19]. Cette maladie qui donne des jambes rouges ou douloureuses, des urines laiteuses et des scrotums monstrueux est liée à l'obstruction des vaisseaux lymphatiques profonds par un ver de la famille des filaires. On en revient ainsi aux vers, mais pour démontrer qu'ils sont transportés par des moustiques et faire la preuve de leur rôle dans la transmission des maladies infectieuses. Manson ouvre un nouveau champ de la pathologie tropicale en résolvant le problème du cycle génétique de la filaire. Il établit d'abord que le développement des embryons ne peut avoir lieu dans le même hôte que celui qui contient les formes adultes. Partant de ce constat, il imagine que les embryons doivent être prélevés dans le sang des malades par un animal suceur à l'intérieur duquel ils effectueraient leurs étapes de vie ultérieures. Il passe alors en revue les insectes ayant une distribution géographique identique à celle de la maladie parasitaire, élimine puces, punaises, sangsues et retient l'espèce la plus commune de moustiques là où l'on observe de nombreux cas de filariose, le *Culex mosquito*. En 1879, il passe des hypothèses aux démonstrations et prouve que des microfilaires sont adaptées aux habitudes nocturnes du moustique. Remarquablement orchestrés par la sélection naturelle, les embryons envahissent la circulation sanguine le soir, disparaissent le jour et réapparaissent la nuit suivante. Ces observations confirment le choix de Manson pour *Culex mosquito*[20] comme hôte intermédiaire de la filaire. Reste à comprendre comment les formes adultes gagnent le système lymphatique de l'hôte définitif. Manson pense à l'eau. Au moment où l'insecte meurt, deux à trois jours après avoir déposé ses œufs, le parasite dévore les tissus du moustique et commence sa vie indépendante dans l'eau : « La filaire libérée dans l'eau où le moustique meurt [...], étant dévoré, fraye son chemin à travers le canal alimentaire jusqu'à son lieu de repos final[21]. »

Établi pour les filaires, un long travail de détective débutait pour prouver que les moustiques sont aussi les vecteurs d'un des plus grands fléaux de l'humanité, le paludisme. C'est à Alphonse Laveran (1845-1925) qu'on doit la découverte de l'agent du paludisme, un parasite hématozoaire. Né d'un père médecin qui le mettra sur la voie militaire, Laveran fit ses premières armes au Val-de-Grâce. En 1878, il est nommé médecin-major de deuxième classe à l'hôpital de Bône, en Algérie. Il n'y vient pas pour se battre, sinon contre les moustiques, car il cherche à identifier l'agent de l'« impaludisme[22] », comme on disait alors. Dans le vent de la révolution pasteurienne, ce sont des bactéries, des champignons et même des algues, qui sont rendus alors responsables de cette maladie infectieuse, hypothèse qui gardait de nombreux partisans sans avoir fait sa preuve. Laveran part d'une intuition. Au lieu de rechercher l'agent du paludisme dans l'eau ou les marais, comme nombre de ses prédécesseurs, il met à profit ses connaissances en anatomie pathologique acquises à l'hôpital du Val-de-Grâce. L'idée lui vient d'examiner le sang des malades et les tissus du cadavre. Il observe assez vite un pigment, la « mélanémie » et, à côté des globules blancs, des corps sphériques pigmentés, certains dotés de mouvements ondulants, d'autres en forme de croissant présentant un aspect plus rigide. Contrairement à tous ceux qui avaient mis avant lui l'œil au microscope et également observé le phénomène, mais croyaient voir des leucocytes altérés, Laveran émet l'hypothèse qu'il s'agit d'organismes vivants. Ces microbes qu'il aperçoit aussi bien dans le sang des patients décédés d'accès pernicieux, que dans celui prélevé au cours de simple crise de paludisme, fièvre tierce ou quarte, ou chez les paludéens chroniques, lui paraissent correspondre à des êtres unicellulaires. En même temps, Laveran fait le rapprochement avec les globules rouges. Ces corps se collent à la paroi des hématies et paraissent produire de la mélanémie. De tels corpuscules pigmentés, il en avait observé au Val-de-Grâce. Il n'était d'ailleurs pas le premier à les décrire. Avant lui, Heinrich Meckel (1827-1881) en 1847, Julius Planer (1808-1833) en 1854, les avaient remarqués, de même que Joseph Joss, un obscur médecin de Louisiane qui prétendait établir le diagnostic de paludisme par la seule présence de ces organites[23].

Pour tous ses prédécesseurs, la présence de tels corpuscules et du pigment ne représentait que la conséquence et non la cause du paludisme. Aucun d'entre eux et aucune publication n'émettait l'hypothèse qu'il puisse s'agir de l'agent pathogène. C'est là que résident l'intuition géniale de Laveran et le moteur de sa ténacité. Un événement allait lui donner l'occasion d'asseoir cette présomption sur des faits réels. Le 6 novembre 1880, jour de chance, Laveran qui ne s'en lasse pas, examine une fois encore le sang frais d'un malade présentant une fièvre intermittente. Taciturne, alors qu'il est plongé dans une demi-obscurité, le savant n'exulte pas quand il devine, malgré la mauvaise qualité de son microscope, que ce qu'il observe correspond bel et bien à son intuition. Que voit-il ? Des éléments filiformes qui s'agitent avec vivacité à la périphérie d'un corps sphérique pigmenté. Laveran sait d'emblée qu'il a remporté une victoire. Il a raison contre tous et vient de résoudre, à ce moment précis, une des plus importantes énigmes de l'histoire des maladies infectieuses[24].

En réalité, ce qu'il remarque et qu'il considère comme la récompense de son opiniâtreté, est avant tout le fruit du hasard.

Il observe en effet la transformation d'un gamétocyte mâle en microgamète, événement qui ne se produit d'ordinaire que dans l'estomac du moustique. L'observation dans le sang frais non fixé et non coloré est considérée par tous comme accidentelle. Peu importe, les faits sont là, confirmés quelques mois plus tard par un autre médecin militaire qui, à la demande de ses supérieurs, cherche à vérifier les assertions de Laveran à l'hôpital de Philippeville. Ce nouvel interlocuteur ira plus loin encore en confirmant que les parasites sont à l'intérieur des globules rouges. Parce qu'elle va à l'encontre d'idées reçues, la découverte de Laveran est accueillie avec le plus grand scepticisme. La communauté scientifique croit à cette époque que le paludisme est dû à une bactérie, *Bacillus melena*, que deux savants prétendent avoir isolée dans l'eau et la boue des marécages. Cependant Laveran persiste et signe sous forme d'une note publiée par l'Académie de médecine le 23 novembre 1880, un texte de huit pages dans lequel est décrit « un nouveau parasite trouvé dans le sang de plusieurs malades atteints de fièvre palustre ». Il appelle son parasite *Oscillaria melaniae*, du nom des mouvements amiboïdes de l'agent infectieux. Certes le microbe est bien décrit, mais personne n'y croit, en particulier Pasteur dont l'influence est déterminante, surtout s'il s'agit d'une découverte française.

D'ailleurs, les Italiens s'en mêlent. Dans un premier temps, le scientifique Ettore Marchiafava (1847-1935) et ses collaborateurs ne confirment pas la découverte de Laveran, prenant fait et cause pour leur propre hypothèse, celle de la bactérie. Parce qu'ils utilisent une coloration au bleu de méthylène sur frottis fixé, ils ne peuvent apercevoir les formes flagellées et mobiles qui font l'essentiel de l'argumentaire de Laveran. Les doutes seront levés en 1884 par les expériences de plusieurs savants qui réussissent à cinq reprises à infecter des volontaires sains en leur injectant du sang de sujets impaludés dans lequel on retrouve le parasite, le fameux *Oscillaria melaniae*. Heureusement, ces cobayes humains guérissent sous quinine. Isolement et culture mise à part, ces résultats satisfont aux principes de Jakob Henle que Koch s'était appropriés sous forme de postulats. D'ailleurs, un an plus tard, grâce à un microscope permettant un grossissement plus de deux fois supérieur, Marchiafava et ses élèves reconnaissent qu'ils se sont trompés et confirment les observations de Laveran[25].

L'école italienne veut avoir le dernier mot et invente celui de *Plasmodium* en décrivant dans le sang frais des sujets impaludés des corpuscules non pigmentés dont la segmentation se présente comme un mode de multiplication. Affirmant que *Plasmodium* convient mieux, ils admettent qu'*Oscillaria* fut bien découvert en premier. Quant au pigment, les Italiens l'attribuent à la dégradation de l'hémoglobine. Ils vont plus loin encore en formulant l'hypothèse que les petits éléments contenus dans les formes de multiplication sont seuls capables d'envahir les globules rouges.

Parallèlement, en France, ce sera Roux qui convaincra Pasteur du bien-fondé de la découverte. Pasteur, écrira Roux, était si fasciné par la science qu'il était tout ému en observant les mouvements du parasite sur la préparation montée par Laveran. Ce dernier avait acquis ses lettres de noblesse, il avait été nommé professeur de la chaire d'hygiène et de médecine légale à Paris. Accaparé par d'autres préoccupations, il ne détournera cependant pas son regard du paludisme. Dans un ouvrage de 1903, il y associe les anophèles en s'appuyant sur le fait qu'il est impossible de retrouver le paludisme dans le milieu extérieur. Il émet ainsi pour la première fois l'hypothèse de la transmission par les moustiques, assertion qui apparaît déjà dans son traité des fièvres palustres publié en 1884. Cette conjecture est à nouveau présentée deux ans plus tard au congrès d'hygiène de Budapest. Mais la preuve n'est toujours pas là. Pris par de nouvelles fonctions, Laveran ne peut y consacrer ni temps ni expériences. Il sera devancé par Ronald Ross (1857-1932). C'est lui qu'on couronnera d'abord en lui attribuant un prix Nobel pour la découverte de la transmission du parasite. Quant à Laveran, retraité et chercheur bénévole à l'Institut Pasteur, personnage austère selon ses condisciples, il attendra vingt-sept ans, après sa découverte du paludisme, pour obtenir le cinquième prix Nobel de physiologie et de médecine. Ross, bon prince, y avait aidé. Laveran, cependant, ne sera pas récompensé pour sa découverte sur le paludisme mais pour l'ensemble de ses travaux sur les protozoaires. N'avait-il pas trouvé un nouveau trypanosome qui l'avait alors écarté du *Plasmodium* ?

Laveran attendit son prix si longtemps parce qu'il fallut un long intervalle et un impressionnant travail d'enquête pour obtenir la preuve de la transmission du paludisme par les moustiques[26]. Depuis des temps anciens, la plupart des Asiatiques avaient identifié le coupable. Les Occidentaux, qui tenaient le compte des références scientifiques, se refusaient à l'admettre. Pour eux, ce n'était que croyance primitive. Parmi les opposants à cette théorie, un jeune médecin de l'Indian Medical Service, qui n'était autre que Ronald Ross, faisait ses classes en Orient. Ross comptait parmi les détracteurs de Laveran. Dans l'un de ses articles publié en 1893 dans une revue dont le prestige était probablement géographiquement limité, l'*Indian Medical Gazette*, il avait affirmé que le paludisme était une infection intestinale d'origine bactérienne, qui ne pouvait guérir que par le calomel ou le chlorure de mercure aux effets laxatifs. Ross aurait pu persister dans son erreur, comme le font volontiers certains scientifiques lorsqu'ils croient à leurs hypothèses, s'il n'avait rencontré Patrick Manson l'année suivante à Londres. Ce dernier, nous l'avons vu, était quant à lui persuadé de l'importance du moustique et en fit part à Ross. Le 1er novembre, Ross consigna dans son carnet : « Je suis repassé chez Manson qui s'apprêtait à partir pour l'hôpital de Marine [...]. Je l'ai accompagné et je me souviens très bien qu'il m'a dit à 14 h 30 précises, alors que nous cheminions dans Oxford Street : "Vous savez, j'en suis venu à penser que des moustiques peuvent être le vecteur de la malaria, comme ceux des filaires[27]." Je lui répondis que Laveran avait déjà fait cette conjoncture dans l'un de ses livres. »

Pour Manson, le rôle du moustique était différent. Par analogie avec les filaires et la fièvre typhoïde, qui se transmettait par l'eau infectée, il pensait que les individus étaient contaminés par l'eau des puits dans lesquels ils venaient boire et où les moustiques mouraient[28]. Il n'en fallait pas plus à Ross pour abandonner ses hypothèses antérieures, se rallier à celles de Manson et se lancer dans des recherches nouvelles. Son premier acte fut l'achat d'un microscope qu'il devait rapporter en Inde. Or Ross ne se contentait pas d'observer. Il se voyait comme un acteur vivant et alla jusqu'à boire à deux reprises de l'eau « contenant 1 500 à 2 000 spermes *melaniae* sans tomber malade ». Il avait même poussé le zèle et la rigueur scientifique jusqu'à avoir l'estomac vide car, lui avait écrit Manson qui prenait part de loin à l'expérience, les germes peuvent être détruits par le suc gastrique. Après cette première expérience négative, Ross ne tourna pas casaque pour autant, hésitant toutefois plusieurs années entre l'eau et l'air, jusqu'à ce qu'il eût contracté lui-même le paludisme et inventé à cette occasion de nouvelles expériences.

Le carnet de Ross rapporte que le 16 août 1897, l'un de ses serviteurs lui fit passer un bocal contenant des moustiques du genre anophèle. Son casque colonial d'une main et le bocal de l'autre, il se précipita avec ses moustiques emprisonnés dans un hôpital voisin où gisait un malheureux indigène cloué au lit par le paludisme. Écartant les draps, Ross appliqua son bocal sur le corps du patient et recueillit quelques minutes plus tard des anophèles gorgés de sang de l'impromptu volontaire. Rentré dans son laboratoire, Ross, parcimonieux, commença par tuer deux de ses moustiques et à les disséquer. N'observant rien, il eut la sagesse d'attendre et de sauver provisoirement la vie des huit autres insectes. La même expérience fut répétée vingt-quatre heures plus tard, sans que les deux moustiques suivants apportent la moindre preuve d'une possible infestation. Ce n'est que plus tardivement encore, quand Ross disséqua ses derniers moustiques, qu'il remarqua un minuscule kyste circulaire apparu à l'extérieur de la paroi stomacale. « L'ange du destin venait de me désigner du doigt[29] », écrit-il alors dans son petit carnet ; on est loin de l'austère Laveran. Ce jour-là, devant cette découverte fabuleuse, Ross exulta. S'il avait montré que le *Plasmodium* pouvait passer de l'homme au moustique du genre anophèle, ainsi qu'il l'écrivit, il n'expliquait pas comment se faisait la transmission, toutefois. Il n'avait pas encore compris qu'un intervalle de temps est nécessaire pour permettre au parasite de se multiplier chez le moustique.

Bien qu'intéressé par la science, Ross était avant tout un médecin militaire et se devait d'exécuter les ordres, en l'occurrence se rendre dans une région désertique de l'Inde où n'existaient ni moustiques ni paludisme humain. Il trouva cependant le moyen de mettre à profit son séjour dans cet environnement aride en focalisant son enthousiasme à l'étude d'une autre forme de paludisme, celui des oiseaux. Au premier abord, l'animal d'expérience ne lui parut pas d'un commerce plus aisé que celui des hommes. S'ensuivirent de nombreuses lettres à Manson dans lesquelles il se plaignait des difficultés à attraper les moineaux. « J'en suis presque aveugle d'épuisement[30] », écrivit-il. Les expériences étaient d'ailleurs laborieuses. Il devait couper le ventilateur, qui servait à refroidir les pièces surchauffées faisant office de laboratoire, pour ne pas disperser les organes des moustiques épinglés sur sa planche de dissection. L'obstination paya : l'expérience inverse de celle qu'il avait pratiquée plusieurs mois auparavant entre hommes et moustiques, réalisée cette fois entre oiseaux et anophèles, démontra que les insectes rassasiés du sang de moineaux infestés regorgeaient de parasites. Mieux encore, il constata que les parasites d'abord présents dans l'estomac des moustiques, gagnaient ensuite le thorax, puis les glandes salivaires de l'animal, d'où ils pouvaient être injectés à une autre victime. Ces instants où l'expérience vient éclairer l'hypothèse constituent les plus grands plaisirs de la science[31]. Ross ne s'y trompa pas quand il livra ses plus intimes pensées à son fidèle carnet : « De tels moments ne sont goûtés que par un ou deux individus à chaque génération. Le plaisir que je ressens est plus fort que celui procuré par les triomphes oratoires, politiques, ou militaires[32]. » Néanmoins, l'enthousiasme et la preuve apportée par Ross ne convainquirent pas. Il fallut des essais chez l'homme.

C'est le scientifique italien Giovanni Battista Grassi (1854-1925) qui va faire tomber les derniers remparts[33]. À Rome, ce zélé professeur de zoologie comparative enferme un patient volontaire dans une chambre infestée de moustiques assoiffés de sang et porteurs du paludisme. Le malade s'infecte. L'Italien conclut. Ross s'enflamme. On lui a volé sa découverte : « Il n'y a pas de raison pour que les hématozoaires humains diffèrent matériellement dans leur cycle évolutif de celui des oiseaux. » Ross n'avait-il pas démontré que l'agent du paludisme subissait des transformations chez le moustique ? C'est en cela que réside la découverte. Manson s'en mêle à nouveau et vient dire qu'il est nécessaire d'ajouter quelques contrôles qui, pense-t-il, ont manqué aux expérimentations. Il faut d'abord éliminer l'effet de l'air. Quelques volontaires, recrutés dans une région fortement impaludée d'Italie, près d'Ostie, et enfermés à la nuit tombante dans une maison où ils se protègent des dangereuses piqûres par des moustiquaires, demeurent indemnes. Voilà qui convainc Manson, mais pas complètement. Il reste à éliminer le fait que l'infection n'est pas une particularité propre aux Italiens, mais à leurs moustiques. Quelques-uns de ces insectes sont alors transportés aux frais de Manson puis inoculés à son propre fils, jeune étudiant en médecine. Remarquant que « cela aurait été une pitié que perdre de tels animaux d'expérience », l'un des assistants de Manson se fait piquer à son tour. Les deux hommes tombent malades. Heureusement guéris par la quinine, ils rapportent leurs aventures à quelques journalistes. La nouvelle fait sensation et suffit à faire tomber les dernières résistances. Manson junior devait d'ailleurs rechuter quelque neuf mois plus tard et rapporter le premier cas expérimental de réapparition d'un accès palustre. Décidément passionné, cet expérimentateur victime découvrira plus tard chez le singe la phase hépatique de multiplication de l'agent du paludisme.

Par ces hypothèses, Manson fut également à l'origine de la découverte de la transmission de la fièvre jaune par les moustiques. Car la démonstration vaut pour la fièvre jaune comme pour le paludisme, mais s'y joindra un combat, celui de la valeur de la médecine cubaine contre l'hégémonie de celle des États-Unis, de la pensée fondatrice de Carlos Finlay (1883-1915) contre l'assurance brillante de Walter Reed (1851-1902). Chacun des deux sera soutenu par son autorité respective et ses aficionados.

Un involontaire agent de l'impérialisme américain : le moustique Culex

Médecin cubain, Finley avait fait ses études en France. De ce fait, il était sensibilisé aux théories pasteuriennes. C'est à la fin des années 1880 qu'il forme l'hypothèse dont il débat en janvier 1881 à la conférence de Washington[34]. Il a établi que le *Culex mosquito* fait plusieurs repas de sang. Dès sa fécondation, la femelle peut piquer plusieurs fois et effectuer trois pontes avant de mourir[35]. Plusieurs piqûres, c'est là le secret du drame, la transmission possible de la maladie. Finley en sait plus long que la plupart de ses contemporains sur le moustique. Était-il nourri par l'épopée de Cortés et les tourments infligés à ses soldats quand ils avaient mis le pied sur le continent américain ou bien par les auteurs anciens, Aristote, Pline, qui rédigèrent les premières descriptions de la trompe du moustique ? Peut-être, mais dans les premiers temps il s'égare, lui aussi influencé par les hypothèses de Manson. Il croit que le moustique ne vaut que par les eaux qu'il contamine lors des pontes. Là cependant où il voit juste, c'est dans la reconnaissance des moustiques. Il fallut une grande sagacité pour démasquer un coupable capable de plusieurs pontes et plusieurs repas de sang. Le *Culex* convient à cette grille de lecture. De plus, Finley ajoute à ses déductions zoologiques celles, épidémiologiques, qui calquent la géographie des zones d'infestation avec les territoires de vie de l'insecte[36]. Le moustique disparaît par temps froid et réapparaît l'été avec des conditions favorables à son éclosion[37]. Mauvais voilier, l'animal peut hiverner dans les recoins les plus divers et se laisser transporter aisément dans une malle ou des carrioles. La logique de l'histoire des idées scientifiques suggérait une analogie entre fièvre jaune et paludisme qui aurait pu sauter aux yeux de n'importe quel médecin un peu averti de pathologie comparée. Il fallut cependant vingt ans et l'arrivée à Cuba d'une commission dirigée par l'Américain Walter Reed (1851-1902) pour conclure. Reed venait chercher à La Havane la cause de transmission de la fièvre jaune, que l'occupation militaire de l'île rendait nécessaire, les troupes américaines subissant les assauts de la fièvre jaune. Que se passa-t-il à La Havane au cours de l'été 1900 ? Au moins une rencontre entre Finley, qui vint offrir ses hypothèses, et une équipe américaine prête à s'en emparer. Un tableau du peintre Esteban Valderrama (1892-1964) immortalise la scène historique, au moment où, dans sa demeure coloniale de la vieille Havane, Finley remet à ses collègues américains une coupe de porcelaine contenant les coupables moustiques[38]. Malgré les maladresses avec lesquelles l'histoire américaine jettera le voile sur les éléments qui le mirent sur la piste, Reed réalisa cet été-là un programme qui paraissait évident.

Pourtant, les premières expériences américaines ne sont pas concluantes. D'ailleurs, un membre de la commission accidentellement piqué est atteint de fièvre jaune et en meurt. L'équipe américaine parviendra cependant à établir les premières observations d'importance. Le moustique est infectant quand il a piqué un malade au début de la maladie[39]. Quand il rédige cette note préliminaire, Reed ne peut ignorer Ross et comprendre que le moustique, loin d'être seulement vecteur, peut servir d'intermédiaire[40]. Reed trouve chez Ross les outils conceptuels qui lui permettront de reproduire chez l'homme et sur quelques volontaires une infection expérimentale. En définitive, Ross a bénéficié de la collaboration de Manson et Reed a profité de l'appui de Finley[41]. Manson avait tracé la piste du moustique aussi bien pour Ross que pour Finley. Manson et Finley ont pourtant été peu payés de retour. Ils ne reçurent que des paroles de dénigrement qui tentaient de faire oublier leur contribution. Ross insistera, à la fin de sa vie, pour dire que Manson n'avait rien compris au mode d'entrée du parasite et au phénomène de flagellation. Reed, de son côté, répétera à qui voudra l'entendre que Finley n'avait réussi qu'à déprécier sa propre thèse, en expliquant qu'il en était à l'origine[42]. Le gouvernement américain n'avait qu'une oreille, celle qui était à l'écoute de Reed. En fait les travaux de Ross, comme ceux de Reed, s'inscrivaient dans la logique de la parasitologie classique et la thématique des parasites à hôtes alternatifs, mais, si les Américains s'évertuaient à mettre Reed en avant et à exclure Finley, c'était pour laisser l'empreinte d'une médecine triomphante sur une nation dominée. Les Cubains, de leur côté, avaient opposé Finley à Reed pour marquer la résistance de Cuba à l'impérialisme des États-Unis[43]. Au début du XXe siècle, ces positions demeuraient irréconciliables. Le combat de la fièvre jaune devint celui des peuples. Reed n'était pas seulement le conquérant d'une nouvelle infection épidémique, il incarnait aussi les ambitions de Theodore Roosevelt pour placer l'indépendance de Cuba sous l'aile protectrice des États-Unis[44]. Finley, de son côté, n'était pas seulement l'auteur méconnu d'une doctrine révolutionnaire sur la vie des moustiques, il était le porte-voix d'un peuple opprimé. Ainsi, le moustique ne faisait pas que transporter des germes de mort, il devenait, par l'intermédiaire de ceux qui l'avaient étudié, le meilleur agent de propagande de la diplomatie sanitaire américaine et de la résistance cubaine. On retiendra que l'histoire des épidémies est souvent utilisée pour d'autres combats que ceux de la science et qu'elle peut servir des causes moins glorieuses que celle du progrès de la connaissance.

Le bestiaire des vecteurs

« Le pou est un être fragile ; ses pattes, surtout, sont d'une délicatesse extrême. Le moindre choc les brise ; il suffit du frottement d'un vêtement, du grattage, pour les rompre. La plaie minuscule de la fracture souille la peau du porteur d'une gouttelette infime du sang incolore de l'insecte. Dans ce sang, les spirochètes pullulent. La piqûre du pou cause des démangeaisons. L'homme se gratte. Ses doigts, ses ongles ramassent sur la peau des traces du sang du pou et, avec elles, des spirochètes. Le grattage les inocule au voisinage de la piqûre. Tout aussi bien, les ongles portent le virus qui les souille au niveau des yeux si l'individu se les frotte ; et, dans les pays comme l'Afrique, des conjonctivites sont fréquentes, sans cesse l'indigène porte ses doigts à ses yeux. La virulence du spirochète est telle qu'il traverse la conjonctivite saine [...]. Ce n'est sans doute pas par sa piqûre, cependant suffisante, que le pou inocule communément le germe du typhus ; c'est au contact des crottes virulentes de l'insecte. » Ainsi écrivait Charles Nicolle dans le *Destin des maladies infectieuses*[45] en 1933. Nicolle souffrait d'une légère surdité qui lui interdisait l'usage du stéthoscope. Il sut heureusement se servir du microscope. Agrégé préparateur, il avait brièvement croisé Pasteur dans un escalier et, plus souvent, le savant poète Elie Metchnikoff (1845-1916). À Rouen où il revint après avoir fait ses classes à l'institut Pasteur, remarqué par Roux, il créa le premier sanatorium. Le tournant de sa vie se situe en 1902, quand on fit appel à lui pour diriger l'Institut Pasteur de Tunis créé par Adrien Loir (1862-1941), le neveu de Pasteur, à son retour d'Australie. C'est là qu'il découvrit le vecteur du typhus qui détermina sa carrière. À cette époque, le typhus faisait de tels ravages que, lorsqu'il se rendait à l'hôpital à Tunis, il devait enjamber des corps recroquevillés qui attendaient leur admission. Si la maladie était extrêmement contagieuse, elle s'arrêtait aux portes de l'hôpital. Aucun médecin, aucun infirmier n'en était atteint. Partant de ce fait, Nicolle conclut que la contagion était liée aux vêtements souvent crasseux des patients. « Je me demandais, raconte-t-il, ce qui se passait entre la porte de l'hôpital et la salle des malades. Il s'y passait ceci : que le typhique était débarrassé de ses vêtements, de son linge, rasé et lavé. L'agent de la contagion était donc quelque chose d'attaché à sa peau, à son linge et dont l'eau, le savon le débarrassaient. Ce ne pouvait être que le pou, c'était le pou ! » Charles Nicolle a 43 ans au moment de cette découverte qui lui vaudra, à lui aussi, le prix Nobel de médecine et de physiologie de 1928. Le typhus et le pou seront éliminés à Tunis en trois ans...

Au cortège des animaux qui piquent et transmettent la maladie, il n'y a pas que le moustique et le pou. Il y a aussi la puce. Transportée sur le dos des rats, la puce dissémine la peste. C'est à l'occasion d'une épidémie de peste qu'un autre pasteurien, Alexandre Yersin (1863-1943), fait une double découverte, celle du bacille qui donne la maladie et celle du rôle que joue le rat dans la propagation de l'infection. S'accommodant mal de la routine de la rue Dutot, Yersin avait souhaité courir le monde et participer à l'épopée coloniale. Dans ses bagages il n'avait qu'un fusil, un microscope, un filtre Chamberland et des boîtes de conserve. En mars 1894, alors qu'il se prépare à explorer le massif montagneux qui s'étend au nord du Tonkin, Yersin est sollicité pour une épidémie de peste déclarée à Hong Kong. Il accourt et monte un petit laboratoire sur place, sans l'aide des autorités qui lui préfèrent une équipe japonaise. Tandis qu'on lui refuse d'examiner les morts, Yersin poursuit ses recherches clandestinement en soudoyant des bateliers anglais chargés d'enlever les cadavres. Le pus de bubons qu'il peut ainsi prélever lui permettra d'identifier le bacille qui portera finalement son nom, *Yersinia pestis*. En même temps, intrigué par les nombreux cadavres qui jonchent la ville, Yersin soupçonne les rats de propager l'épidémie. Il aura vite fait d'isoler chez ces animaux le bacille qu'il avait découvert chez l'homme. S'il avait ainsi prouvé que les rongeurs sont bien à l'origine de la peste, le mécanisme de la transmission des rats aux humains n'était cependant pas élucidé. Le bacille se trouvant être également dans le sol, la contamination par les pieds nus, en Orient, où beaucoup marchent sans chaussures, pouvait provenir des excréments des hommes et des rats. D'autres pensaient qu'un transfert des germes par l'atmosphère contaminait les muqueuses.

C'est à Paul-Louis Simond (1858-1947), qui remplacera Yersin à Bombay, que reviendra la gloire de mettre en évidence la responsabilité de la puce. Des recherches minutieuses menées à Bombay, une accumulation d'observations, une enquête précise témoigneront de contacts entre hommes et rats. « La répétition d'observations me conduisit plus tard à admettre que le contact ou le voisinage du cadavre frais de rats pesteux était éminemment dangereux, tandis qu'après quelques heures, le lendemain de la mort par exemple, le cadavre pouvait être manié sans danger. » S'opposant aux théories d'inoculation par le pied nu, Simond s'obstine ainsi sur la piste des rats. En juin 1897, il ajoute à ses intuitions une observation d'importance : « Le premier jour et souvent dans les premières heures de la maladie, je constate la présence d'une petite phlyctène, souvent moins grosse qu'une tête d'épingle, parfois entourée d'une minuscule aréole rosée. » Cette atteinte est certes connue depuis toujours, au moins depuis les premières descriptions de la maladie, mais Simon fut le premier à en comprendre l'importance. Sa précocité, ses rapports avec le bubon et son développement le convainquent qu'elle marque la porte d'entrée du microbe, d'autant que les prélèvements réalisés sur cette vésicule sont constamment positifs pour *Yersinia pestis*. Il note la ressemblance entre l'aspect de la lésion et la trace que peut laisser sur la peau une piqûre de puce. Dès lors, il n'aura plus qu'une préoccupation : confirmer l'hypothèse qui incrimine l'insecte. En 1898, à Kurrachee (aujourd'hui Karachi, Pakistan), il effectue l'expérience démonstratrice. Dans un bocal de verre, il dispose un rat malade capturé dans une maison pestiférée, lui-même parasité. Puis il introduit un second rat, celui-là maintenu sans contact avec le premier, isolé dans une petite cage munie de barreaux. Simond ajoute même quelques puces de chat dont on saura plus tard qu'elles ne peuvent transmettre la maladie. Ce sont bien les puces du rat pesteux qui, tandis que leur hôte meurt, délaissent le cadavre pour infester le rat sain et lui transférer la maladie, le tuant inéluctablement au soir du sixième jour. « Ce jour-là, écrit Simond, j'éprouvais une émotion inexprimable à la pensée que je venais de violer un secret qui angoissait l'humanité depuis l'apparition de la peste dans le monde. » Yersin et certains de ses contemporains dont les résultats expérimentaux convergeaient, notamment ceux de Simond et de la Commission des Indes, l'Indian Plague Commission, allaient emporter les derniers doutes. Les deux puces de rat, *Xenopsylla cheopis* surtout, pour les climats chauds et tempérés, *Nosophyllus fasciatus*, pour les climats tempérés et froids, étaient les vecteurs du terrible fléau. *Pulex irritans*, la puce de l'homme, n'y avait que peu de part.

Si tous les travaux incriminaient la puce et le rat, le principe de la transmission demeurait inconnu. La transmission mécanique par les trompes de l'insecte paraissait exclue, car le fragile bacille ne peut y séjourner longtemps. De plus, il s'y trouve en faible quantité si la septicémie est peu bactériémique, c'est-à-dire si le pathogène est peu présent dans le sang de l'hôte, ce qui est le cas chez l'homme. Ce n'est qu'en 1907 qu'on comprit le phénomène. La multiplication du bacille produit chez la puce un bouchon qui oblitère le proventricule empêchant le passage normal du repas sanglant. La puce, affamée, régurgite le sang aspiré qui, contaminé par les bacilles lors de contacts avec le bouchon, rediffuse dans la plaie. Le processus est très efficace, une à deux puces suffisant à transmettre la maladie. L'affaire était entendue, et la conclusion, somme toute, simple. Puces et rats font cause commune, sinon bon ménage. Restait à comprendre comment le bacille avait acquis autant de propriétés, celles de séjourner chez le rat, de proliférer dans la puce, de produire un bouchon et de s'adapter à l'homme. Bactériologie et biologie moléculaire allaient résoudre le problème. Le bacille de la peste provient d'un germe très fréquent chez les rongeurs qui se contaminent par voie orale, *Yersinia pseudotuberculosis*, qui a évolué il y a mille cinq cents à vingt mille ans en *Yersinia pestis*[46]. Ce microbe est capable d'infecter l'homme par voie digestive, contact direct ou aliment souillé. Le germe doit sa capacité à infecter l'homme et diffuser par voie sanguine, à un processus sélectif qui, à l'occasion de famines, favorisa la survie des souches passées du tube digestif dans le sang des animaux sauvages où elles trouvèrent un milieu plus propice. La puce, après s'en être nourrie, allait, par un nouveau processus de sélection, faire naître des germes capables de proliférer dans le proventricule. Une dernière étape permit son adaptation à l'homme il y a deux mille ans grâce à un échange génétique avec un autre microbe, l'agent de la fièvre typhoïde. Ainsi, l'apparition du bacille de la peste résulte de l'évolution d'un germe initialement entérique qui, par adaptation, parvint à se multiplier d'abord dans le sang du rongeur, puis dans celui de l'homme, enfin acquit l'information génétique lui permettant de survivre dans la puce et de s'y développer. Ni les puces du chat, du chien domestique ou sauvage ni celles de la souris, de la volaille, des passereaux ou du lapin n'ont une telle capacité vectorielle. Avec le XXe siècle, la peste semblait avoir enfin livré tous ses secrets.

L'histoire de ces découvertes montre que la compréhension du rôle des vecteurs et des hôtes intermédiaires ainsi que l'élucidation de cycles parasitaires complexes a débuté à la fin du XIXe siècle et se poursuit encore aujourd'hui. Ce sont ces acquisitions somme toute récentes qui permettent de comprendre les facteurs de risque de l'émergence, ses déterminants environnementaux et les principes de l'adaptation du pathogène aux hôtes réservoirs, intermédiaires ou accidentels. Les scientifiques du XXe siècle ont prolongé le travail par l'exploration à l'échelle moléculaire des stratégies d'adaptation et d'association du vivant que leurs prédécesseurs avaient observées aux niveaux macroscopique et cellulaire.

La plasticité des génomes microbiens entre Darwin et Lamarck

L'un des fondements de la microbiologie est la capacité des bactéries à s'adapter à leur milieu de culture, à y croître et y proliférer. La vie se module, se diversifie. Les bactéries tentent de conquérir de nouveaux espaces pour mieux s'intégrer à la biosphère et, quand elles rencontrent l'homme, c'est pour se développer. Ce long processus d'adaptation dépend de la régulation de gènes. Il est valable pour le colibacille aussi bien que pour l'éléphant. La portée du phénomène et pour une part son explication reposent sur la découverte de gènes régulateurs[47]. C'est le système de l'opéron mis en évidence par Jacques Monod (1910-1976) et François Jacob (1920-2013). Quand Pasteur meurt en 1895, il laisse une question sans réponse : pourquoi les bactéries prolifèrent-elles dans leur bouillon de culture ? Pourquoi les sucres droits ou gauches, dextrogyres ou lévogyres, agissent-ils différemment sur la croissance des microbes ? En découvrant que les molécules ont une forme dans l'espace, le fondement de la stéréochimie, Pasteur a percé un premier secret : la vie est asymétrique. Par opposition au minéral, le vivant est fait de molécules qui n'ont pas d'axe de symétrie. Mais si la mise en évidence de cette propriété physico-chimique lui avait permis d'établir que la vie se nourrit de cette asymétrie, Pasteur n'avait pas découvert ce qui contrôle le vivant. La biologie du XIXe siècle et du début du XXe siècle avait donné une définition de la vie, mais non de sa régulation.

Jacques Monod a d'abord tenté de répondre à ces questions en s'emparant de la fiole que Pasteur avait laissée sur son étagère et en l'observant avec un œil neuf et des techniques modernes. Il s'attelle à l'étude des enzymes et aux courbes de croissance des bactéries en partant du constat que les différents sucres sont dégradés par des enzymes différentes[48]. Comme les clés et les serrures qui doivent être ajustées les unes aux autres, les enzymes choisissent leurs partenaires, des substrats déterminés, pour accélérer les réactions chimiques. Ainsi, des sucres comme le glucose, le saccharose ou le galactose sont dégradés par des enzymes qui leur sont propres. Clés et serrures, on entre ici dans le domaine de la spécificité des réactions métaboliques et, par là même, du vivant. Connaître les raisons de la multiplication bactérienne par l'utilisation des sucres, donc l'étude des réactions qui lient le sucre aux enzymes bactériennes et en règlent la croissance, représente le premier véritable engagement scientifique de Jacques Monod. Une expérience s'impose au chercheur, sans grand effort d'imagination : mettre un sucre dans la culture, en ajouter un second et comparer les effets additionnels ou séquentiels sur la prolifération des bactéries. Or les résultats de cette expérience réservent à Monod une première surprise et probablement un premier moment de grande excitation. Il constate de fait un étrange phénomène. Après la phase de croissance due à l'adjonction du premier sucre, l'action du second est précédée par une phase de latence pendant laquelle la multiplication bactérienne diminue ou s'annule[49]. Comment un sucre peut-il contrarier l'action du premier, sinon en imaginant que l'environnement, différent selon le glucide introduit, agit sur la production des enzymes qui le dégradent ? Étudier ce phénomène, c'est s'attaquer à la répression et l'induction des enzymes, et donc à celles des protéines. Le problème consiste à comprendre comment le milieu contenant le substrat nutritif régule la synthèse d'une enzyme[50]. Or, depuis le milieu des années 1930, la théorie reposait sur le postulat de George Wells Beadle (1903-1989) : un gène, une enzyme. Le regard était double : d'un côté un gène entraîne la production d'une enzyme, de l'autre une enzyme déterminée est spécifique à son substrat.

Monod fait la connaissance de François Jacob au lendemain de la guerre. Un déménagement du grenier de l'Institut Pasteur pour un laboratoire plus proche de celui où travaille Jacques Monod les mettra en contact. Tous deux officient dans le laboratoire d'André Lwoff. Ce n'est que plusieurs années plus tard qu'une collaboration s'amorce entre les deux hommes et qu'ils s'engagent ensemble dans la résolution du problème[51]. Pour Monod, on l'a vu, il s'agit de démontrer que la présence d'un sucre dans un milieu de culture où prolifèrent des bactéries, implique la synthèse d'une enzyme spécifique. Pour Jacob, il s'agit d'appliquer un modèle sur lequel il travaille, celui des phages. De quoi s'agit-il ? Jacob est arrivé en septembre 1950 dans le laboratoire d'André Lwoff pour travailler sous son autorité sur l'étude de ces micro-organismes. Les bactériophages sont des mangeurs de bactéries. Virus d'un genre particulier, ils s'attaquent aux microbes d'une manière extrêmement redoutable. Infestant des bactéries, ils les détruisent en s'y multipliant. Les bactéries éclatent et les particules libérées peuvent à nouveau investir des bactéries voisines. Des phases de croissance puis de plateau alternent toutes les heures environ en fonction de la libération du virus, un phénomène qui n'est pas sans rappeler l'allure des courbes de croissance bactérienne et la fameuse adaptation enzymatique. Ce phénomène avait fait l'objet des travaux d'un physicien allemand émigré aux États-Unis et converti à la génétique, Max Delbrück (1906-1981), qui s'est passionné pour ces questions, associant les principes des deux disciplines pour mieux les résoudre, une démarche récompensée par un prix Nobel de médecine en 1960. Ces travaux sur les phages étaient effectivement de la plus grande importance car ils avaient permis à Delbrück et son collaborateur Salvador Luria (1912-1991) de montrer l'origine aléatoire de mutants d'un certain nombre de souches de bactéries, les mutations survenant au hasard et non sous l'effet de l'environnement. L'expérience revenait à établir que les micro-organismes obéissent aux lois de l'évolution darwinienne. De façon imprévisible, certaines souches de bactéries devenaient résistantes ou sensibles à l'action des sucres, une propriété dont dépend leur prolifération.

Dès 1945, c'est un étudiant de 19 ans de l'Université Columbia à New York, Joshua Lederberg (1925-2008), qui décide de prendre cette excitante problématique à bras-le-corps. Il a une vision toute personnelle du champ expérimental à explorer. S'inspirant des travaux de Delbrück et Luria, il part du principe que, si une information génétique peut être transmise d'une bactérie à l'autre, c'est qu'il s'agit du transfert d'une espèce moléculaire monotone, en l'occurrence l'ADN. Fallait-il avoir 19 ans pour imaginer que les échanges entre bactéries reposent sur une forme de sexualité ? En montrant, en effet, que les bactéries peuvent acquérir de nouvelles propriétés augmentant leurs capacités de proliférer, Lederberg imagine qu'elles se sont accouplées et qu'une information génétique a été transférée de l'une à l'autre. En quelques années, il pouvait se féliciter d'avoir fait entrer les bactéries dans le monde des êtres sexués et ainsi prouver qu'elles sont capables d'échanges moléculaires. Le monde du vivant est dès lors unifié autour de la reproduction. De fait, la suite de ses travaux montrera qu'il s'agit d'une transmission sexuelle, de la fusion de deux cellules qui mettent en commun leurs gènes comme le font spermatozoïdes et ovules. Quelques années plus tard l'Irlandais William Hayes (1918-1994) confirmera que les partenaires de cette sexualité ont des rôles clairement définis : certaines bactéries se comportent bel et bien comme des mâles et transmettent l'information, tandis que d'autres agissent comme des femelles et la reçoivent. C'est de cette observation et de l'étude des phages qu'effectuait Lwoff, que Jacob part pour tenter, avec l'aide d'un troisième collaborateur, Élie Wollmann (1917-2008), de mieux comprendre le rôle du gène dans l'expression exponentielle des phages. Jacob et Wollmann étudient le phénomène en croisant les caractères mâle et femelle afin de montrer qu'un chromosome mâle peut pénétrer dans la bactérie femelle et induire la croissance de phages ainsi que la destruction des bactéries qui en résultent. Ils font même mieux que décrire ce phénomène d'abord baptisé induction érotique, hymne à la sexualité bactérienne, ils montrent ce que cette conjugaison réciproque a de particulier. Une série d'expériences tiennent notamment compte du fait que les différents marqueurs génétiques du mâle vers la femelle, s'expriment progressivement. Cela est dû au fait que les gènes pénètrent les uns après les autres dans la bactérie femelle, en fonction de leur localisation sur le chromosome. Prenant acte de ce fait, il devint théoriquement possible de séparer les bactéries à différents stades de la pénétration et d'obtenir diverses variétés de recombinants.

C'est là qu'intervint Monod, en repositionnant le problème et en l'adaptant aux questions qu'il se posait sur la régulation enzymatique, au moment où il ne savait plus trop comment interpréter ses courbes de croissance en présence de sucre. Car c'est bien de croissance qu'il s'agissait, les substrats favorisant la prolifération du microbe grâce à l'apparition d'enzymes spécifiques. C'est à la fin 1957 qu'une réelle collaboration scientifique entre Monod et Jacob allait se mettre en place à l'Institut Pasteur. Les deux hommes ont en commun un modèle, la bactérie, même si l'un pense aux enzymes et l'autre aux phages. Ils partagent également une obsession pour l'induction. Lwoff les avait réunis. Ils se retrouvent au bon moment et au bon endroit pour effectuer les expériences décisives qui les conduiront au Nobel. Jacob et Wollmann ont réussi à identifier et localiser des gènes sur les chromosomes bactériens. À terme, dans la bactérie remaniée par la conjugaison, se trouvent trois composants : le chromosome femelle de l'hôte, intégral, le chromosome mâle partiel car il a été coupé à des longueurs variables et le cytoplasme bactérien. Celui-ci contient des produits qui proviennent du chromosome femelle puis, progressivement, de celui du mâle. Monod a par ailleurs mis en évidence l'expression d'enzymes responsables de l'assimilation d'un sucre, le lactose. Il ne s'est pas arrêté à cette observation : il a également identifié un système qui semble réguler leurs actions. L'ajout de lactose entraîne l'induction des enzymes responsables de sa dégradation. Les diverses expériences « PyJaMa* », dont la première est effectuée le 3 décembre 1957 à partir de souches sélectionnées pour leur réponse au lactose, montreront que la production enzymatique est liée à une série de gènes. Les uns sont responsables de la structure, et donc de la spécificité de l'enzyme, les autres de leur régulation à l'origine de l'inductibilité. Les uns gouvernent la nature de l'enzyme, les autres contrôlent sa production. Ces résultats sont la conséquence d'un transfert chromosomique, c'est donc bien de gènes qu'il s'agit. En outre, un gène contrôle l'expression d'un autre. Des expériences plus approfondies révèlent que ce contrôle s'exerce par l'intermédiaire d'un répresseur. Lorsque le lactose entraîne l'apparition de l'enzyme, il lève la répression et en active la synthèse. La production de l'enzyme résulte donc de la répression d'un inhibiteur. C'est la théorie du double bluff, comme l'écrivit Monod[52]. Le modèle de l'opéron décrit une régulation ordonnée qui explique l'adaptation et l'évolution du vivant. On en revient ainsi à la métaphore clé-serrure. La protéine suppresseur (clé) agit sur un gène opérateur (serrure) qui ouvre ou verrouille l'expression de gènes constitutifs. Les résultats de Monod et Jacob montrent qu'il existe deux séries de gènes : les uns déterminent la structure des protéines, les autres contrôlent les premiers et permettent ou non leur expression. Après la transmission des caractères qu'avait découverts Mendel (1822-1884), puis les travaux de Morgan (1866-1945) pour leur localisation chromosomique, la contribution de Monod et Jacob venait, pour une part, conclure les controverses

---

* Il s'agit à l'origine des expériences « PaJaMo » du fait de leurs trois auteurs : Arthur Pardee, François Jacob et Jacques Monod. Elles sont passées à la postérité sous le nom de « PyJaMa », notamment parce que la prononciation du mot en anglais en est proche. Voir Morange M., *Histoire de la biologie moléculaire*, Paris, La Découverte, 1994, p. 201.

entre Darwin et Lamarck. Avec le concept de régulation, un nouvel édifice conceptuel confortait les bases de l'évolution.

Comme l'avait montré Pasteur avec l'expérience des poules et Monod dans ses milieux de culture, le rôle de l'environnement dans les propriétés des microbes fait entrevoir de nouvelles perspectives. Le milieu agit sur l'expression du gène et non sur le gène lui-même. Le modèle de l'opéron montre en effet, à travers l'existence du gène régulateur, comment, à partir d'un même potentiel génétique, un microbe répond différemment chez l'homme, l'animal ou même le sol, pour mieux s'y développer. Sans modifier la séquence d'ADN, les gènes régulateurs modifient l'expression génique selon l'environnement. Ainsi est-il montré qu'un processus adaptatif est soumis au contrôle génétique par le milieu. En même temps, il était devenu clair que des mutations, autrement dit des modifications structurelles du génome portant aussi bien sur des gènes de structure que de régulation, étaient soumises au processus de sélection naturelle. Cette fois, toutes les données scientifiques étaient réunies pour envisager l'apparition des épidémies sous un nouveau jour. Les faits ne suffisent pas à changer les mentalités, toutefois. L'introduction – ou plutôt la réintroduction – de la pensée darwinienne en microbiologie n'allait pas de soi à un moment où les hommes croyaient en avoir fini avec les maladies infectieuses. De tout temps des pathologies nouvelles avaient tourmenté une humanité impuissante. C'est sous la pression de nouvelles irruptions épidémiques que le concept de maladies émergentes s'imposera par la remise en question des certitudes trompeuses, la synthèse des acquis expérimentaux et des conceptions darwiniennes.

Des maladies nouvelles aux maladies émergentes

Il existe deux sortes de découvertes. La découverte-invention avec production d'un phénomène ou d'un matériau nouveau, inconnu en l'état dans la nature. À ce titre le laser a été inventé une première fois par Albert Einstein (1879-1965), qui en a énoncé le principe en 1917, puis une seconde fois cinquante ans plus tard par les équipes qui ont conçu des machines capables de générer le rayon monochrome. Mais le plus souvent le terme est employé au sens de découverte-représentation : il caractérise alors la première description d'un phénomène ou d'un objet naturel caché. Dire que

Christophe Colomb (1451-1506) a découvert l'Amérique ne signifie pas que le continent américain n'existait pas avant lui. Les terres émergeaient là bien avant qu'il n'y pose le pied et, même s'il pensait rallier les côtes de l'Inde, aucun Européen avant lui ne les avait approchées. Imaginons un seul instant que Christophe Colomb ait persisté dans son erreur et qu'il n'ait pas retrouvé la route. La voie se serait refermée pour un temps indéterminé et la découverte aurait été inutile, pour ainsi dire nulle. Car découvrir l'Amérique n'est pas tout. Encore faut-il comprendre ce qu'on vient de mettre au jour, puis décrire et nommer la chose. « Il suffisait d'y penser », aurait répondu le navigateur d'humeur espiègle à ses convives incapables de maintenir un œuf debout. Oui, il suffisait d'y penser, et Claude Bernard (1813-1878) ne disait rien d'autre lorsqu'il affirmait que la découverte ne tient pas à la connaissance d'un fait nouveau mais à l'idée qui s'y rattache[53]. Le scientifique ne peut se contenter d'examiner un phénomène inattendu comme l'enfant s'émerveille de l'agilité du trapéziste, car voir n'est pas concevoir. Par-delà les sens et les émotions, il interroge les faits pour en donner une formalisation qui fait sens. C'est donc dans la retranscription des observations, la façon de les décrire, de les nommer et de les ordonner dans un enchaînement de causes et d'effets, que niche la découverte. En ce sens, et même s'il désigne une réalité séculaire, le concept d'émergence est une forme de découverte.

Que des maladies nouvelles apparaissent comme surgies du néant, en voilà une belle affaire ! Depuis des lustres, les hommes l'ont appris à leurs dépens et cette obscure vérité s'est imposée à chaque fois qu'un fléau inconnu a semé la désolation. Lorsqu'une pestilence dévaste Athènes en 428 av. J.-C., première épidémie de l'histoire dont nous possédions une fidèle description grâce à l'historien Thucydide (env. 460-400 av. J.-C.), les habitants de la cité n'ont jamais rien vu de tel et les anciens ne conservent nulle trace d'une épreuve comparable. D'où viennent ces maladies nouvelles et à quoi sont-elles dues ? Plutarque (env. 46-120 apr. J.-C.) consacre à cette question aussi vieille que les épidémies un chapitre entier de ses *Propos de table**. Le débat s'engage avec deux convives,

---

* Cité par Mugler C., « Démocrite et les dangers de l'irradiation cosmique », *Revue d'histoire des sciences et de leurs applications*, t. 20, p. 221-223. Plutarque, *Quaestiones convivales*, livre VIII, chapitre IX. Ce texte de Plutarque a intéressé les philosophes non seulement pour l'interrogation sur les maladies nouvelles, mais aussi parce que Plutarque et ses interlocuteurs attribuent à Démocrite l'idée selon laquelle certaines maladies nouvelles seraient d'origine cosmique.

un médecin, Philon, et un penseur du nom de Diagenanios. Tous trois s'interrogent sur le fait de savoir si ces maladies sont réellement nouvelles ou si leurs apparitions antérieures sont passées inaperçues aux yeux des médecins. Avec sagesse, ils optent pour la seconde hypothèse parce qu'elle leur paraît plus « humaine » et que la nature, dans ce genre de phénomènes, « est opposée plus qu'ailleurs à toute innovation ». Les peuples, eux, ne spéculent pas avec la prudence du philosophe, ils en appellent volontiers au sacré et à la magie. Menacé par les ravages de la peste noire, le vilain du XIVe siècle ne parlait pas de pathologies passées inaperçues, et encore moins de maladies émergentes. Sans doute voyait-il dans la désolation alentour un signe annonciateur du Jugement dernier. Sans doute devinait-il derrière ce fléau plus meurtrier que les guerres et les famines dont il était quotidiennement menacé, le bras armé d'un Dieu courroucé, son ire changée en hécatombe jusqu'à expiation des péchés d'une humanité impie. De mémoire d'homme, jamais calamité à ce point dévastatrice n'avait accablé le monde, emportant grands-mères et damoiselles, prélats et rebouteux, cerfs et seigneurs, distillant la mort sans distinction de rang, de sexe, d'âge ou de religion. Une maladie étrange et terrifiante, mais aussi nouvelle et inconnue, qui ne pouvait que révéler la face hideuse de la Providence.

On l'a vu, une autre explication, un récit alternatif à celui de la colère divine, a également prévalu pendant des siècles. Selon cette légende, les épidémies apparaissaient là où s'ordonnait une conjonction astrale et tellurique propice à leur éclosion. Plus ésotérique que sacrée, la conviction qu'un agencement maléfique de la terre et du ciel était à l'origine des pestilences s'appuyait sur d'ancestrales croyances astrologiques, mais aussi sur un dévoiement de la pensée des premiers médecins. De par leur tradition d'itinérance, les disciples d'Hippocrate avaient acquis la conviction qu'on ne peut soigner les hommes sans connaître leur environnement. Le traité *Eaux, airs et lieux*, l'un des plus célèbres de la collection hippocratique, détaille les facteurs géoclimatiques, mais aussi ceux d'ordre culturel et politique qui ont une influence sur la santé des populations. Rejetant toute cause divine à la pathologie, Hippocrate (env. 460-370 av. J.-C.) et ses disciples s'opposaient à la pensée magique et voyaient la maladie comme un processus dynamique. Résultat de multiples interactions, le mal relevait d'un processus et non d'une entité stable qui s'emparait des corps à l'orée des premiers symptômes. Les praticiens n'inspectaient pas un site inconnu pour y apercevoir des manifestations surnaturelles, comme le faisait l'oracle dans les entrailles de la brebis, mais pour comprendre le tempérament des natifs et anticiper leurs maux. L'impact des lieux et la temporalité de la maladie fournissaient aux médecins hippocratiques un faisceau d'arguments pour expliquer l'apparition de pathologies inconnues : « Il est certain que des maladies nouvelles apparaissent et que des maladies anciennes s'éteignent. S'il y a une géographie pour la pathologie, il y a aussi une chronologie[54]. » Par la suite, leur vision moderne des effets de l'environnement sur la santé a été dévoyée en une foi irrationnelle dans un génie des lieux, dans le déchaînement de puissances occultes par union de la glèbe et des étoiles. À la fois mythique et soluble dans la doxa médicale, l'avantage de cette théorie était de fédérer érudition et superstitions. Le vocabulaire de la virologie en conserve d'ailleurs la trace, le nom *influenza* donné au virus de la grippe étant une réminiscence de ces temps anciens où les hommes craignaient l'*influentia astrorum*, en d'autres termes l'influence des astres.

Nouveauté, soudaineté, incompréhensibilité comptent parmi les caractères récurrents des maladies émergentes. Comment médecins et microbiologistes sont-ils parvenus à la notion d'émergence pour éclairer des propriétés jugées surnaturelles en d'autres temps ? Certes, par l'accumulation de faits et d'observations, mais aussi en se débarrassant d'un obstacle épistémologique majeur*, celui d'une conception fixiste de la maladie. On ne découvre pas une pathologie comme on trouve l'Amérique, mais en rassemblant les symptômes les plus fréquents, les lésions tissulaires les plus caractéristiques, les images radiologiques évocatrices etc. ; on définit un cadre pathologique, on découvre par représentation. À la nuance près qu'ici, la représentation ne décrit pas un élément constitutif du réel, mais une abstraction nosologique permettant aux médecins de traiter rationnellement leurs patients. Or, aussi longtemps que la maladie était appréhendée comme une entité inaltérable, une production de la nature se réalisant toujours identique à elle-même, seuls ses caractères constants présentaient un intérêt. En pathologie, nouveauté rimait avec rareté, il n'y avait pas lieu d'attacher la moindre importance à une anomalie, un accident ponctuel tout juste bon à perturber transitoirement l'ordre des choses. Tant que

---

* La notion d'obstacle épistémologique a été développée par Gaston Bachelard, notamment dans *La Formation de l'esprit scientifique*, Paris, Vrin, 1971.

la variation était vue comme la dénaturation d'une essence naturelle, il était impossible de penser l'émergence, science des métamorphoses du vivant. Ce n'est qu'au XIXe siècle que les conceptions figées de la médecine des espèces ont été mises à mal par l'émergence de nouvelles épidémies et l'avènement d'une médecine plus scientifique. Plusieurs vagues de choléra, maladie alors inconnue en Occident, ont parcouru l'Europe à partir de 1831. Elles ont ravivé le sombre souvenir des fléaux du passé et incité les médecins à reconsidérer la question des maladies nouvelles. En 1869, Charles Anglada[55] (1806- ?) y consacre un ouvrage dans lequel il réfute l'« invariabilité de la pathologie » et prend la « grande épidémie cholérique » comme une éclatante démonstration de sa « doctrine ». L'un des mérites d'Anglada est d'avoir concouru à faire de la maladie un objet historique, et donc un objet susceptible de changements et d'évolution, une démarche partagée par de rares auteurs à cette époque[56]. Bien qu'il décrive les chemins empruntés par le vibrion cholérique depuis le delta du Gange, Anglada affirme avoir vérifié par son travail « la loi générale, qui paraît rattacher les grandes épidémies à l'influence combinée des perturbations cosmiques et morales[57] ». Alors que John Snow (1813-1858) avait démontré une vingtaine d'années auparavant que le choléra était transmis par l'eau et qu'un bouleversement radical de la perception des maladies infectieuses allait être introduit par la théorie microbienne, on voit là combien certains cadres mentaux sont, comme le disait Fernand Braudel (1902-1985), « des prisons de longue durée[58] ».

Pasteur lui-même s'est interrogé sur la possibilité du surgissement de nouvelles maladies microbiennes. Comme à son habitude, il y répond sur la base d'arguments expérimentaux. La possibilité de contrôler la virulence de certaines bactéries au laboratoire lui fournit un modèle de ce qui peut advenir dans la nature. « Par cette méthode, remarque-t-il, on peut créer des virulences et des contagions nouvelles. Je suis très porté à croire que c'est ainsi que sont apparues, à travers les âges, la variole, la syphilis, la peste, la fièvre jaune, etc. et que c'est également par des phénomènes de ce genre qu'apparaissent, de temps à autre, certaines grandes épidémies. » Dans l'esprit de Pasteur, les modifications d'un micro-organisme par l'action du milieu dans lequel il se développe conditionnent sa capacité de nuire et de diffuser. Mais si l'environnement peut modifier les propriétés d'une bactérie, à aucun moment Pasteur n'envisage l'éventualité de l'apparition de nouveaux pathogènes. Peut-être par conviction religieuse, il n'a pas intégré une autre grande révolution en biologie, la théorie de l'évolution.

Apparu au milieu du XIXe siècle, le darwinisme est une science de la nouveauté : il se focalise sur la variation dans la descendance des êtres vivants et va jusqu'à affirmer que la permanence n'est qu'une illusion. Charles Nicolle (1866-1936) fut le premier à appliquer les principes de la théorie de l'évolution en microbiologie pour penser l'histoire naturelle des maladies infectieuses, analyser leur passé et tracer des lignes de force pour l'avenir. Son adhésion à un « darwinisme microbien » se serait nouée à l'occasion de son bref passage dans le laboratoire d'Elie Metchnikoff où ces idées circulaient depuis la fin du XIXe siècle[59]. Le titre d'une de ses œuvres les plus célèbres, *Naissance, vie et mort des maladies infectieuses*[60], ramasse en quelques mots la théorie générale des maladies infectieuses que Nicolle échafauda entre 1893 et 1936. « Nous n'aurons jamais de certitude sur la façon dont les maladies infectieuses ont débuté. Lorsqu'il en paraîtra de nouvelles, nous n'aurons notion de leur existence que le jour où le nombre de cas déclarés imposera la connaissance d'un mal nouveau ; les circonstances mêmes du début nous échapperont tout autant que lorsque nous les cherchons pour une maladie millénaire[61]. » Les conceptions de Charles Nicolle se fondent sur des données expérimentales et épidémiologiques, mais il ne dédaigne pas l'analyse historique et consacre plusieurs ouvrages aux épidémies du passé. Connu pour avoir démontré que le pou était vecteur du typhus, Charles Nicolle a également insisté sur le rôle majeur des infections inapparentes dans l'apparition et la propagation des épidémies. Par ses recherches et ses théories innovantes, il apparaît comme l'un des premiers penseurs de l'émergence, dont il a circonscrit le cadre et façonné les premiers outils d'analyse.

Comme on l'a vu, l'élucidation de la chaîne de contamination du typhus par Charles Nicolle marque la fin d'une période de vingt ans au cours de laquelle le rôle de vecteur des arthropodes a été mis en évidence dans plusieurs maladies : typhus, filariose, paludisme, fièvre jaune, etc. Peu de temps après, à la fin des années 1930, Paul Müller (1899-1965) démontra l'efficacité du dichlorodiphényltrichloréthane, plus connu sous le nom de DDT, pour éliminer poux et autres insectes. Sa découverte permit d'éviter plusieurs épidémies de typhus au cours de la Seconde Guerre mondiale, notamment à Naples en 1943-1944, alors que la maladie cheminait depuis des siècles aux côtés des troupes en campagne. Le conflit stimula la recherche scientifique et les capacités de production industrielle. La découverte de la pénicilline par Alexander Fleming (1881-1955) en 1928, puis la synthèse des premiers sulfamides deux ans plus tard ouvrirent un nouveau chapitre de la lutte contre le péril infectieux. En 1941, les premiers essais avec la pénicilline furent menés chez l'homme. Les résultats furent assez concluants pour que l'industrie pharmaceutique américaine concentre ses efforts sur la production de masse. Le 6 juin 1944, les laboratoires Pfizer et Merck étaient en mesure d'approvisionner l'ensemble des troupes engagées dans le débarquement de Normandie[62]. Au lendemain de la guerre, la commercialisation de nouveaux antibiotiques, la conduite de politiques de santé publique basée sur la prévention vaccinale et l'amélioration des conditions de vie concoururent au recul des maladies infectieuses dans les pays développés. Les hommes se prirent alors à rêver de gagner la guerre contre les microbes. Porte-voix de cette effusion d'optimisme, William Stewart, le directeur général de la santé des États-Unis, déclara en décembre 1967 : « Le chapitre des maladies infectieuses est clos[63]. » Alors que pendant des siècles les seules armes efficaces contre les épidémies avaient été la fuite ou l'isolement, en quelques décennies s'était constitué un arsenal thérapeutique capable d'arracher d'éclatantes victoires sur les pathogènes. Le temps d'un Charles Nicolle semblait aussi loin que l'antique époque d'Hippocrate et de ses disciples. L'annonce de l'éradication de la variole par l'OMS à la fin des années 1970, retentit comme l'assurance prochaine d'un monde débarrassé des pestilences. Mais alors que l'approche évolutive de la microbiologie s'était effacée devant la marche triomphante des antibiotiques, les premiers nuages s'amoncelaient dans le ciel azur.

Surgissement de l'émergence

Fleming l'avait constaté lui-même, des bactéries trouvaient le moyen d'échapper à la pénicilline*. Au début des années 1970, les médecins durent se rendre à l'évidence : Sir Alexander avait raison et malgré la multiplication des familles d'antibiotiques, la résistance d'un germe aussi commun que le staphylocoque doré (*Staphylococcus*

---

* Alexander Fleming consacra des travaux à la résistance aux antibiotiques dès 1929 : voir à ce sujet sa bibliographie exhaustive réunie par la British Library : http://www.bl.uk/reshelp/pdfs/fleming.pdf.

aureus) était de plus en plus fréquemment rapportée. Bien que banal hôte de la peau et des fosses nasales, la bactérie peut être la cause d'infections cutanées potentiellement sévères, d'atteintes pulmonaires, digestives, voire de septicémies. L'introduction de la pénicilline se traduisit par un net recul de la mortalité liée aux infections staphylococciques graves, mais en 1942, à peine deux ans après son emploi à large échelle, les premières souches résistantes furent isolées dans des hôpitaux[64] où la concentration de malades fragiles et le recours massif aux antibiotiques sont à l'origine d'une forte pression de sélection sur des souches virulentes. À la fin des années 1960, plus de 80 % des staphylocoques isolés à l'hôpital ou dans la population générale étaient devenus insensibles à la pénicilline. Pour parer à cette situation, un nouvel antibiotique, la méthicilline, fut mis à la disposition des médecins au début des années 1960. Arriva alors ce qui devait arriver : moins d'un an plus tard les premiers cas de résistance furent signalés au Royaume-Uni[65]. En 1981 à Detroit, la nouvelle bactérie se manifesta chez des utilisateurs de drogues par voie intraveineuse qui n'avaient jamais été hospitalisés et en 1997 dans le Minnesota elle fut à l'origine du décès de quatre enfants sans facteurs de risque particuliers. Le même scénario se répéta sur tous les continents, apparaissant ici plus ou moins tôt, là avec une plus ou moins grande ampleur. Partout, l'accroissement de la pression de sélection des antibiotiques avait conduit à l'escalade et des souches de staphylocoques résistantes à la vancomycine, ultime recours contre le pathogène, furent identifiées à partir de 2002[66], laissant les médecins impuissants face à des micro-organismes devenus multirésistants. Ce premier avertissement, qui aurait dû éveiller les soupçons et modérer les ardeurs, n'a pas été entendu. Il n'a empêché ni les médecins de prescrire à tour de bras ni les éleveurs de doper le bétail aux antibiotiques pour obtenir un effet proche de celui des anabolisants sur la musculature des bêtes. L'apparition et la généralisation des résistances prouvaient qu'en matière de lutte contre les pathogènes, la stratégie médicamenteuse ne conduisait pas à la victoire mais à une course aux armements dans laquelle il n'était pas sûr que l'homme soit le plus rapide. Là où d'aucuns avaient espéré une reddition des pathogènes s'esquissait la perspective d'un équilibre de guerre froide. C'est toutefois un autre événement qui va alerter les autorités sanitaires.

Au début de l'été 1976, les États-Unis s'apprêtent à fêter le bicentenaire de la Déclaration d'indépendance. Les projecteurs sont braqués sur Philadelphie, la ville où Thomas Jefferson proclama l'indépendance deux cents ans plus tôt et où, pour l'occasion, quatre mille vétérans de la Seconde Guerre mondiale convergent avec leurs familles pour la cinquante-huitième convention de l'American Legion qui doit ouvrir ses portes le 21 juillet. Toutes les conditions sont réunies pour offrir une formidable caisse de résonance au moindre incident sanitaire. D'autant que, depuis le mois de janvier, les Centres for Disease Control and Prevention (CDC) sont en état d'alerte. Le décès d'un jeune militaire emporté par une épidémie de grippe à Fort Dix, dans le New Jersey, a ranimé le spectre de la grande pandémie de 1918. Dans les prélèvements en provenance du New Jersey, les virologues des CDC ont identifié des souches communes d'*Influenza A* mais aussi d'autres virus d'origine porcine transmissibles d'homme à homme. Deux éléments supplémentaires inquiètent les experts, la survenue précoce, comme en 1918, de la première vague épidémique et la conviction d'un cycle d'une dizaine d'années séparant deux pandémies liées à des souches virales radicalement nouvelles, les dernières datant de 1957 et 1968. Autres temps, autres lieux, mais réactions comparables face au péril : une concertation s'établit entre les CDC, la Food and Drug Administration (FDA), l'armée et le National Institutes of Health, l'équivalent de notre ministère de la Santé, pour organiser une campagne vaccinale afin de barrer la route à la « grippe du cochon ». Au mois de mars, le président Ford avait sollicité auprès du Sénat un budget de 135 millions de dollars pour financer le programme. C'est donc dans cette atmosphère troublée par la menace épidémique que débutent les festivités du bicentenaire à Philadelphie[67].

Le lendemain de l'ouverture de la convention, quelques vétérans ayant élu domicile au Bellevue Stratford Hotel commencent à ressentir une sensation de malaise. Le 27 juillet, alors que plusieurs d'entre eux ont été hospitalisés pour fièvre, toux et difficulté respiratoire, le premier décès, celui d'un ancien de l'Air Force, est signalé dans un hôpital à Sayre en Pennsylvanie. Dans les semaines qui suivent, ces hommes qui avaient survécu à de terribles combats, succombent les uns après les autres dans un tableau d'infection pulmonaire bilatérale évoluant sur un mode quasi explosif. Au total, 182 d'entre eux sont hospitalisés et 29 trouvent la mort, le plus souvent après avoir eu le temps de regagner leur domicile. Accourus à la hâte, les limiers des CDC unissent leurs forces à celles des autorités sanitaires locales pour lancer une vaste enquête épidémiologique. Malgré la psychose, ils écartent rapidement l'hypothèse de la grippe porcine, acquièrent la conviction que la bouffée épidémique provient d'une source commune de contamination et qu'elle est d'origine bactérienne. Au cours des six mois pendant lesquels se poursuivent les investigations, les enquêteurs avancent le plus souvent dans l'incertitude la plus absolue. Début octobre, lorsque commence la campagne de vaccination contre la grippe porcine, le CDC est bien obligé de reconnaître qu'il ne possède aucune piste sérieuse. La nature de l'étrange maladie qui a frappé les vétérans demeure mystérieuse et, comme toujours en pareilles circonstances, les rumeurs les plus folles contaminent bouches et oreilles. L'errance des experts ne favorisant pas la confiance des populations, la campagne vaccinale est prématurément arrêtée suite au signalement de plusieurs cas de syndrome de Guillain-Barré entre la fin novembre et le début décembre*.

Parmi les éléments qui contribuent à épaissir l'énigme, les médecins se heurtent à l'impossibilité d'infecter les souris avec des prélèvements réalisés sur les malades ainsi qu'au refus de la bactérie de pousser sur les milieux de culture usuels. Difficile d'isoler un pathogène inconnu ne se multipliant ni dans un organisme modèle ni dans un environnement propice à la plupart de ses congénères. L'affirmation n'est qu'en partie vraie. Car il est un animal chez lequel la bactérie se développe goulûment jusqu'à occire son hôte : le cochon d'Inde. Qui eut la lumineuse idée d'avoir recours à ce rongeur ? Bien qu'anachronique, la réponse pourrait être Charles Nicolle car, à cette époque, les procédures d'investigation des CDC comprenaient la recherche systématique d'un typhus selon les bonnes vieilles méthodes concoctées à l'Institut Pasteur de Tunis. Par cette extraordinaire coïncidence, les techniques inventées par le penseur d'une microbiologie plus dynamique et évolutive ont participé à l'isolement de la bactérie *Legionella pneumophila*, celle-là même qui, après avoir semé la panique, incita les infectiologues à se débarrasser du concept de maladie nouvelle pour adopter celui de maladies émergentes. Quoi qu'il en soit, après que le cochon d'Inde eut rendu l'âme, tout restait à faire pour démasquer le coupable. Or la manipulation usuelle consistait à injecter dans un œuf fécondé une suspension de rate des animaux malades, préalablement traités par antibiotiques afin d'éliminer

* Le syndrome de Guillain-Barré est une maladie auto-immune inflammatoire touchant les nerfs périphériques. L'intensité de cette maladie est très variable, allant de simples sensations de fourmillement à une paralysie complète. La maladie cède spontanément après la phase d'installation et la phase d'état. Survenant le plus souvent après une infection virale, certains cas ont été décrits après vaccination, notamment antigrippale.

toute contamination bactérienne en laboratoire. Joseph McDade, un spécialiste des rickettsies, la famille du bacille typhique, suivit le protocole à la lettre, mais il eut la mauvaise surprise de constater que la culture demeurait stérile et ne contrariait en rien la croissance de l'embryon de poulet. Il avait éliminé l'hypothèse du typhus, mais n'avait pas identifié la bactérie tueuse. Ce n'est que deux mois plus tard, au cours de la semaine entre Noël et le jour de l'An, qu'il eut l'idée de réitérer l'expérience sans traitement antibiotique préalable. Il avait en tête de rares colonies bactériennes observées sur les premières lames, auxquelles il n'avait accordé que peu d'importance quelques mois auparavant. Cette fois, l'injection de jaune d'œuf contaminé à des cochons d'Inde sains entraîna la mort des animaux dans un tableau d'atteinte pulmonaire typique. L'essentiel du chemin avait été parcouru et, grâce à la découverte de McDade, un test diagnostique fut mis au point ainsi qu'un traitement antibiotique adéquat. Plusieurs interrogations demeuraient cependant sans réponse, à commencer par la source de la contamination.

La première surprise fut de constater que la bactérie était connue de longue date mais qu'elle n'avait jamais été mise en cause pour sa virulence. Puis, *Legionella pneumophila* dévoila de surprenantes propriétés. En plus de requérir des conditions nutritives particulières, il s'avéra qu'elle proliférait à des températures élevées, nettement supérieures à celles favorables à la plupart des autres pathogènes. Sa capacité de s'organiser en biofilms évoquait l'agencement des bactéries thermophiles dans des conditions extrêmes, par exemple sur les parois des résurgences thermales du parc de Yellowstone. En effet, *Legionella pneumophila* fut isolée dans de nombreuses sources chaudes aux États-Unis, ainsi que dans l'eau de refroidissement d'une centrale nucléaire et, bien sûr, dans le circuit d'air conditionné du Bellevue Stratford Hotel par lequel des germes virulents avaient été nébulisés par millions sur d'insouciants vétérans tout à leur bicentenaire. En résumé, la maladie était nouvelle, mais la bactérie ne l'était pas. Son agressivité ne procédait pas d'une mutation génétique, mais de la généralisation de la climatisation qui réalisait les conditions de niche écologique idéales à sa prospérité. En fouillant dans les archives, les experts des CDC exhumèrent d'autres bouffées épidémiques localisées qu'ils attribuèrent rétrospectivement à *Legionella*. La maladie n'était pas donc pas plus nouvelle que la bactérie, même si son expression clinique en 1976 avait marqué les esprits par sa violence et son évolution cataclysmique. Avec le feuilleton des vétérans, qui tint l'Amérique en haleine pendant plus de six mois, il devenait évident que les maladies infectieuses n'appartenaient pas au passé, mais qu'il fallait compter avec elles à l'avenir. Un autre constat s'imposa simultanément : beaucoup trop vague, le terme de « maladie nouvelle » était devenu obsolète pour désigner une réalité changeante et polymorphe. Il était urgent d'en changer car, dans le même temps, d'autres affections inconnues ou oubliées avaient fait surface, parmi lesquelles la maladie de Lyme.

Cette maladie due à une bactérie de la famille des spirochètes, *Borrelia burdorferi*, a été signalée pour la première fois au nord-est des États-Unis en 1976, dans une petite ville du Connecticut répondant au nom d'Old Lyme[68]. Les médecins avaient été alertés par la fréquence anormalement élevée d'arthrites parmi les enfants de la région. Le pathogène est transmis par une tique qui parasite deux types d'hôtes, le daim et la souris sylvestre. Au cours des XVIIIe et XIXe siècles, la déforestation massive entraîna la disparition de certains prédateurs (loups, renards, etc.), ainsi que la raréfaction des populations de cervidés peuplant les bois. Ils ne furent toutefois pas totalement éliminés et persistèrent dans des zones isolées. Au début du XXe, l'abandon de fermes de Nouvelle-Angleterre et en périphérie des villes du nord-est se traduisit par le reboisement des parcelles incultes et le retour du daim à queue blanche[69]. La construction en lisière de forêt de confortables demeures très prisées de la *middle class* américaine accrut la proximité entre le pathogène et les hommes, multipliant les contacts entre les résidants et le vecteur. Par leurs jeux et leurs courses dans la nature, les enfants représentaient la proie idéale, bien que contingente, de ce nouveau péril. Là encore, la maladie n'était pas nouvelle puisqu'elle avait été décrite en Europe dès le début du XXe siècle et qu'elle existait probablement en Amérique du Nord avant la colonisation européenne. L'étude des collections entomologiques attesta de la présence de la tique et de son parasite dans l'île de Long Island jusque dans les années 1950. Dans le Connecticut, l'incidence de la maladie avait augmenté suite à la déstabilisation des niches écologiques de l'homme et de l'animal. Les genoux des enfants avaient fait les frais du retour à la nature. Légionellose et maladie de Lyme démontraient le rôle de l'activité humaine et de la perturbation des équilibres naturels dans les éruptions épidémiques. Elles indiquaient également que les antibiotiques n'avaient pas supprimé le péril infectieux, ce que démontrait aussi l'apparition des résistances bactériennes, et que la menace ne se cantonnait pas au sud de l'équateur. Par leurs conséquences encore limitées, ces épisodes n'intéressaient qu'une poignée de spécialistes, ils n'avaient pas assez d'ampleur pour alerter et mobiliser les politiques de santé. Comme enivrés par le rêve d'un monde aseptisé, la plupart des médecins n'avaient pas su interpréter ces émergences limitées dans le temps et dans l'espace comme des signaux d'alerte. Elles ne représentaient pas plus que des points luminescents disparus des écrans radars aussi brusquement qu'ils y étaient apparus. Le bulletin hebdomadaire du CDC d'Atlanta en date du 5 juin 1981 allait radicalement changer la donne.

Sida : la question des origines

Cette lettre adressée aux professionnels de santé fait chaque semaine le point sur les données marquantes de la mortalité et de la morbidité aux États-Unis. Dans ce numéro qui fit date, le centre de surveillance relevait cinq cas d'infection pulmonaire à *Pneumocistis carinii* survenus entre octobre 1980 et mai 1981 chez des homosexuels traités dans trois hôpitaux de Los Angeles. Insignifiante pour le novice, la notification des CDC posait deux problèmes majeurs : pourquoi de jeunes hommes dans la force de l'âge étaient-ils victimes d'infections pulmonaires graves ? Et surtout, pourquoi étaient-ils vulnérables à ce pathogène qui, d'ordinaire, ne s'attaque qu'à des patients gravement malades et atteints d'une déficience immunitaire ? Un mois plus tard, le même bulletin signalait de nouveaux cas de pneumopathies atypiques chez des homosexuels new-yorkais et californiens, ainsi que d'autres infections opportunistes et quelques sarcomes de Kaposi, une sorte de cancer de la peau dû aux méfaits d'un virus du groupe herpès, le HHV8, observée alors chez des sujets âgés originaires d'Asie ou du bassin méditerranéen et évoluant sur un mode bénin. À l'inverse, dans les cas rapportés par le CDC, la maladie progressait avec une exceptionnelle malignité. En croisant les informations délivrées dans ces deux bulletins, la communauté médicale internationale comprit qu'une nouvelle maladie responsable d'un déficit immunitaire venait de faire son apparition sur le sol américain. Bien qu'on ne tardât pas à diagnostiquer des tableaux identiques en Europe, les honnêtes gens se croyaient à l'abri de ce qu'on appelait alors le « cancer gay », mais que l'OMS définira par la suite comme « la plus grande catastrophe sanitaire qu'ait connue l'humanité ». Les chiffres parlent d'eux-mêmes : trente ans plus tard, le virus de l'immunodéficience humaine (VIH) infecte environ 60 millions de personnes dans le monde, plus de 30 millions de morts lui sont attribués et, malgré quelques annonces péchant de façon récurrente par optimisme, la fin de l'épidémie n'est toujours pas en vue.

Au début des années 1990, alors que le VIH a été identifié et ses modes de transmission éclaircis, l'étendue de la catastrophe ne fait plus aucun doute. Cette fois les microbiologistes ont beau compulser leurs archives, ils ne retrouvent ni syndrome semblable ni foyer évoquant une épidémie antérieure. Ils ont affaire à une pathologie réellement inconnue, au moins en apparence. D'où vient ce nouveau fléau ? Par cette énigme qui taraude les esprits, la question des nouvelles maladies s'impose à nouveau d'elle-même, mais à la différence qu'en cette fin de XXe siècle elle ne laisse indifférents ni les médecins ni les autorités sanitaires. Plusieurs biologistes, parmi lesquels Stephen S. Morse, Joshua Lederberg (1925-2008), mais aussi des historiens, comme Mirko D. Grmek (1924-2000) et Fernand Braudel (1902-1985), animent un réseau informel[70] qui préconise d'adopter le terme de « maladies émergentes » pour définir l'apparition ou la réapparition de pathologies infectieuses. Une conférence est organisée en mai 1989 par la Fondation Fogarty, le National Institute of Allergy and Infectious Diseases et la Fondation Rockefeller sur le thème des virus émergents[71]. Au fur et à mesure de la journée se cristallisent les idées clés sur lesquelles s'appuie le concept. Alors que l'un de ses objectifs était de préciser les conditions de l'émergence, Stephen Morse insiste d'emblée sur le poids du facteur anthropique. « Nous sommes tous des ingénieurs de la circulation microbienne », proclame-t-il en ouverture des débats. Par-delà l'impact des activités humaines, le « darwinisme microbien » fait un retour en force. La contamination procède du hasard – contraint – des rencontres, du contact de l'homme et du pathogène ou de son vecteur. La pérennisation de l'infection et son expansion résultent de l'avantage évolutif que le micro-organisme tire des conditions environnementales ou du parasitisme d'un nouvel hôte. Dans son intervention, le pasteurien Henri Mollaret (1923-2008) met ses pas dans ceux de Charles Nicolle en assurant que les infections résultent « de deux mécanismes essentiels et distincts : le mode de circulation de l'agent infectieux et ses possibilités de pérennisation ». Sur un plan plus méthodologique et pratique, deux orientations fortes se dégagent au cours de la conférence : la nécessité d'établir des systèmes de surveillance pour anticiper les épidémies et l'exigence d'un travail multidisciplinaire pour investir toute la complexité des processus de l'émergence. La présence des historiens témoigne de la volonté d'établir des passerelles entre sciences expérimentales et humaines, un appel qu'Henri Mollaret prolonge à la tribune en invitant éthologues, sociologues et historiens à se joindre aux recherches en pathologie infectieuse.

En 1992, un rapport de l'Institute of Medicine entérine la notion d'émergence aux États-Unis[72]. Joshua Lederberg, prix Nobel de physiologie et de médecine en 1958 pour ses travaux sur la génétique bactérienne, y aborde les maladies infectieuses sous un angle évolutionniste, environnemental, social et politique, confirmant ainsi les tendances dégagées trois ans auparavant. Désormais, ces pathologies doivent être considérées comme le résultat d'une dynamique complexe et changeante liée aux propriétés adaptatives des pathogènes, mais aussi aux transformations écologiques, démographiques, technologiques et socio-économiques directement induites par les mouvements de nos sociétés. Leur apparition dépend donc d'un ensemble de causes hétérogènes et intriquées incluant aussi bien des facteurs biologiques, que géoclimatiques ou politiques. En 1995, les CDC lancent la revue *Emerging Infectious Diseases* pour ancrer le concept, l'institutionnaliser et l'inscrire parmi les missions de l'administration américaine de santé publique. La même année, le journal de l'association des médecins américains, connu de ses lecteurs sous son acronyme *JAMA* (*Journal of American Medical Association*), invite quelque soixante-dix-huit revues médicales à travers le monde à consacrer tout ou partie d'un numéro aux maladies émergentes. Trente et une d'entre elles répondent favorablement et apportent leur concours à l'internationalisation du concept d'émergence. Dans ce contexte deux événements vont toucher plus directement le public. D'abord le film *Alerte*, qui arrive à point nommé pour éveiller des terreurs oubliées. Mais surtout, quelques semaines après la sortie cette fiction, le virus Ebola, cette fois bien réel, resurgit de façon spectaculaire le 6 mai 1995 à Kikwit au Zaïre (*alias* République démocratique du Congo).

Alors que les Centres for Disease Control and Prevention (CDC) sont en manque de financements, dans une proche banlieue d'Atlanta, pas loin de Clifton Road où se trouve le siège des CDC, Ted Turner, fondateur de Cable News Network (CNN), s'empare de l'émergence zaïroise. Largement médiatisée par CNN, l'intervention des « soldats de la biosécurité », entendez les épidémiologistes des CDC venant prêter renfort à ceux de l'OMS, se voit relayée sur les petits écrans du monde entier. Comme sorti des salles de cinéma pour se matérialiser dans ce village d'Afrique centrale, le virus exotique et mortel sensibilise le public autant que le Congrès américain qui, d'un seul homme, vote des budgets exceptionnels. Les CDC reprennent alors le leadership dans le domaine des agents pathogènes spéciaux dont l'étude nécessite de coûteuses installations, jusque-là encore rares. De l'autre côté de l'Atlantique, où la notion d'émergence s'est imposée avec quelques années de retard, la construction du laboratoire de très haute sécurité, le P4 Jean Mérieux, pour diagnostiquer et manipuler ces agents hautement dangereux, est décidée dans les mois qui suivent. Il est inauguré dans la ville de Lyon en 1999 par le président Jacques Chirac. D'autres suivront en Europe et ailleurs pour former un réseau international de laboratoires de très haute sécurité. La notion de maladies émergentes s'était imposée en quelques années, mais malgré cet éclatant succès conceptuel poussé par les circonstances, il restait à préciser une réalité éminemment hétérogène.

Quelle est donc cette émergence ?

Pour préciser ce que sont les maladies émergentes, diverses définitions et classifications plus ou moins restrictives ont été avancées, si aucune d'entre elles ne fait actuellement l'objet d'un consensus international, toutes s'accordent pour reconnaître le caractère multifactoriel de l'émergence, mais divergent dans la façon d'articuler nouveauté, augmentation de l'incidence et expansion géographique. En France, le cadre de référence est celui établi sous l'égide du ministère de la Recherche en 2006[73] : « Une maladie infectieuse émergente est un phénomène infectieux – ou présumé infectieux – inattendu (en référence à ses propriétés intrinsèques ou aux connaissances de sa biologie), touchant l'homme, l'animal ou les deux. » En faisant la part belle à l'imprévu, cette définition laisse dans l'ombre le critère quantitatif. Faut-il alors appeler maladie émergente une affection rare et passée inaperçue dont l'incidence ne bougerait pas ? Pour lever l'ambiguïté, d'autres experts, comme Lederberg en 1992[74], se réfèrent d'abord à l'accroissement du nombre de cas dans un texte adopté ensuite par les CDC et indiquant que les maladies émergentes sont « des maladies de nature infectieuse dont l'incidence chez les humains a augmenté au cours des vingt dernières années, ou menace d'augmenter dans un futur proche ». En plus d'exclure le cas des animaux, Lederberg introduit ici un autre paradoxe : faut-il considérer comme maladies émergentes des pathologies susceptibles de le devenir ou faut-il distinguer le risque « émergentiel » de l'émergence elle-même ? Là encore, les réponses diffèrent. Dans la même veine, mais plus radicale encore, la définition de Bernard Toma et Étienne Thiry[75] précise qu'une maladie : « Émergente est une maladie dont l'incidence augmente de manière significative, dans une population donnée, d'une région donnée, par rapport à la situation actuelle de cette maladie. » En ne retenant que l'accroissement réel du nombre de cas, Toma et Thiry ne posent ni la question de la nouveauté ni la condition d'une origine infectieuse du mal, de sorte qu'ils y intègrent *de facto* les pathologies non transmissibles. D'autres mêlent avec pragmatisme plusieurs dimensions de l'émergence, comme c'est le cas du Royaume-Uni qui, depuis 2005, considère une maladie émergente comme « une entité clinique d'origine infectieuse nouvellement identifiée ou une pathologie infectieuse connue dont l'incidence a augmenté dans un endroit donné ou dans un groupe de population donné ». Les Britanniques jugent donc comme émergente une maladie connue, mais dont le territoire géographique s'étend. Une fois encore, les avis se partagent sur ce problème.

Plus exhaustives et plus fouillées, les classifications tentent de mettre de l'ordre dans l'immense variété de ces pathologies. Très impliqué dans le concept d'émergence, Mirko D. Grmek avait publié en 1989 une *Histoire du sida* dans laquelle il présentait sa propre conception des origines de la pandémie. L'occasion pour lui de s'interroger, à la lumière des épidémies du passé, sur les différentes situations que recouvre l'apparition d'une maladie apparemment nouvelle. Dans un article de 1993[76], Grmek distingue au moins cinq circonstances différentes : la maladie existait avant qu'elle ne soit identifiée mais échappait au regard des médecins, le plus souvent en raison de sa faible incidence ; elle existait auparavant mais ses manifestations se sont modifiées en qualité ou en quantité ; elle était présente dans une région du monde et a été introduite dans une autre ; elle ne touchait pas l'homme, mais l'animal ; dernière éventualité, elle est totalement nouvelle, le pathogène n'existant pas en tant que tel auparavant. Même dans ce cas, la continuité persiste puisque le nouvel agent est issu de la mutation d'un microorganisme préexistant ou de la recombinaison de plusieurs d'entre eux. D'autres auteurs se sont inspirés de cette classification[77] en ajoutant la notion de réémergence, lorsqu'une pathologie connue réapparaît, éventuellement sous une forme différente et souvent plus sévère, ou lorsque son incidence augmente brutalement. Afin de signifier la circulation antérieure du pathogène, et parfois même la préexistence de la pathologie, il est désormais d'usage de parler des maladies « émergentes et réémergentes ».

D'autres classifications sont envisageables, chacune privilégiant un angle d'approche de l'émergence. On peut distinguer les maladies d'origine animale, aussi appelées épizooties, des autres. Ou encore celles transmises par un vecteur, souvent un arthropode comme pour la maladie de Lyme, le typhus ou le paludisme, dont les chaînes de transmission sont complexes et spécifiques. On pourrait également les classer par types de pathogènes en discernant les affections d'origine bactérienne, virale ou parasitaire. Une autre possibilité serait de les ranger par zone géographique, en considérant, par exemple, que les facteurs d'émergence dans les pays développés diffèrent de ceux à l'œuvre dans les zones tropicales. Toutefois, il faut le reconnaître, ces critères sont peu discriminants dans la mesure où ils agissent de concert aux sources de l'émergence, comme les roues dentées, le cliquet et le tambour pulsent au cœur d'une horlogerie. C'est pourquoi divers auteurs[78] se réfèrent principalement aux facteurs d'émergence dont l'identification permet de localiser des zones à risque. Parmi ces facteurs on trouve : le pouvoir d'adaptation des agents microbiens, les bouleversements écologiques, les changements démographiques, les facteurs iatrogènes, les technologies et l'industrie ou encore les voyages intercontinentaux. La liste n'est pas exhaustive et témoigne de l'éventail des compétences nécessaires à l'étude, la surveillance et l'anticipation des maladies émergentes.

CHAPITRE 2

Parasites et parasités

Les pionniers de la microbiologie ne se sont pas contentés de révéler aux hommes un bestiaire d'une indomptable vitalité. Ils ont aussi légué à leurs successeurs les outils propres à sonder cet univers foisonnant. Entre lames et lamelles, un monde invisible se révèle dans l'œilleton du microscope, comme l'ombre et la lumière émergent des pinceaux du peintre. Posée sur le chevalet, la toile encore vierge se raidit sur le châssis en attendant les premiers aplats de couleur d'où jaillira l'œuvre. De la même manière, le concept de maladie émergente délimite le cadre dans lequel le chercheur dispose par touches impressionnistes les données collectées hier à grand renfort de pipettes, de boîtes de Petri, aujourd'hui de séquençages et d'analyses bio-informatiques. Avant d'esquisser le scénario de l'épidémie, il commence par disposer les protagonistes dans l'espace encore vacant du tableau. Pour donner corps à sa figuration, pour que ses personnages prennent chair et gagnent en crédibilité, il lui faut connaître ses modèles dans les moindres détails. Il ne peut rien ignorer de la vulnérabilité des hommes et ne doit rien négliger de la versatilité des micro-organismes infectieux.

Avant de mettre à nu les personnages qui s'affrontent dans cette grande fresque des pestes, il n'est pas inutile de rappeler qu'il existe des agents pathogènes autres qu'infectieux. D'origine chimique (pesticides, conservateurs alimentaires, résidus hormonaux agricoles, etc.) ou physique (rayonnements, amiante, silice, manganèse, etc.), ils participent eux aussi au phénomène d'émergence de maladies nouvelles (ivresse des profondeurs, irradiations massives type Tchernobyl, ou irradiations faibles et prolongées des « sables radioactifs » de Camargue ou du Kerala, etc.). Que ces pathogènes soient inertes ou vivants, l'exposition survient soit dans un environnement naturel, comme c'est le cas lors des catastrophes climatiques ou géologiques, soit dans un milieu anthropique devenu hostile, par exemple l'air d'une mégalopole saturé de pollution atmosphérique. L'homme peut aussi se placer dans des situations à risque de façon volontaire et mal calculée, comme lors de la toilette mortuaire d'un patient décédé de la fièvre d'Ebola : il s'agit alors d'un accident. Ce peut être de façon spontanée, sans conscience du danger lié à des phénomènes imprévisibles, voire inconnus, comme ce fut le cas de l'exposition prolongée à l'eau de mer et aux agents pathogènes qu'elle contient, après la rupture des digues du Mississippi sous la violence de l'ouragan Katrina.

Dans le cadre des maladies infectieuses émergentes, ce sont bien sûr les micro-organismes parasites qui focalisent l'attention. Quels sont ces agents infectieux ? D'où viennent-ils ? Tourmentent-ils uniquement les hommes ou aussi des espèces animales, voire d'autres micro-organismes ? La réponse à ces questions, et à bien d'autres encore, se cache dans les méandres d'un univers le plus souvent inaccessible au regard, mais d'une richesse et d'une prospérité inégalées. Au sein de la biomasse, qui regroupe l'ensemble des animaux et des végétaux ainsi que les déchets organiques qui leur sont associés, les bactéries forment le groupe de loin le mieux représenté. Selon les estimations, il y aurait 5×10^9 cellules bactériennes sur notre planète, soit 50 000 milliards de fois le nombre d'étoiles recensées dans l'Univers et 150 milliards de milliards de fois le nombre d'hommes sur Terre[1].

Des origines des parasites aux origines de la vie[2]

Allant des virus aux bactéries, des rickettsies aux nématodes, en passant par les protozoaires et les ectoparasites, les agents pathogènes infectieux se situent aux extrêmes de l'évolution et parasitent un champ immense du règne du vivant. Jusqu'à ces dernières années, les plus simples virus et autres viroïdes ou encore ces étranges prions dépourvus de matériel génétique ne trouvaient pas leur place dans l'arbre phylogénétique du vivant. Cette difficulté est en passe d'être résolue et, quelles que soient les hypothèses sur leur origines, on sait aujourd'hui que ces entités existent depuis des temps géologiques, aux côtés de leurs hôtes qui appartiennent aux règnes plus classiques[3]. Des virus considérés par certains comme de simples particules biochimiques aux parasites métazoaires qui sont des êtres vivants pluricellulaires, on parcourt un large spectre de l'arbre phylogénétique du vivant, et on pressent déjà l'immensité temporelle, l'abîme évolutif, qui sépare ces différents agents. En même temps qu'ils donnent le vertige, les chiffres parlent d'eux-mêmes[4]. Les premières molécules biochimiques seraient apparues il y a environ 4 milliards d'années, alors que le premier métazoaire aurait vu le jour il y a 3 à 4 millions d'années. Ces datations témoignent d'une accélération de l'évolution de la vie sur Terre. Il aura en effet fallu 1,5 milliard d'années pour que les premières bactéries se manifestent, 500 millions d'années de plus pour qu'une amibe ou son ancêtre pointe son nez, puis encore 400 millions d'années avant que surgissent dans l'océan les premiers organismes pluricellulaires. La vie est en marche, le Soleil commence à pénétrer une atmosphère encore chargée de nuages, les terres émergent et les premiers vertébrés quittent la mer native. C'est à cette période, au Cambrien, 540 millions d'années avant notre ère, que s'amorce le big-bang de la vie. Les dinosaures arrivent il y a 250 millions d'années. Ils sont parasités par des puces géantes de plus de 1 centimètre de long, vecteurs potentiels de micro-organismes infectieux, mais aussi par des vers intestinaux et, sans doute, des bactéries et des virus qui n'ont pas laissé de traces fossiles. Ils disparurent 140 millions d'années plus tard, suite à une pandémie dévastatrice ou à la chute d'une météorite qui obscurcit le ciel pendant des années, leurs parasites se voyant alors contraints de se mettre en quête de nouveaux hôtes.

Dans le monde de la microbiologie et de l'évolution, bactéries et virus se partagent l'honneur de nourrir les hypothèses les plus vraisemblables sur l'origine de la vie. Plusieurs courants de pensée théoriques s'affrontent dans ce débat déjà ancien, mais toujours renouvelé par les avancées de la science. Les propositions les plus crédibles aujourd'hui placent soit les virus avant les bactéries, soit les bactéries avant les virus. Une troisième voie, celle de l'exobiologie, attribue une provenance extraterrestre à certains éléments chimiques indispensables à la vie*. La théorie la plus récente et la plus argumentée à ce jour intègre les virus dans l'évolution générale

* Les acides nucléiques sont-ils venus de l'espace ? Et si oui, d'où ? Comment ? Ont-ils été à l'origine des premiers êtres organisés apparus sur Terre en se combinant aux éléments chimiques présents dans les océans et à la surface de la Terre ? Ce sont ces questions qu'explore une branche de la biologie appelée exobiologie.

des trois grands règnes, aux côtés des archées*, des bactéries et des eucaryotes, réalisant ainsi une unification du monde vivant[5]. Avec la découverte de mimivirus dont la taille extraordinaire et quelques autres caractéristiques originales les situent à la charnière du monde des bactéries et des virus, certains proposent d'ajouter un quatrième domaine à l'arbre phylogénétique de la vie, celui des êtres parasites stricts. Chaque « espèce » de virus possède en effet un génome spécifique et des stratégies de survie, en particulier au niveau moléculaire, semblables à celles de l'ensemble des êtres vivants. On a par ailleurs mis en évidence que des séquences transposables issues de génomes viraux, notamment celui de rétrovirus, sont cachées, intégrées dans le patrimoine génétique d'organismes supérieurs. On savait déjà que les cellules humaines portent la trace d'un mutualisme ancien avec des bactéries. Il y a 2 à 3 milliards d'années une cellule primitive incapable d'utiliser l'oxygène aurait intégré des alpha-protéobactéries dans son cytoplasme sous la forme de mitochondries, ces organistes qui jouent un rôle fondamental dans la respiration cellulaire et la production énergétique. Elle aurait ainsi offert au micro-organisme le gîte et le couvert en échange de la capacité à respirer[6]. Ce qui est plus inattendu, c'est la part d'ADN étranger présent au sein même de notre génome. En 1980, Leslie E. Orgel (1927-2007), un biochimiste britannique qui fut un collaborateur de Francis Creek et travailla sur l'origine des acides nucléiques, publiait un article prouvant qu'il pouvait y avoir des séquences parasites dans le génome humain. Rien ne nous y avait autrement préparés quand, en février 2001, deux équipes concurrentes devaient révéler la composition de ces séquences. Les cellules eucaryotes seraient donc des chimères génétiques issues d'un brassage d'acides nucléiques d'origine procaryote et eucaryote. La bibliothèque de nos gènes fonctionnels, qui ne sont qu'au nombre de 20 000, est relativement petite. Or l'examen de notre patrimoine génétique fait apparaître un fait remarquable et intrigant. La partie que nous associons à ce qui nous rend humains, celle qui est traduite en protéines, ne représente que 1,5 % de l'ensemble de l'ADN, qui comprend d'autres composants, parmi les-

* Les archées ou *Archaea* sont des micro-organismes unicellulaires procaryotes, mais se différencient des bactéries autant que celle-ci se différencient des eucaryotes. Les archées représentent ainsi le troisième règne du vivant. Elles ne semblent pas être des parasites mais peuvent être commensales d'eucaryotes comme les archées méthanogènes du tractus intestinal de l'homme, qui participent à la digestion.

quels les transposons et les rétrovirus, deux éléments qui indiquent la présence de parasites incorporés dans le génome de l'homme.

C'est durant les années 1940 et 1950 que Barbara McClintock (1902-1992), pionnière de l'étude du maïs et futur prix Nobel, découvre l'existence de transposons, gènes sauteurs qui peuvent se déplacer d'un chromosome à l'autre. Pour la première fois étaient mis en évidence des éléments génétiques mobiles capables de se répliquer en dehors des divisions normales du génome. Il ne fait aucun doute qu'il s'agit d'intrus. Ces « gènes sauteurs » se retrouvent dans toutes les branches de l'arbre de la vie. Très actifs lors des premiers stades de l'évolution des primates, leur fonction devait cesser il y a 37 millions d'années avec leur extinction en masse chez nos ancêtres anthropoïdes. Deux autres éléments transposons se trouvent aussi dans le génome humain. Leur façon de se répliquer, grâce à une enzyme qui convertit l'ARN en ADN et leur vaut le nom de rétrotransposons, suggère qu'ils sont liés à la colonisation du génome des premiers primates par des rétrovirus. Aujourd'hui tristement célèbres du fait du sida, les rétrovirus doivent leur découverte à la fin des années 1960 et au début des années 1970, non pas à l'étude du génome humain, mais à celle de virus responsables de leucémies chez le poulet et la souris. Dans la mesure où ils sont présents chez les individus en bonne santé, mais demeurent capables d'émergence en induisant une maladie cancéreuse, la découverte de gènes viraux incorporés dans le génome humain et transmis à la descendance sur un mode mendélien, est apparue comme une incongruité[7]. Il fallut pourtant se rendre à l'évidence : des rétrovirus avaient colonisé des gènes de mammifères. Nombre d'entre eux ont sans doute suivi le même chemin que l'épidémie actuelle de sida, avant de s'intégrer définitivement à notre génome. Une hypothèse d'autant plus d'actualité qu'une séquence particulière d'ADN de ces rétrovirus se retrouve dans le VIH lui-même. Restait à comprendre la retombée évolutive de cette endosymbiose. En 1996, Roy J. Britten (1919-2012) montra que l'expression des gènes de la kératine, de l'immunité ou encore d'hormones parathyroïdiennes, peut être régulée par des séquences rétrovirales qui conservent leur capacité d'émergence morbide[8].

L'homme est donc l'objet, en même temps que la cible, de nombreux parasites. Certains vivent ainsi en symbiose, intégrés dans nos cellules ou nos organes et transmis d'un homme à l'autre par contagion ou par descendance. D'autres sont responsables d'épidémies redoutables ou peuvent s'exprimer chez les individus qui en sont porteurs, par exemple à l'occasion d'un affaiblissement des défenses immunitaires. Si on la résume à un échange de matériel génétique, la sexualité bactérienne étudiée par Jacob et Monod pourrait ainsi être généralisée à l'ensemble du vivant[9]. La présence de génomes viraux complets ou fragmentés dans les génomes animaux plaide en faveur de la préexistence de virus ou de particules virales primitives à ARN, une molécule qui, outre sa capacité d'autoréplication, possède des propriétés catalytiques. Il est probable qu'ils aient secondairement favorisé l'émergence des virus à ADN, des bactéries et, enfin, des eucaryotes[10]. Cette « endosymbiose » au cœur de la cellule conjuguée aux propriétés partagées par l'ensemble des êtres vivants permet de produire une nouvelle phylogénie qui enracine certains virus à la base de l'arbre phylogénétique. C'est pourquoi on considère aujourd'hui que, plutôt que de s'être échappés de génomes cellulaires et d'avoir subi des modifications réductrices de leur matériel génétique pour devenir des parasites, les virus ont une origine primitive potentielle[11]. Une autre de leurs caractéristiques renforce cette hypothèse : ils ont conservé des potentiels de transcription multiples, d'ARN en ARN et d'ARN en ADN, mais aussi d'ADN en ARN, puis en ADN par rétrotranscription, autant de processus à la base de leur réplication et de leur survie. Ainsi, les virus à ARN seraient à l'origine des virus à ADN, qui auraient donné naissance aux procaryotes, puis aux eucaryotes. Ce qui est tenu dans l'arbre phylogénétique comme le premier frémissement de vie et que les Anglo-Saxons ont baptisé LUCA (*Last universal common ancestor*), serait alors une entité à ARN issue du bouillon originel de nucléotides. Dès lors, se dessine un monde primitif à ARN qui placerait ces acides nucléiques aux origines de la vie. Les archées, les bactéries et les eucaryotes seraient apparus par fusion de cellules à ARN et de gros virus à ADN[12]. Pour conclure sur la légitimité des virus à faire partie du « tout » de l'évolution, on peut suivre Forterre, qui écrit : « Les usines virales apparaissent bien vivantes, capables de mobiliser les mécanismes de synthèse des protéines de l'hôte pour complémenter leur propre protéome et produire une machinerie efficace de reproduction du "soi". Les virus sont des micro-organismes acellulaires, une forme de vie terrestre, à côté des archées, bactéries ou eucaryotes[13]. »

Reste à savoir d'où viennent ces ARN. Il y a 4 milliards d'années, les océans abondaient en substances minérales et organiques. La composition chimique de l'atmosphère primitive, à l'origine réductrice car faite de méthane et de dioxyde de carbone, a été modifiée par la formation de molécules de dioxygène qui lui ont donné son caractère oxydant nécessaire aux réactions biochimiques. Le bombardement de la surface de la planète par les rayonnements solaires a activement participé à ces réactions primitives. Autant d'environnements propices aux réactions chimiques élémentaires qui auraient présidé à l'apparition des premiers acides nucléiques (ARN). Il y a plusieurs millions d'années, nombre de ces acides nucléiques primitifs disparurent dans un déluge de radiations cosmiques, emportés par le tumulte d'un environnement gazeux acide tantôt glacial, tantôt surchauffé, pulvérisés par le télescopage de minéraux solides ou en fusion, engloutis dans une nuit sans fin. Quelques-uns d'entre eux trouvèrent cependant ce milieu assez favorable pour s'y multiplier à l'infini et coloniser la Terre*. Ce sont ces acides nucléiques primordiaux nés d'un environnement terrestre hostile et dotés, contrairement à l'ADN, d'atomes d'oxygène, qui, par leur plasticité et leur propriété d'autoréplication, ont donné les éléments fondamentaux indispensables à la vie. Au hasard des rencontres dans ce milieu riche en molécules de tous genres, ils se sont combinés à des acides aminés élémentaires pour donner naissance aux éléments protéiformes d'une machinerie cellulaire capable de mémoriser l'information et de se répliquer. Plus tard, il y a environ 3,6 milliards d'années, les bactéries, procaryotes primitifs, se sont constituées. Avant la théorie du monde des ARN, elles étaient considérées comme les plus anciennes traces de vie découvertes sur Terre. Elles ressemblaient alors aux cyanobactéries actuelles, algues microscopiques bleues ou vertes dont la caractéristique essentielle est la production d'oxygène par photosynthèse. On est en droit de penser que déjà des virus ou des entités proches, comme des séquences d'acide nucléique libres, parasitaient ces bactéries. Des complexes hôte-parasite, en l'occurrence bactéries-virus, étaient donc en place dans ce modèle primitif.

---

* Comme l'explique Hubert Reeves, toutes les molécules sont faites des atomes de l'Univers et au milieu de cette foison de corps chimiques celles qui disparaissent vont offrir leurs atomes à celles qui se développent (Reeves H., *Poussière d'étoiles*, Paris, Seuil, 1984).

Comment devient-on parasite ?

Là encore, il faut s'en tenir aux hypothèses qui évoluent avec l'acquisition des connaissances. Deux écoles s'opposent : l'une y voit l'autonomisation d'une partie d'un hôte originel organisé qui se serait transmis à un autre organisme ou se serait libéré dans l'environnement pour redevenir parasite ; l'autre considère que les parasites préexistaient dans le continuum biologique, qu'ils étaient là à l'origine de la vie, dans le monde à ARN évoqué plus haut. Le parasitisme serait-il alors l'une des sources du dynamisme du vivant ? Au regard de l'intégration de tout ou partie de génomes viraux à ceux des procaryotes et de l'action parasitaire des bactériophages à l'égard de certains virus, on est en droit de le penser. Qu'elle soit belliqueuse ou pacifique, l'association est la logique du vivant[14].

C'est pourquoi, selon certains spécialistes, l'évolution est d'abord liée à la coévolution des espèces[15]. Le vivant a éclaté en une multitude d'espèces distinctes qui cohabitent, s'associent ou luttent entre elles. Le mode de vie le plus commun est celui du parasitisme réunissant des organismes, hommes, animaux ou plantes, et des parasites, qu'il s'agisse de virus, de bactéries et autres protistes, champignons ou métazoaires, dont les hôtes assurent l'habitat, la nourriture et, pour certains, la dispersion. Les associations sont le plus souvent asymétriques, le parasite exploitant son hôte, mais, au fur et à mesure de l'évolution, l'inverse se produit, l'hôte exigeant réciprocité dans l'utilisation des ressources. De parasitisme on passe alors à l'état de mutualisme, forme sans doute la plus aboutie de la coévolution. Tous les intermédiaires existent cependant entre ces modes extrêmes d'association, depuis un croisement d'information où le phénotype de l'un participe à celui de l'autre, jusqu'à l'échange d'informations ou l'intégration des génomes. De multiples exemples de la vie en partage valent largement les contes de Perrault ou les romans de Zola. De nombreuses espèces ont avantage à vivre ensemble, leur association étant le produit de la sélection darwinienne. Des relations extrêmes existent, où les espèces sont à ce point complémentaires, qu'elles ne peuvent être distinguées l'une de l'autre. En 1868, quelque neuf ans après la publication de *L'Origine des espèces* par Charles Darwin, le botaniste suisse Simon Schwendener (1829-1919) fit une curieuse découverte sur la nature des lichens : ils réunissent un champignon et une algue verte[16]. Ce fut l'un des premiers exemples montrant qu'au terme d'une coévolution, hôte et parasite pouvaient ne faire plus qu'un. Le partenariat est si intime que si l'un venait à mourir, par exemple à l'occasion d'une épidémie émergente, l'autre disparaîtrait aussitôt. L'ensemble se reproduit à travers une interaction durable qui en fait à chaque génération une entité unique, cible de la sélection darwinienne. Une mutation apparaît-elle dans le champignon ou l'algue, qu'elle est sélectionnée par le partenaire s'il y trouve avantage. Aucun des deux partenaires, champignon ou algue, ne saurait tuer la poule aux œufs d'or que représente son associé.

De nombreuses espèces animales ont ainsi magnifiquement intégré les propriétés de leurs partenaires. Des fourmis ont inventé l'agriculture il y a quelque 50 millions d'années, bien avant que *Homo sapiens* ne découvre qu'il pouvait cultiver son jardin. Outre la célèbre traite du puceron, certaines d'entre elles ont développé des techniques pour cultiver moisissures et champignons possédant des enzymes capables de digérer la cellulose des plantes[17]. Dans le monde des abysses où se croisent d'étranges formes marines parfois hérissées de spicules monstrueux, des poissons produisent eux-mêmes de la lumière au sein du noir profond. Cette source lumineuse liée à la vie, la bioluminescence, est due à une émission de photons qui, pour certaines espèces, correspond au fonctionnement de cinq gènes. Or tous les poissons ne peuvent produire une telle lumière. Certains doivent leur vue à des bactéries qui vivent en symbiose et prolifèrent dans leur paupière inférieure. Lorsque l'animal dort, la paupière supérieure recouvre l'autre et il n'y a pas d'émissions lumineuses. En ouvrant l'œil à son réveil, le dépliement laisse apparaître une émission luminescente diffusée par les micro-organismes réfugiés dans la paupière inférieure. D'autres poissons emmagasinent de telles bactéries dans une petite lanterne cutanée dont ils se servent pour attirer des proies. Ainsi peut-on observer un étrange ballet luminescent des profondeurs où les poissons infectés croisent ceux de leurs congénères qui ont intégré les gènes bactériens dans leur propre génome et produisent eux-mêmes la lumière. La présence de bactéries leur a ouvert la porte de l'évolution. Les poissons infectés se sont trouvés dotés d'une perception visuelle dont ils étaient dépourvus. Les bactéries ont été sélectionnées par l'hôte au prix d'adaptations successives, les cinq gènes n'ont pas été acquis en une seule fois. Il a sans doute fallu de multiples mutations bactériennes, puis des sélections par le poisson lui-même. Les deux espèces sont restées complémentaires l'une de l'autre car dans l'obscurité impénétrable les poissons meurent et les bactéries disparaissent si elles ne trouvent pas un tissu nourricier. Les abysses ont été propices à d'autres transferts de gènes, tel le remarquable échange entre une limace de mer et une algue[18]. Lorsque la limace ingère l'algue, elle épargne les chloroplastes, qui sont des petits organites chargés de la photosynthèse au sein des cellules végétales. Certaines cellules intestinales de la limace absorbent ces chloroplastes et les gardent fonctionnels, faisant profiter l'hôte de cette source énergétique d'origine végétale. Or cette acquisition n'est possible que grâce à des gènes nucléaires de l'algue, que la limace a intégrée dans son propre génome. Il y a donc eu transfert de gènes de l'algue vers la limace[19]. Un rétrovirus a servi de vecteur entre les deux génomes.

Parasites, parasités et parasites de parasites

Les agents infectieux sont des micro-organismes, des microbes comme on disait au temps de Pasteur, qui parasitent un hôte vertébré (poisson, mammifère, etc.) ou un invertébré (protozoaires, vers et arthropodes) et qui, eux aussi, sont infectés par des pathogènes. Les micro-organismes impliqués dans l'émergence d'épidémies sont infectieux et pathogènes. Parmi ceux-ci, on trouve des parasites *stricto sensu,* du type protozoaires, formés d'une cellule unique, encore appelés parasites unicellulaires, comme des levures, des amibes, le trypanosome de la maladie du sommeil, mais aussi des métazoaires, organismes multicellulaires comme des vers, tels que les ascaris ou les ténias, ou encore des champignons ou des acariens. On compte également des bactéries, des rickettsies*, des virus, des prions ou des viroïdes, dont la place dans la classification phylogénétique du vivant reste encore discutée. Les caractéristiques fondamentales de ces micro-organismes sont à l'origine de la grande variété des mécanismes d'infection. Rejouant la scène de l'arroseur arrosé, les parasites *sensu lato* peuvent être eux-mêmes parasités. On trouve ainsi des virus qui infectent des protozoaires, comme l'agent de la leishmaniose, et des virus qui infectent d'autres virus comme le virophage, virus de virus, qui se comporte

* Les rickettsies sont des bactéries qui ont la particularité de ne pouvoir se développer qu'à l'intérieur d'une cellule, un peu comme le font les virus.

comme un acide nucléique satellite du virus parasité[20]. De la même façon, le virus *Sputnick* infecte l'énorme *Mimivirus* ainsi qu'un autre gigantesque cousin, le *Mamavirus,* eux-mêmes parasites des amibes en milieu aquatique. Les membres de cette famille de virus géants restent encore à découvrir. Ils ont été peu étudiés mais semblent nombreux comme le laisse présager ce colosse des mers découvert dans l'océan Pacifique, le *Megavirus chiliensis,* 400 millions de fois plus petit qu'une tête d'épingle[21]. D'autres virus, nombreux et variés, sont connus pour pulluler par millions dans une seule goutte d'eau de mer ou d'eau douce, comme cela a été montré sur des prélèvements réalisés dans le lac Léman[22]. Ils infectent le plancton ainsi que plusieurs entités unicellulaires telles que les amibes et les bactéries. Il s'avère en définitive que les virus sont capables de parasiter la plupart des familles du vivant : animaux, végétaux, bactéries, etc.

Aujourd'hui, le parasitisme se partage en trois grands types : l'ectoparasitisme, quand les parasites vivent sur l'hôte, comme c'est le cas des poux ou des puces ; le mésoparasitisme, dans lequel l'intrus occupe les cavités naturelles, voies digestives, génitales, orifices respiratoires ; enfin, on parle d'endoparasitisme lorsque l'envahisseur infeste des microbiotopes cavitaires fermés de l'hôte, comme le font nombre de micro-organismes et d'agents pathogènes qui peuplent cet ouvrage (bactéries du microbiote intestinal, douves dans les canalicules biliaires, filaires dans le sang, trichine dans les tissus musculaires, ou encore *Plasmodium, Leishmania* et virus, qui ont tous une phase intracellulaire, etc.). Les microbes peuvent donc infecter un hôte sans léser son intégrité. On parle de relation « symbiotique » lorsque chacun tire parti de la rencontre et de la relation d'« indépendance », lorsque l'un et l'autre ne semblent ni pâtir ni bénéficier de la cohabitation. Dans les deux cas, on considère ces agents comme non pathogènes. L'homme lui-même est associé aux nombreuses espèces bactériennes de la flore intestinale, certaines lui étant indispensables, d'autres moins. Il y a dans notre tube digestif plus de bactéries que l'organisme ne compte de cellules. Grâce à elles, nous disposons de plusieurs centaines d'enzymes qui ne sont pas codées par le génome humain. Cependant, le statut de symbiose reste difficile à appréhender car il faut observer l'hôte infecté toute sa vie pour détecter, à un moment ou à un autre, un éventuel dommage dû au parasite. D'autant que l'atteinte peut s'exprimer de façon discrète, par exemple par une diminution de la longévité difficile à interpréter au niveau individuel et nécessitant une étude populationnelle, ou encore par une baisse de la fécondité, elle aussi délicate à apprécier en raison de la longueur de la parturition, par exemple chez l'éléphant, ou de son intensité et de sa fréquence, bien connues chez les rongeurs.

En règle générale, ces agents infectieux altèrent plus ou moins les fonctions vitales de leur hôte. Il existe toutefois une exception d'importance : dans certaines conditions, ces germes ne se manifestent pas, mais demeurent « silencieux ». On parle alors de « porteurs sains ou asymptomatiques ». Cet état joue un rôle extrêmement important dans le phénomène de transmission. Les sujets infectés mais asymptomatiques constituent en effet des « réservoirs de parasites » dont l'action est plus ou moins limitée dans le temps. Comme Pasteur l'avait démontré à Colin et comme Nicolle l'avait souligné, l'impact de l'infection silencieuse reste encore mal évalué. L'évolution de l'hépatite C, dont on dénombre 170 millions de cas dans le monde, passe presque systématiquement par une phase asymptomatique plus ou moins longue pendant laquelle l'hôte est contaminant. De même pour la dengue, plus de la moitié des 50 millions de cas annuels sont asymptomatiques, mais le moustique peut se contaminer lors d'un repas sanglant prélevé sur un sujet apparemment sain. Enfin, lorsque le parasite infecte son hôte et en fait son réservoir naturel sans provoquer de dommage apparent, on parle d'« infection chronique » comme le font les *Hantavirus* et *Arenavirus* en infectant pour toute leur vie une espèce spécifique de rongeurs sans entraîner de dommage apparent à l'hôte. Au regard de la diversité des relations associant parasites et hôtes se dessine un « continuum infectieux » entre indépendance, symbiose, infection silencieuse asymptomatique, syndrome subclinique, maladie patente, etc.

En ce sens, le parasitisme n'est pas un état, mais une stratégie. Et peu importe le degré de complexité de leur cycle, du moment que les générations succèdent aux générations. Quelques exemples de leurs propriétés sont édifiants au regard des mécanismes complexes qui président à la transmission du parasite à l'hôte. Au cours de leur cycle, certains microbes passent par une phase libre dans l'environnement et résistent aux conditions externes avant de parasiter un nouvel hôte. C'est ce que font les bactéries qui ont le pouvoir de sporuler ou encore l'agent de la bilharziose au stade larvaire aquatique de son développement. D'autres peuvent être transportés, voire protégés par des hôtes intermédiaires, une mission qu'accomplit le moustique culicidé en acheminant le parasite du paludisme, de la fièvre jaune ou de la dengue. Lorsqu'un micro-organisme devient parasite, il doit s'adapter à l'hôte élu et adopter une stratégie de développement appropriée. Dans l'évolution d'une entité vers un état parasitaire, on retient en général une simplification de ses composants structuraux pour profiter au mieux de ceux offerts par l'hôte. À côté de cette stratégie générale, celles qui mènent à l'infection sont variées et réclament de la part du pathogène une grande plasticité ainsi qu'une adaptation spécifique à la dynamique infectieuse. On peut ainsi retenir deux grands modes de contamination, soit direct, quand la transmission se fait d'hôte à hôte avec passage ou non dans l'environnement, soit indirect lorsqu'il y a intervention d'un vecteur intermédiaire. Celui-ci peut être actif, comme l'est le moustique ou tout autre arthropode hématophage, qui prélève le parasite chez un hôte et le transmet activement à un autre. Ailleurs, le pathogène est passivement véhiculé, comme dans le cas du virus de la grippe transmis par la projection de gouttelettes dites « pflugiennes » lors de l'éternuement. Enfin, plusieurs hôtes peuvent être inclus dans le cycle naturel du parasite, une éventualité qui requiert une grande plasticité pour s'adapter à différents organismes. C'est le cas d'une cercaire*, qui infeste des escargots, puis des fourmis. Chez ces insectes le parasite s'installe dans un ganglion nerveux, modifiant leur comportement. Les fourmis désorientées grimpent alors au sommet des brins d'herbe et sont ingérées par les moutons, infectés à leur tour[23]. Dans ces situations, on distingue l'hôte réservoir, naturellement infecté par le parasite, de l'hôte intermédiaire, également hébergeur usuel, mais de façon temporaire, et l'hôte occasionnel, qui peut être infecté sans que ce passage soit nécessaire au cycle parasitaire. Ces acteurs de la chaîne de contamination sont à distinguer du vecteur, un organisme particulièrement propice à la réplication du pathogène et, surtout, capable d'assurer sa transmission active. Il s'agit le plus souvent d'arthropodes hématophages, moustiques, tiques ou mouches piqueuses, mais aussi de certains vertébrés comme des rongeurs (muridés) ou des chauves-souris (chiroptères).

Il existe deux filtres successifs dans la relation homme-parasite, le premier étant celui de la rencontre, le second est lié aux défenses immunitaires. À ce titre, le cycle du virus de la dengue dans le désert du Sonora est exemplaire. Une question se pose : comment ce pathogène réussit-il à parasiter quelques personnes de passage dans un milieu hostile et désertique où les températures varient

* La cercaire représente l'état larvaire d'un nématode parasite, une famille composée de vers ronds comme l'ascaris.

de 0 à 60 °C ? Son vecteur, le moustique *Aedes aegypti*, peut transmettre le virus et infecter sa descendance. Pendant la saison sèche, *Aedes aegypti* craint la dessiccation. Il se cache et pond ses œufs au fond des anfractuosités du sol craquelé par le soleil torride du désert, où chaleur et humidité restent suffisamment élevées. Aux premières pluies, les œufs chargés de particules virales éclosent et, après quelques cycles larvaires aquatiques dans l'eau de pluie, les adultes voient le jour. Quand ils sont attirés par la perspective d'un alléchant repas sanglant, leur piqûre contamine les quelques voyageurs roulant toutes fenêtres ouvertes ou s'arrêtant pour une courte collation au bord de la route. Chaque année, des cas de dengue sont ainsi notifiés dans des territoires peu propices aux moustiques, aux virus et aux hommes. Quelques heures ou quelques jours réunissant les conditions d'émergence suffisent à la pernicieuse rencontre. Et à assurer la survie du virus. Un autre exemple du filtre de rencontre est donné par l'infection des microfilaires[24]. Celles-ci se trouvent dans le sang des hommes ou des animaux parasités. Pour survivre, les filaires doivent être absorbées par un insecte piqueur qui doit avoir accès aux vaisseaux sous-cutanés. Or les adultes mâles et femelles de la filaire ne vivent pas dans les vaisseaux sanguins, mais dans les vaisseaux lymphatiques. Après l'accouplement, la femelle filaire libère de minuscules larves, les microfilaires, qui ne possèdent aucun caractère leur permettant de sortir de l'hôte. Tout au plus passent-elles de la lymphe dans le sang. Si un moustique absorbe des microfilaires lors d'un repas sanguin, ceux-ci échappent à la digestion et se multiplient dans le corps de l'insecte, puis gagnent les pièces buccales d'où elles sont réinjectées à un individu sain. Le fait remarquable de ce phénomène est que, bien que ne participant pas au passage à travers les téguments de l'hôte, des gènes ont été sélectionnés chez la filaire pour faciliter sa prise par les moustiques. La sélection naturelle a retenu une double stratégie de rendez-vous dans l'espace et le temps. Dans l'espace, car les moustiques qui ne prennent leurs repas que dans les vaisseaux périphériques peuvent capter les filaires qui ont gagné la peau. Le rendez-vous dans le temps est dû au fait que les moustiques, espèces nocturnes, ne piquent leurs hôtes qu'à la période de montée des filaires, au crépuscule. Ainsi, chaque nuit, les microfilaires se rassemblent dans les vaisseaux sous-cutanés, attendant qu'un insecte aux mœurs nocturnes leur fasse franchir la frontière de l'hôte pour les transporter et leur permettre de se multiplier dans un autre organisme.

Au moment où il investit son hôte, le parasite doit éviter les lignes de défense non spécifiques, réactions inflammatoires et allergiques de l'hôte, en déjouant les assauts de son système immunitaire. C'est le second filtre des relations parasites-parasités. Toute la stratégie du micro-organisme consiste à se multiplier dans l'hôte. En fonction de son infectiosité et de sa virulence intrinsèque, il se réplique massivement afin d'infecter un nombre important de nouveaux hôtes ou bien discrètement pour persister durablement dans quelques individus selon un processus lent et avec une pathogénicité limitée dans le temps. Ce dernier modèle correspond notamment au développement du VIH, qui demeure silencieux pendant une dizaine d'années en moyenne avant que n'apparaissent les premiers symptômes de maladie. Pour tromper les défenses de l'hôte, l'agent pathogène peut se réfugier dans un compartiment de l'organisme qui le met à l'écart du système immunitaire, comme le fait le virus Herpès en se réfugiant dans les terminaisons nerveuses des neurones et en bloquant transitoirement la réplication de son matériel génétique, sans s'intégrer au génome de l'hôte. À tout moment, il peut ressurgir pour donner un zona. D'autres parasites vont se nicher dans l'œil pour échapper aux défenses du parasité. Une autre stratégie est le mimétisme moléculaire. Elle consiste à produire des molécules qui ressemblent à celles de l'hôte de façon à tromper la reconnaissance des cellules immunitaires. L'agent pathogène peut également posséder des récepteurs moléculaires capables d'attirer ou d'absorber des molécules appartenant à l'hôte et apparaître ainsi comme un des éléments du soi. L'un des mécanismes majeurs est le changement continuel d'antigènes de surface pour éviter la reconnaissance immune. Ce polymorphisme, ou variations antigéniques, permet au pathogène d'échapper aux anticorps et à la cytotoxicité de l'hôte en ayant toujours un temps d'avance.

Le cas du sida est à cet égard exemplaire, objet d'une sélection mutuelle hôte-parasite. Par la multiplicité de ses gènes et le polymorphisme du complexe HLA, l'hôte adapte sa réponse immunitaire en fonction de la diversité du virus. Dans la course aux armements, les virus sont vainqueurs car la production constante de nouveaux mutants leur permet d'échapper aux cellules tueuses et aux anticorps. De variation en variation, selon une pression mutuelle, de nombreuses souches virales sont sélectionnées chez un même individu, comme le stipule la théorie des *quasi species*[25] où une multitude de sous-populations d'une même espèce virale cohabitent chez un même hôte. La souche de VIH isolée du sang d'un patient sera différente de celle isolée de quelque autre sécrétion au même moment chez la même personne. Et le répertoire immunitaire de l'hôte s'adapte le plus souvent avec retard à chaque nouvelle expression virale. En même temps, le VIH a une particularité : il s'intègre *via* un récepteur spécifique aux lymphocytes CD 4, chefs d'orchestre du système immunitaire. Et le génie délétère du virus ne s'arrête pas là. Il détourne la fonction des cellules naturelles tueuses (NT) pour attaquer les lymphocytes sains, tout en protégeant par un mécanisme complexe les réservoirs de particules virales que constituent les cellules infectées. Tout se passe comme si, face à une forteresse imprenable par la ruse, le virus ordonnait la destruction du chef de l'armée ennemie par ses propres soldats, en même temps qu'il change continuellement de lieu comme de forme pour échapper aux assauts de l'hôte assiégé.

Les procédés utilisés par les parasites pour échapper aux défenses immunitaires sont innombrables et défient l'imagination. L'agent pathogène ne se contente pas toujours de contourner ou de défier les défenses de l'hôte, il peut dans certaines occasions les utiliser à son profit. Ainsi, dans le cas d'infection à schistosomes, les parasites exploitent la réaction immunitaire pour faciliter l'expulsion de leurs œufs et servir indirectement à leur reproduction. Il existe enfin plusieurs autres mécanismes qui permettent au parasite de survivre, comme la sporulation des bactéries* ou, pour les virus, la capacité d'évoluer, de se transformer après chaque passage sur un nouvel hôte. De sorte que les virus sont en mesure, sur le long terme, de coévoluer avec leur hôte naturel et, sur le court terme, de mettre à profit leur variabilité génétique pour s'adapter rapidement et/ou acquérir de nouvelles séquences génétiques. Dans la théorie des *quasi species*, lorsqu'un hôte est infecté par un virus très instable, celui-ci produit de nombreuses sous-populations virales dont l'une, mieux adaptée à l'organisme infecté, va prédominer. C'est elle qui détermine le tableau clinique. Lorsque ces populations sont transmises à un nouvel hôte, ce dernier sélectionne le clone viral qui lui convient et se trouve affecté des symptômes correspondants. Ainsi, les virus évoluent constamment, mais la plupart des mutations sont silencieuses, sans répercussion sur l'organisme parasité. Toutefois, lorsqu'elles s'expriment, ce peut être sous forme d'une pathologie nouvelle, d'une maladie émer-

* Les spores de l'anthrax peuvent résister dans le sol pendant des dizaines d'années avant de réinfecter un nouvel hôte.

gente. On parle ainsi d'« humanisation » d'une souche virale sauvage quand, d'origine zoonotique, elle contamine accidentellement l'homme et acquiert la capacité d'une transmission interhumaine. S'installe alors un risque épidémique, comme ce fut le cas avec la crise du SRAS en 2003 lorsque, ayant accidentellement contaminé quelques éleveurs chinois, le coronavirus de la civette se propagea directement d'un individu à l'autre.

La course de la Reine Rouge

Les microbes disposent de nombreux autres atouts pour infecter l'homme. Leur processus de mutation diffère de celui des organismes supérieurs, dont les occasions de réarrangement génétique tiennent essentiellement à la méiose, au moment de la formation des cellules reproductrices et au hasard de leur rencontre. Le temps de génération des virus et des bactéries est infiniment plus court et dès lors les occasions de mutation beaucoup plus nombreuses. Une vie humaine équivaut à près de 1,5 million de générations de bactéries mises bout à bout. Si l'on regarde le temps écoulé depuis que la branche des hominidés s'est séparée du chimpanzé, il n'y a eu que 200 000 générations de primates. Au regard de leur potentiel évolutif, l'adaptation des bactéries soumises à une pression de sélection est donc infiniment plus rapide et fréquente que celle des êtres humains. Les taux de mutation eux-mêmes sont très différents, bien supérieurs chez les virus et les bactéries à ce qu'ils sont chez des eucaryotes, car il existe chez les procaryotes des gènes capables de provoquer un accroissement considérable du taux de mutation en réponse à un stress. Ainsi, la capacité des hommes et des microbes à diversifier leur génome est très inégale. Or la modification du génome est l'une des clés de voûte de l'évolution. Il fallut près d'un siècle après la publication de *L'Origine des espèces*, pour que la théorie synthétique réunisse darwinisme, génétique mendélienne et la découverte des mutations génétiques par le botaniste hollandais Hugo De Vries (1848-1935). Restait cependant à identifier les pressions de sélection qui s'exercent sur les génomes. Il est clair que les changements survenus sur l'environnement de la planète, éruptions volcaniques, bouleversements climatiques ou dérives des continents, ont joué un rôle. Les défenseurs de l'environnement le rappellent. Mais, malgré l'accord de certains biologistes qui en cautionnent l'argumentaire, les bouleversements de l'inerte ne sauraient expliquer à eux seuls la complexité du vivant. L'évolution est aussi, et peut-être même surtout, le fait d'une coévolution des êtres vivants.

En 1973, l'évolutionniste américain Leigh Van Valen (1935-1910) étaye cette hypothèse en proposant une théorie de la coévolution à partir d'une métaphore empruntée à Lewis Carroll (1832-1898), celle de la Reine Rouge[26]. Dans *De l'autre côté du miroir*, l'héroïne rencontre toutes sortes de personnages imaginaires, dont la reine de cœur d'un jeu de cartes. Alors que toutes deux courent mains dans la main, Alice interloquée remarque que les paysages alentour ne bougent pas : « Dans notre pays, explique-t-elle encore un peu pantelante, on arrive en général ailleurs si l'on court très vite pendant un long moment [...]. Ici en revanche, réplique la reine, il faut courir de toutes ses forces pour rester au même endroit[27]. » Par cette analogie, Van Halen veut montrer que l'évolution d'une espèce est nécessaire pour maintenir son aptitude face aux évolutions des espèces avec lesquelles elle cohabite. Il part du postulat que la probabilité d'extension d'un groupe d'êtres vivants est constante au cours des temps géologiques. Se fondant sur les courbes de survie d'une cinquantaine de groupes d'organismes parmi lesquels des protistes, des plantes et des animaux, il suppose que les possibilités d'extension d'une espèce sont sans relation avec son ancienneté, mais dépendent de sa coévolution avec les autres espèces. Si bien que lorsque les prédateurs les plus rapides sont sélectionnés, les proies les plus véloces le sont aussi. Le rapport de forces entre les deux espèces est ainsi inchangé. Comme dans la fable de la Reine Rouge, les organismes évoluent, mais la toile de fond, ici l'équilibre des forces en présence, ne se modifie pas. Paradoxe de l'évolution, cette théorie de la Reine Rouge fait la part belle à l'influence d'une espèce sur une autre. De nombreux modèles de coévolution existent dans la nature, à commencer par celui des animaux pollinisateurs et des plantes. L'un des exemples les plus fameux se trouve chez les colibris[28]. Leur bec a évolué pour devenir long et bien adapté à la fleur, de façon à ce que leur langue puisse atteindre le nectar au fond de la corolle. Parallèlement, la fleur s'est adaptée au bec. L'une des espèces de ces oiseaux possède un appendice recourbé qui pénètre comme un cimeterre dans le tube floral du partenaire. L'harmonie entre ces formes optimise le partenariat car elle permet aussi aux étamines de la plante de déposer le pollen sur le front de l'oiseau lorsqu'il se courbe pour atteindre son mets délicat[29].

Dans la relation entre les hommes et leurs parasites, la coévolution est régie par la même dynamique et l'adaptation rend compte de la lutte contre les microbes ainsi que de leurs émergences passées[30]. Par analogie avec les tensions du XXe siècle, notamment la guerre froide entre États-Unis et URSS, les théoriciens de l'évolution parlent de course aux armements[31]. Les stratégies évolutives de l'un répondant aux stratégies de l'autre, les partenaires sont pris dans une spirale sans fin, chacun trouvant systématiquement de nouveaux subterfuges pour déjouer les pièges de l'adversaire. Les techniques actuelles de séquençage du génome humain permettent d'identifier de nombreux gènes sélectionnés sous la pression des pathogènes. Au premier rang d'entre eux se trouve le complexe HLA, dont le polymorphisme a été sélectionné pour son efficacité dans la réponse aux pathogènes, ainsi qu'à travers les migrations humaines. D'autres gènes pourtant responsables de pathologies héréditaires ont connu un succès évolutif en raison de l'avantage qu'ils confèrent au regard de certaines maladies infectieuses. C'est le cas d'un gène muté de l'hémoglobine, HbS, responsable à l'état homozygote d'une anémie héréditaire grave, la drépanocytose, mais dont la présence sous forme hétérozygote protège des accès pernicieux de paludisme à *Falciparum*. Quant aux pestes du Moyen Âge, elles sont à l'origine de la diffusion de la mutation d'un gène, le CCR5, qui se trouve être un corécepteur du VIH. La fréquence de cette mutation, augmentée en Europe, protège du sida les individus homozygotes. La plupart de ces gènes concernent de manière attendue la réponse immunitaire.

Les conséquences des interactions hôte-parasite se mesurent à la morbidité induite et à la virulence du parasite. La notion de virulence, qui s'applique aussi bien aux virus qu'aux bactéries, protistes, champignons ou métazoaires, est définie par l'effet de l'organisme étranger sur la reproduction de l'organisme hôte[32]. Elle se mesure aussi à la capacité du parasite de diminuer la survie de l'hôte et elle est maximale lorsque celui-ci décède avant de pouvoir se reproduire[33]. Par ses conséquences sur la génération, elle est donc capitale si on se place d'un point de vue évolutif. Le succès reproductif de l'hôte peut toutefois jouer en faveur du parasite, si bien que la virulence optimale n'est pas toujours la virulence maximale. Lorsque la transmission du pathogène n'est pas entravée par la mort de l'hôte, la virulence peut en revanche s'exercer pleinement. Dans d'autres cas, en particulier lorsque le microbe doit exploiter un milieu fragile, il doit ménager l'organisme qu'il infecte. Dans les cas où l'immunité de l'hôte est efficace ou les rencontres entre pathogène et hôte peu fréquentes, la pression de sélection sur le parasite s'exerce pour accroître la fréquence des rencontres ou favoriser l'évasion. La virulence augmente alors avec les générations. À l'inverse, si les rencontres sont fréquentes et les réponses immunitaires faibles, la sélection s'exerce sur l'hôte pour renforcer ses défenses. La virulence diminue alors avec le temps. Les maladies émergentes sont ainsi très dévastatrices à leurs débuts, mais souvent la virulence du pathogène diminue progressivement avec le temps, comme en témoigne l'exemple des pestes du Moyen Âge.

Si on accepte l'idée que la course aux armements existe et constitue le cœur des interactions durables, la diversité des hommes, comme celle des parasites, devient autant une conséquence qu'une cause de la Reine Rouge[34]. De fait, l'accumulation de génotypes identiques chez l'hôte laisserait au parasite une chance de s'y adapter et d'exercer à la fois sa pathogénicité et sa virulence. La diversité des modes de défense pour les hommes et des mécanismes de résistance pour les pathogènes s'avère donc essentielle pour se maintenir dans la course aux armements par la biodiversité. De sorte que la diversité génétique est d'autant plus nécessaire que la pression du conflit entre hôte et parasite est pesante. Le polymorphisme de nombreux gènes intervenant dans la résistance au parasite répond à cette loi. Cette diversité est également accrue par la reproduction sexuée. La recombinaison des gènes au moment de la méiose et le hasard de la rencontre des gamètes constituent en effet des facteurs primordiaux d'accroissement des polymorphismes. C'est pourquoi la sexualité est un des moyens qui servent à la lutte contre les parasites. La sexualité microbienne, telle que la conjugaison entre bactéries, leur confère également un avantage adaptatif. En engendrant des phénotypes nouveaux qui s'opposent à l'influence homogénéisante de la sélection naturelle, la sexualité favorise la survie des espèces. Produire la biodiversité représente l'une des clés de la perpétuation de l'espèce, la sexualité un moyen de l'amplifier. Et, comme toute sexualité commence par une rencontre, le statut de parasité peut être un handicap. Chez nombre d'espèces animales, un mâle atteint de maladie infectieuse a en effet moins de chances d'être choisi par une femelle pour s'accoupler. L'infection ternit le ramage, gâte la splendeur du plumage. Le parasite influe ainsi indirectement sur l'accouplement. N'est-il pas remarquable de constater que le complexe HLA, dont le polymorphisme est accru sous la pression des pathogènes, influence également les rencontres entre femmes et hommes ?

Favorisant ainsi la diversité des réponses immunitaires par un double mécanisme (la sexualité et le répertoire), ce complexe génétique ne devient-il pas un élément majeur pour limiter les effets de la pression de sélection exercée par les germes et ainsi assurer le contrôle de leur émergence ?

Il reste que l'évolution, certes dominée par l'interaction entre le patrimoine génétique des hôtes et des parasites, est aussi, vue du côté de l'homme, le produit de sa culture. La médecine et ses découvertes, vaccins et antibiotiques, ont introduit de nouvelles armes à la panoplie dont nous avait dotés la Reine Rouge. Au-delà de l'épouillage de nos cousins primates, l'homme doit d'abord compter sur son intelligence plutôt que sur ses gènes pour lutter contre les maladies infectieuses. D'ailleurs, sans le savoir, il a tiré profit des propriétés de certains parasites.

Domestiquer les pathogènes

Dès le Iᵉʳ siècle de notre ère, on a observé les effets d'infections virales sur des végétaux. La marbrure jaune des feuilles de l'aster, une plante ornementale à fleur, résulte d'une infection virale qui modifie l'apparence de l'hôte. Ces manifestations sont suffisamment expressives et chatoyantes pour avoir fait l'objet d'un poème à l'impératrice japonaise Koken (718-770), qui célèbre « la couleur de l'automne des plantes herbacées en été[35] ». Aujourd'hui, la maladie persiste et l'agent causal a été identifié. Il s'agit d'un virus de la famille des geminivirus, à juste titre baptisé virus de la veine jaune de l'aster. Plus tard, aux Pays-Bas, de magnifiques jeux de couleurs bariolant des tulipes ont été attribués à un autre virus phytopathogène, un potyvirus, aussi connu des Anglo-Saxons sous le nom de *Rembrandt tulip breaking virus*[36]. Les étonnantes marbrures claires qui se découpent sur les teintes à la fois vives et foncées de ces fleurs ont été à l'origine d'un juteux commerce dès le XVIᵉ siècle. Sans le savoir, les Hollandais avaient domestiqué le virus devenu, à son corps défendant, un argument de vente. À la fin du XIXᵉ siècle, l'existence des virus était pratiquement avérée. Les microbiologistes parlaient alors d'agents filtrants invisibles car, contrairement aux bactéries, ceux-ci passent au travers des pores de filtres de porcelaine. Sans jamais en avoir vu la réalité physique, Louis Pasteur alla jusqu'à préparer des armes spécifiques pour combattre certains d'entre eux, notamment le virus de la rage. Ce n'est qu'en 1939 que le virus de la mosaïque du tabac* s'offrit au regard de Kaushe et de ses collaborateurs[37] grâce à l'utilisation de la microscopie électronique à transmission.

Pour combattre les agents infectieux et lutter contre les maladies qu'ils engendrent, il faut les traquer, les piéger et les mettre en élevage. Les immenses progrès de la biologie moléculaire permettent, depuis une trentaine d'années seulement[38], de détecter la présence d'un parasite en recherchant chez l'hôte une partie de son matériel génétique par la méthode de réaction de polymérisation en chaîne (PCR) des acides nucléiques. Si la traque a été grandement facilitée par cette technique, il reste essentiel de connaître intimement le parasite, de décoder son génome complet, d'identifier ses protéines, afin d'évaluer son risque et de fourbir les armes propres à le combattre. Les méthodes d'isolement et de culture varient en fonction des parasites concernés. Les protozoaires (amibes, hématozoaires parasites du sang), les bactéries et les virus réclament des stratégies particulières pour mener à bien ces étapes de la domestication. Les parasites stricts que sont les virus et les rickettsies imposent le recours à un modèle vivant permissif, cultures cellulaires ou animal de laboratoire, dans lequel le pathogène se multiplie. On obtient alors une quantité suffisante de matériel pour la mise au point d'outils diagnostiques, de médicaments ou de vaccins. De la même façon, les bactéries sont piégées et cultivées sur des milieux de croissance enrichis, des bouillons ou des géloses contenant les substances nutritives propres à chaque espèce. Eu égard à la complexité de leurs cycles, les parasites (helminthes, hématozoaires, protozoaires, etc.) requièrent des procédés spécifiques et variés. Enfin, les prions** et les viroïdes*** sont

* Le virus de la mosaïque du tabac est le premier virus identifié et caractérisé : d'abord en 1883, par Adolf Mayer qui décrivit une maladie du tabac provoquant des marbrures et décoloration des feuilles. Puis, en 1892, Dimitri Ivanovski montra que l'agent infectieux incriminé traverse des filtres en porcelaine interdisant le passage des bactéries. Enfin, en 1898, Martinus Beijerinck confirma le caractère infectieux après filtration et utilisa pour la première fois le terme de « virus ». W. Stanley cristallisa le virus (1935), enfin en 1939 la première image en microscopie électronique d'un virus fut obtenue par Kaushe et son équipe.

** Le prion est un agent pathogène de nature protéique exempt d'acide nucléique (ADN et ARN).

*** Les viroïdes sont des agents infectieux subviraux qui parasitent les plantes, avec un seul ARN circulaire, non codant, fait de quelques centaines de nucléotides, sans capside, ni enveloppe. Ils se répliquent dans le noyau ou le chloroplaste cellulaire.

des agents infectieux très particuliers, difficilement cultivables et encore très mal connus, mais sans aucun doute extrêmement importants pour la compréhension du vivant, l'évolution et l'émergence d'agents pathogènes. Les prions laissent en effet entrevoir un monde sans gène où les protéines possèdent une mémoire intrinsèque jusqu'ici inexplicable et inexpliquée. Quant aux viroïdes, connus pour être des parasites du règne végétal, leur simplicité structurale et fonctionnelle pourrait représenter le stade achevé d'une évolution vers un état parasitaire.

Difficile d'être un parasite, de devenir un agent pathogène et de ne pas se faire prendre. Offrant de multiples facettes, le parasitisme est une stratégie commune qui joue un rôle important dans la survie et l'évolution de l'espèce. Du point de vue philosophique, il pourrait apparaître comme un stade évolutif inachevé qui devrait aboutir *in fine* au commensalisme ou, plus avant, à la symbiose dans laquelle les deux partenaires trouvent leurs bénéfices mutuels. Or la nature ne l'entend pas ainsi. Selon le principe de la Reine Rouge, les parasités se défendent, s'adaptent et chacun semble prendre sa place dans un environnement en perpétuelle mutation. Si les épidémies s'arrêtent quand la population est immune, les porteurs sains garantissent la survie du pathogène au niveau populationnel et le passage par une phase stable d'endémie. Cette stabilité apparente nécessite des conditions particulières propres au parasite, à l'hôte et à leur environnement. Lorsque ces conditions changent, le pathogène reprend ses attaques, suscitant alors la réémergence de la pathologie. L'immense biodiversité des agents infectieux pathogènes leur permet de parasiter l'ensemble du monde vivant, y compris d'autres parasites. Le parasitisme est partout depuis toujours. Et, comme s'il s'agissait d'une règle du monde animé, chaque être vivant semble y prendre sa part. D'ailleurs, mis à part leur différence de taille par rapport aux micro-organismes, les hommes ne sont-ils pas les pires parasites de la planète Terre, eux qui en ont exploité les ressources jusqu'à épuisement... ou presque ? Quoi qu'il en soit, à une époque où ils furent plus pâture que rapaces, nos lointains ancêtres eurent affaire à des parasites apparus sur Terre bien avant eux.

La marche des homininés

On l'a vu, les plus vieux fossiles de bactéries trouvés dans les formations calcaires récifales datent de 3,5 milliards d'années, les premières traces de nos ancêtres préhistoriques de 7 millions d'années. Sur une horloge qui condenserait l'histoire de notre planète en 12 heures, les bactéries apparaîtraient à 2 heures 45 minutes et occuperaient la scène depuis 9 heures 15 minutes. L'homme ne ferait son apparition qu'à la dernière seconde précédant les douze coups de midi. Depuis lors, microbes et hommes ne cessent de se croiser et d'évoluer ensemble. Il s'agit surtout d'un ménage à trois car, entre le microbe et l'homme, se trouvent les animaux et, avec eux, le risque de zoonose. Les premiers homininés furent en effet en contact avec les groupes animaux apparus sur Terre il y a 540 millions d'années. Ainsi, l'histoire des hommes se confond avec celle de la faune et des microbes qu'il a rencontrés sur son chemin et qui l'ont accompagné pour le meilleur et pour le pire. Sans oublier, bien sûr, la flore, source alimentaire qu'*Homo sapiens* apprendra à cultiver pour pourvoir à ses besoins, mais dont il ne pouvait soupçonner les catastrophiques conséquences sur sa santé. Une mauvaise traduction de l'ouvrage de Darwin intitulé *La Filiation de l'homme et la sélection liée au sexe*[39] pourrait laisser entendre que l'homme descend du singe. Quitte à décevoir ceux qui lui préfèrent une place plus honorable, eu égard à nos pratiques culturelles, il faut admettre que l'homme est un singe parmi les singes[40]. Il siège aux côtés des gorilles et des deux espèces de chimpanzés, à quelque distance seulement des macaques, babouins et autres cercopithoïdes, au moins si l'on en croit nos comparaisons génétiques. À peine 1,2 % du génome et une demi-douzaine de millions d'années nous séparent du chimpanzé. À vrai dire, si on prend en compte le temps, la question de l'origine de l'homme devient futile d'un point de vue biologique. Lorsqu'en Afrique notre lignée a commencé à se différencier des autres singes, elle a été confrontée à des microbes communs à l'ensemble des primates. Des parasites du paludisme, certains virus, ou plutôt leurs ancêtres, infectaient déjà les primates ancestraux. L'homme de la préhistoire a connu sans doute les fièvres cycliques des plasmodiums, les verrues, les condylomes anogénitaux ou encore les cancers utérins des *Papillomavirus*[41]. Ces microbes, qui ont suivi l'homme à la trace, ont dû s'adapter aux changements génétiques et morphologiques de son évolution, tout autant qu'aux progrès de ses habitudes de vie.

Nos ancêtres australopithèques n'étaient pas chasseurs. Ils étaient plutôt gibiers. Les individus malades et infectés étaient dévorés par les grands prédateurs, de sorte que les épidémies tournaient court. Le grand tournant qui leur a permis de prendre leur revanche a été d'être bipèdes[42]. Non une bipédie occasionnelle comme celle du singe, mais la bipédie prépondérante, sinon exclusive. Certes, Lucy, la star qui porte l'humanité sur ses épaules, avait encore un faciès de singe et une démarche dodelinante mais, progressivement, les australopithèques se sont modifiés, influencés selon les spécialistes par les changements climatiques planétaires, le refroidissement et l'assèchement du milieu du Miocène, voici une dizaine de millions d'années. Les grandes surfaces forestières ont laissé la place à des forêts clairsemées, des savanes arboricoles et des forêts galeries. Nos ancêtres de la préhistoire ont dû s'adapter à des environnements nouveaux et se déplacer sans sauter de branche en branche. La bipédie apporte de fait un avantage sélectif par rapport à la marche quadripède, quand il s'agit d'aller d'un bouquet d'arbres à l'autre. C'est particulièrement vrai en Afrique où la vie s'est exclusivement déroulée pendant l'évolution des hominés, jusqu'à une période datant de moins de 2 millions d'années. La station debout facilite la régulation thermique, notamment celle du cerveau lorsqu'il s'accroît progressivement et que l'ombre se raréfie. L'action du soleil ne nécessite plus pour l'homme debout qu'une toison sur le crâne. Une sudation et une circulation sanguine particulières s'installent pour faire baisser la température corporelle. En sauvant de l'énergie pour les neurones, les vaisseaux artériels et veineux de la peau, facilement accessibles, offraient le sang de nos ancêtres aux moustiques préhistoriques. La taille des molaires et des prémolaires utiles au broyage des fibres contenues dans l'alimentation des peuples arboricoles régresse au profit des incisives et canines, en même temps que se développe un régime carné riche en graisse et protéine[43]. L'intestin, cet *expansive tissue* si on raisonne en besoin énergique, diminue pour faciliter la digestion d'un bol alimentaire plus calorique. Le larynx s'écarte de la morphologie des grands singes mâles pour acquérir une position plus basse qui permet d'émettre des sons, d'abord pour attirer les femelles, puis pour articuler un langage.

Les microbes s'adaptent à ces modifications corporelles, qui ont sans doute participé de leur sélection. Toutefois, vivant en petits groupes isolés les uns des autres, les épidémies qui frappent nos ancêtres nomades sont circonscrites à de petites communautés. Les échanges de pathogènes sont rares et se font essentiellement avec la faune environnante. Les infections devaient toucher les adultes qui se déplaçaient dans la forêt et rentraient en contact avec les gibiers lors de la chasse[44]. Ainsi, on retrouve chez les homininés, le ténia qui parasite les grands carnivores africains[45]. Aux temps les plus anciens, encore mauvais chasseurs, ces ancêtres se nourrissaient de charognes laissées sur le terrain par les grands prédateurs. Une course aisée leur permettait d'atteindre les cadavres survolés par les vautours avant l'arrivée des grands fauves. Les contacts étaient peu fréquents et la transmission d'agents infectieux se faisait dans les deux sens. Les lions, guépards et tigres ont payé leur appétit pour nos ancêtres d'une infection chronique de l'estomac par une bactérie parasite. Les études génétiques ont en effet montré que la bactérie *Helicobacter acinonychis*, présente chez les grands félins, est plus proche d'*Helicobacter pylori* qui infecte l'homme et donne des ulcères, que celle d'autres espèces d'*Helicobacter* retrouvées chez les primates non humains. Ce microbe a sans doute été acquis lors de festins contaminés il y a deux cent mille ans[46].

La température qui baissa entre 2,8 et 2,5 millions d'années mit un coup d'arrêt à la prospérité des australopithèques qui cédèrent leur place à deux grands groupes d'homininés, dont le genre *Homo*, le nôtre, survivra seul[47]. Les paléoanthropologues lui attribuent le premier outillage de pierre. *Homo habilis*, qui coexiste avec l'australopithèque, émerge il y a 2,2 millions d'années. Il invente les galets aménagés[48]. *Homo erectus* les perfectionne en les taillant en bifaces. Il invente aussi le feu. Plus éveillé que ses prédécesseurs australopithèques, il ne se réfugie plus dans les arbres mais occupe les savanes et les steppes. Son tronc plus court, sa cage thoracique élargie vers le bas, son nez tourné vers le sol, et non vers l'avant comme celui du grand singe, lui donnent davantage l'apparence de l'homme d'aujourd'hui. De cueilleur, il devient un habile chasseur qui parcourt de grandes distances en milieu découvert. Il ne vit plus des charognes, mais du gibier qu'il tue avec ses armes rudimentaires. C'est lui qui fera les premiers pas hors d'Afrique et parcourra le monde[49]. Certains disent que ce n'était pas tant l'appât des terres nouvelles et la recherche d'eldorado inconnu, que pour s'écarter du paludisme, et plus particulièrement de sa forme la plus pernicieuse, le neuropaludisme qui atteint les centres nerveux. Emportant avec eux leurs outils primitifs, les premiers colonisateurs se dispersent sur les continents. On les retrouve en Asie. Ils entrent en Europe par les Balkans. Ils traversent le détroit de Béring pour gagner les Amériques. Les données combinées de la génétique, de la paléontologie et de l'archéologie indiquent que l'homme qui a émergé en Afrique il y a cent cinquante mille ans a quitté ce continent il y a cinquante mille à soixante mille ans. Il est cependant sorti en petit nombre. Les estimations suggèrent que 15 000 individus en tout et pour tout seraient à l'origine des 7 milliards d'hommes actuels. Par comparaison, 40 000 à 70 000 individus ancestraux pourraient expliquer la variabilité génétique des 300 000 chimpanzés qui peuplaient l'Afrique avant leur déclin récent.

Ces hommes, que l'on devait trouver aux portes de l'Europe, ont donné naissance à *Homo sapiens neandertalensis* et à son autre fossile européen, l'homme de Cro-Magnon, rattaché à l'une des plus vieilles cultures du Paléolithique supérieur de l'Europe occidentale. Ils sont aussi à l'origine d'*Homo sapiens sapiens* qui devait assurer seul notre descendance car l'homme de Neandertal, robuste et pourtant adapté aux glaciations quaternaires, disparut sans laisser beaucoup de traces culturelles il y a trente mille ans. *Homo sapiens sapiens*, qui est apparu en Europe il y a trente-cinq mille ans, survécut seul. Il a perdu la coloration de la peau protectrice de l'Africain qui empêche la synthèse de vitamine D. Comme ses prédécesseurs, il a dû subir des oscillations climatiques et des changements de température planétaires qui ont marqué le demi-million d'années avant notre ère. Le dernier maximum glaciaire a culminé il a y vingt et un mille ans et fut un des plus froids. Une seule période a été exceptionnellement chaude entre – 30 000 et – 17 7000, époque où les hippopotames s'ébattaient dans la Tamise à l'actuel emplacement de Trafalgar Square. C'est avec Neandertal qu'on commence à trouver des individus inhumés ensemble. L'éventualité de funérailles collectives rend possibles l'émergence de foyers infectieux localisés et le rassemblement des victimes dans une même sépulture. Après sa fondation, la population européenne subit des périodes de contraction catastrophique et tombe à quelques milliers d'individus. Le monde paléolithique n'était guère peuplé sinon de façon discontinue, dans le temps comme dans l'espace. Certaines régions ne virent plus d'hommes pendant plusieurs dizaines de milliers d'années. Le sud-ouest de la France, qui offrait des conditions climatiques et écologiques favorables, fait en ce sens figure de refuge. Les mains émouvantes des hommes préhistoriques plaquées dans les grottes de Lascaux témoignent de leur bonheur de vivre.

Tout au long de cette évolution des premiers homininés, des australopithèques aux *sapiens sapiens*, l'homme s'est engouffré dans de nombreux culs-de-sac. Plusieurs espèces ont disparu sans toujours laisser de traces connues. Pendant 3 millions d'années, les hommes se sont répartis sur plusieurs territoires. Diverses espèces humaines ont dû coexister jusqu'à une époque relativement récente. On sait aujourd'hui que l'évolution n'est pas un enchaînement linéaire d'espèces progressant dans une direction. C'est une diversification de populations qui rencontrent de nouvelles niches écologiques. Pour reprendre une image connue, « c'est un buisson souvent taillé par les sécateurs des variations climatiques et géographiques, et dont il ne reste parfois que quelques branches. Un buisson singulier qui présente bien certaines branches maîtresses, mais pas vraiment de tronc[50] ». Peut-on imaginer que les espèces disparues n'ont pas persisté parce qu'elles n'ont pas su s'adapter aux conditions planétaires ? Certainement. Était-ce le poids du climat ou celui des microbes, ou encore les deux ? Rien ne permet de le dire. Tout au plus peut-on affirmer que, pour les espèces disparues, l'histoire ne s'est pas bien terminée. Et que les causes de l'extinction n'ont pas encore de rapport avec l'évolution culturelle.

Néolithique : révolution ou catastrophe ?

C'est à cette époque qu'apparaissent les premières épidémies. Un nouveau chapitre de l'histoire des hommes s'ouvre, celui des sociétés sédentaires, de l'apparition de l'agriculture et de la domestication des animaux, puis de leur concentration dans des villes et de l'immigration. Ce passage à un nouvel espace socioculturel de l'humanité est appelé « première transition épidémique », les premières émergences infectieuses étant liées à la vie des sociétés humaines originelles. Il y a dix mille ans, les hommes sortent du dernier âge glaciaire un peu plus rapidement qu'ils n'y étaient entrés, galvanisés par la révolution néolithique, pour reprendre le terme consacré[51]. Les groupes humains dispersés et isolés, qui parcouraient les forêts du Paléolithique supérieur, se sédentarisent. Ils établissent leurs comptoirs et campements principalement le long des fleuves et des côtes où apparaissent les premiers villages puis, plus tard, des villes. Avec la fin de l'homme de Neandertal et l'abandon des grottes peintes du sud-ouest de la France, débute une seconde période de la préhistoire. Les grands changements culturels et sociaux qui affectent l'humanité se développent désormais au Proche-Orient, en Extrême-Orient et, continent toujours en pointe, en Afrique. Le Paléolithique sonne le glas des populations de chasseurs-cueilleurs, qui se maintiendront toutefois en nombre limité, bien que relativement stable. Avec deux enfants par femme, ces ancêtres pouvaient difficilement s'encombrer d'une plus grande descendance pour parcourir les savanes et les forêts, progéniture aux bras, en s'accrochant aux branches. Le Néolithique vient du grec *néo*, « nouveau », et *lithos*, « pierre », un hommage à la pierre polie du paléontologue John Lubbock (1834-1913). Quand au mot « révolution » proposé par l'archéologue australien Vere Gordon Childe (1892-1957), il fait encore débat. Si la formule évoque l'émergence d'un homme moderne par la conquête de l'agriculture et de l'élevage, ce sur quoi tout le monde s'accorde, le concept de révolution mérite réflexion.

D'abord, l'élevage précéda parfois l'agriculture, notamment en Afrique orientale tandis que l'inverse se produisit au Proche-Orient et en Europe. Ensuite, le mot « révolution » implique un changement radical et rapide. Il s'agit en l'occurrence de passer d'une économie de prédation (chasse, cueillette) à une économie de production.

L'entrée dans la modernité ne s'est pas faite partout en même temps, ni de la même manière. Si on raisonne en termes de civilisation, le Néolithique a coexisté longtemps avec le Paléolithique. Ce bouleversement n'a rien à voir avec une révolution culturelle que la communication d'aujourd'hui voudrait immédiate, ni avec le saut technologique d'une révolution industrielle. Il s'est déployé dans l'espace et dans le temps. Même si elle devait changer la face du monde, cette lente progression prit place différemment dans six ou sept régions du monde : – 10 000 en Mélanésie, – 2500 en Afrique subsaharienne, de – 9000 à – 7000 dans le Croissant fertile. Progressivement, par colonisation ou simple diffusion des cultures, les terres se plièrent à la révolution agronomique. Il faut comprendre cette profonde transformation autant à l'aune de ses conséquences, bonnes ou mauvaises, telles les épidémies, qu'à celle de ses causes, qui firent l'objet de diverses théories. Pour les uns, selon la théorie dite « de l'oasis », la sécheresse imposa le regroupement des hommes et des animaux autour des zones irriguées, mares, lacs, rivières, où les uns et les autres venaient étancher leur soif. Hommes et animaux se retrouvèrent alors autour des points d'eau. Pour d'autres, c'est un bouleversement psychologique et scientifique, une prise de conscience collective des avantages de l'agronomie pour satisfaire les besoins alimentaires. La troisième théorie invoque la mort des plus grands mammifères au Paléolithique, qui aurait obligé les hommes à se regrouper sur quelques territoires plus riches. L'explosion démographique vint s'y ajouter et, avec elle, le partage des richesses.

Si l'agriculture profite aux hommes, elle bénéficie autant aux plantes. Grâce à nos ancêtres, des plantes pouvaient croître et embellir. Le blé amidonné, l'épeautre, l'orge en Europe, en Chine le millet et le riz, le maïs et le haricot aux Indes et au Mexique, en Nouvelle-Guinée le kawa doivent à ces cultures primitives leur existence et leur expansion. D'autres cultures furent abandonnées, tel le seigle en Anatolie, qui fit ensuite son apparition en Europe comme mauvaise herbe, pour finir par être cultivé à grands rendements des milliers d'années plus tard. Les hommes apprennent à stocker, à conserver, à irriguer, à enrichir les terres d'engrais, à installer des greniers et des silos. Toutes ces prouesses agronomiques ont bien entendu aidé à la diffusion des microbes, soit directement par leur prolifération, favorisée par les engrais ou les eaux d'épandage, soit transmis par les animaux attirés par les nourritures que les hommes cultivent et engrangent. Combien de rats et de puces dans les silos, de moustiques au bord des mares, d'espèces vecteurs ou réservoirs ont ainsi bénéficié de la déforestation et, surtout, de la proximité des villages qui viennent de se construire ? L'élevage accompagne l'agriculture et, avec lui, d'autres formes de contagion apparaissent. Au Paléolithique, le chien est la seule espèce domestique. *Homo sapiens* est chasseur et le chien son meilleur compagnon. Quand ces cueilleurs et chasseurs nomades furent remplacés par de petits producteurs alimentaires, il fallut domestiquer la faune à l'aide de proies rapportées en lisière des villages. Les déjections humaines et animales se mêlent alors. On met les animaux dans des enclos proches des lieux d'habitation. On les sélectionne et les regroupe selon leur taille, leur tempérament, leurs besoins alimentaires ainsi que pour la nourriture qu'ils procurent. Entre – 8500 et – 1000, ce sont ainsi 22 espèces qui furent domestiquées. Vache et chèvre pour le lait, bœuf pour le travail, chameau pour le transfert, cochon et volaille pour la viande[52]. Au fur et à mesure que le climat devient plus sec et que les hommes se déplacent pour fonder de nouveaux villages, cette faune domestique les suit.

Il existe une différence considérable de culture et d'expression de cette modernité entre l'Eurasie et le Nouveau Monde. En Amérique, les espèces domestiques sont plus rares, limitées au lama, à l'alpaga et au cobaye[53]. Si ce rongeur véhicule le parasite de la maladie de Chagas[54] et constitue ainsi une source d'infection, les hommes de ce continent sortirent indemnes de la plupart de leurs contacts avec les animaux. Lorsqu'elles sont domestiquées, ces quelques espèces animales sont élevées en semi-liberté, évitant ainsi la promiscuité qui règne dans les villages de l'ancien monde. Leurs descendants payeront cependant cher cette absence d'infection, et donc d'immunité contre les pathogènes correspondants. Elle les rendra en effet particulièrement sensibles aux émergences infectieuses liées à l'arrivée des premiers conquistadors espagnols et portugais. L'agriculture et l'élevage impliquent un travail astreignant et dur. C'est vrai aussi pour nos premiers ancêtres[55]. Les hommes préhistoriques étaient loin d'être en parfaite santé. Les paléontologues lisent sur les squelettes du Néolithique et sur leurs dents, les traces des crises, famines et maladies qu'ils endurèrent[56]. L'agriculture prit du temps pour devenir une avancée non seulement sur le plan collectif, mais aussi sur le plan individuel. Deux signes témoignent avec éloquence des vicissitudes de la vie préhistorique. La taille de l'homme, qui est passée de 1,78 à 1,60 mètre au cours de cette période, mettra plusieurs milliers d'années à se rétablir. Il faudra en effet attendre le XXe siècle pour retrouver les dimensions de l'homme du Néolithique. Le second témoignage est le nombre de naissances. Les études montrent que, de deux à quatre enfants en moyenne au Paléolithique, on passe à sept en moyenne au Néolithique. L'explosion démographique témoigne toujours des crises, dont certaines incombent aux premières épidémies. Avec l'élevage, l'agriculture et les modifications consécutives du paysage, l'écologie microbienne se modifie. De nouveaux vecteurs et de nouveaux réservoirs animaux apparaissent. Les concentrations humaines dans les villes et la précarité de l'hygiène, allaient faire le reste pour offrir aux pathogènes de multiples occasions d'émergence. Les animaux domestiques, la fameuse pintade de Pandore, le bœuf, le mouton, la chèvre, le porc et le chien transmettent aux hommes ces germes qui ne demandent qu'à franchir la barrière d'espèce. Le bœuf ainsi a transmis la variole, la lèpre, la tuberculose, la typhoïde, les salmonelles, le ténia. Le mouton nous a légué le charbon, le porc et le poulet, la grippe et le cheval, le tétanos.

Lèpre et tuberculose

Au panthéon de ces nouvelles maladies, deux d'entre elles brillent d'un feu particulier : la tuberculose et la lèpre. Elles sont dues à des mycobactéries, *Mycobacterium tuberculosis* et *Mycobacterium leprae*. Elles représentent deux des rencontres avec des pathogènes les plus déterminantes pour l'humanité et méritent donc un bref rappel historique. *Mycobacterium tuberculosis* provient de *Mycobacterium pseudo-tuberculosis*, un germe apparu il y a 3 millions d'années. C'est lui qui ferait de la tuberculose la plus ancienne de toutes les maladies épidémiques connues. De nombreuses espèces de bovins, ovins, équidés, camélidés et félins présentent des lésions dues à *Mycobacterium tuberculosis* et à ses cousins. En revanche, les animaux sauvages ne semblent pas en souffrir. Les contacts entre espèces hôtes et populations humaines ont permis aux germes de s'adapter à l'homme et à celui-ci de réinfecter les animaux. En se groupant autour des premières étables où s'entassaient bœufs, vaches et hommes, nos ancêtres préhistoriques furent la proie du bacille du bœuf. Les modèles statistiques appuyés sur des marqueurs génétiques montrent qu'en quittant son repère africain *Homo sapiens* a diffusé le pathogène en Eurasie. La tuberculose parvint à s'établir sans avoir besoin d'attendre les grandes concentrations urbaines et la mauvaise hygiène du paupérisme qui apparut plusieurs siècles plus tard. Quelque 100 à 200 villageois du Néolithique suffirent à entretenir cette maladie chronique. En se propageant par aérosol, mais aussi par le lait ou encore les fromages que lui préféraient les Romains, l'infection diffusa dans le monde habité à partir de quelques mutations heureuses pour le bacille et désastreuses pour l'homme. Le microbe a su s'adapter ; il ne lâchera plus les descendants du Néolithique. L'homme luttera sans relâche contre ce germe étranger, d'abord par ses propres défenses immunitaires, cela à ses dépens car la maladie est due aux réactions intenses et mal contrôlées de l'hôte infecté contre le germe étranger. La réaction immunitaire, loin de rejeter le microbe, est délétère pour l'organisme, entraînant des manifestations inflammatoires qui se transforment en lésions.

Si les descriptions semblent indiquer que l'atteinte pulmonaire domine, c'est que le tableau du crachat sanglant et verdâtre impressionne. Le bacille se localise dans cet organe d'autant plus aisément qu'il y trouve l'oxygène nécessaire à sa prolifération. Sa multiplication et la défense immunitaire qu'il induit conduisent aux formes cavitaires et suppurantes du poumon et de la plèvre. Le bacille, que Robert Koch devait identifier en 1882, n'affecte cependant pas que le poumon. On le retrouve dans de multiples organes : reins, ganglions, ou encore les fameuses écrouelles que les malheureux faisaient toucher aux rois dans l'espoir d'une guérison miraculeuse, la peau, réalisant alors une sorte de lupus et les méninges. Les vertèbres, comme d'autres os, se laissent également volontiers envahir et parfois s'effondrent en formant une gibbosité bien caractéristique. Du fait de cette atteinte, les ossuaires parlent beaucoup dans les zones géographiques où la maladie diffusait et où les paléontologues examinent aujourd'hui les pièces mises au jour. Plusieurs spécimens du Néolithique trouvés en France, en Belgique et en Allemagne portent la trace de l'infection. L'un des exemples réputés est un squelette datant de 5000 av. J.-C., exhumé en 1907 à Heidelberg par Paul Bartels (?-1930)[57]. La description des corps vertébraux correspond au tableau caractéristique des dégâts provoqués par le bacille de la tuberculose, le célèbre mal de Pott[58]. De nombreuses momies des sites archéologiques d'Égypte et de Nubie portent également des stigmates qui évoquent une tuberculose vertébrale. L'examen du cadavre momifié d'un jeune prêtre de la XXIe dynastie égyptienne révèle une atteinte d'autres pièces osseuses et plusieurs figurines égyptiennes, dont les plus anciennes remontent à quatre mille ans, représentent des bossus[59]. Il est cependant difficile de confronter les lésions observées sur des os à celles des organes car les momificateurs extirpaient les viscères des cadavres et les déposaient dans les vases canopes où les tissus continuaient leur lente décomposition, tandis que les bacilles disparaissaient progressivement faute de substrat nourricier. En fait, ces exemples sont apparemment l'exception car, selon Charles Coury (1913-1976), titulaire d'une chaire d'histoire de la médecine, la tuberculose restait rare en Égypte, « pays chaud et sec dont le climat était dans l'Antiquité déjà favorable aux phtisiques[60] ». Par contraste, la tuberculose pulmonaire était une maladie très anciennement connue en Extrême-Orient. Selon les lois de Manu (1200 av. J.-C.), la maladie était considérée comme une tare et provoquait l'exclusion du tuberculeux. En Chine, le traité de médecine chinoise de l'empereur Kao-Tsung (1300 av. J.-C.) y fait déjà allusion. La présence de la tuberculose dans l'Amérique précolombienne n'est pas avérée. Diverses sources en signalent la trace dans les sites aussi différents que ceux de Sonoma en Californie, Pueblo Bonito au Nouveau-Mexique, Nazca au Pérou ainsi qu'en Arizona[61]. Il semble que des dizaines de milliers d'années avant notre ère, bien avant la conquête espagnole, les Mayas et les Incas aient utilisé des termes particuliers pour désigner la phtisie pulmonaire.

Quelques chiffres fondés sur l'examen de squelettes permettent aux paléontologues d'établir des données épidémiologiques. Avec toute la prudence que nécessite leur interprétation, les pourcentages montrent des différences entre les régions : 3,5 % des individus étudiés dans la France néolithique, 0,22 % dans l'Égypte ancienne entre 6000 av. J.-C. et 600 après, 4,5 % dans la Californie du VIe au IIe siècle avant notre ère. Si ces chiffres ne nous renseignent pas sur la prévalence de la tuberculose en général, ils montrent cependant que des différences existent entre les régions, mais qu'elle a diffusé partout dans le monde préhistorique. Elle évoluera bien sûr par la suite avec le surpeuplement des villes, la dégradation de l'hygiène et les modifications démographiques consécutives aux invasions barbares des VIe et VIe siècles ap. J.-C. Dès les premiers moments, les hommes ont lutté contre la tuberculose. On rechercha l'intervention des dieux, depuis les prières à Asclépios ou à son serpent sacré, jusqu'aux ex-voto d'Épidaure qui imploraient un miracle. Dans les sanctuaires, le traitement de la phtisie était à la fois théurgique, diététique et climatique. Le conseil aux phtisiques était d'« entreprendre de longues navigations, de changer de climat et de passer dans un air plus épais que celui que l'on quitte[62] ». Le climat sec d'Égypte était particulièrement recommandé. C'est en suivant ce conseil que Pline le Jeune envoie son affranchi en Égypte. Lorsque celui-ci revient à Rome et rechute, il le fait séjourner dans la région subalpine de Cividale[63]. La climatothérapie s'impose alors comme le moyen de lutte le plus efficace. Elle le restera longtemps. Ce n'est pas faute d'avoir tout essayé, le lait, de bonne nourrice de préférence, mais aussi de vache ou de chèvre, d'autant que l'animal est réfractaire à la maladie. L'encens, la myrrhe, l'ail, la quinine, le miel, les amandes amères, le poivre noir, l'ergot de seigle étaient également prescrits. Combien de malades furent ainsi livrés à un régime bio ?

La tuberculose a une cousine, la lèpre. Son bacille, découvert en 1874 par Gerhardt Armature Hansen (1841-1912), s'est propagé à l'homme à partir d'un seul clone provenant d'un buffle domestiqué sur les rives de l'Indus[64]. Une seule souche a suffi à conquérir le monde ! Des squelettes du Rajasthan datant de quatre mille ans en témoignent, tout comme les dépouilles retrouvées dans les ruines de Mohenjo-Daro Baro et les vestiges de Carafa au Pakistan. Depuis toujours, l'homme s'en méfie et le docte Sushruta Samhitâ la décrit dans son livre de médecine en 600 av. J.-C. Elle apparaît en Égypte transportée par les Scythes ou par les légionnaires d'Alexandre le Grand, plus de trois cents ans avant notre ère. À ces rudes guerriers qui viennent juste de découvrir les éléphants, revient le nom d'éléphantiasis attaché à la peau foncée des malades et aux tubérosités qui rappellent celles des pachydermes d'Asie. Certains riches Égyptiens l'emportent dans leurs tombes, momies égyptiennes et tablettes de scribe, comme le papyrus d'Ebers découvert en 1550, attestent incontestablement de sa présence. Pompée, à son tour, la ramène à Rome, puis en Europe. Lucrèce s'y réfère[65]. Celse décrit avec force détails l'infection des premiers Romains, « le mal affecte le corps entier, incluant les os. Les symptômes sont macules, tubercules, tumeurs du côlon brunâtre... En période tardive, les doigts des mains et des pieds s'enflent et surgit une fébrile qui finit par consumer le malade... ». Avec la maladie, apparaissent les premiers préceptes : en 3200 av. J.-C. une préparation pour enlever les taches lépreuses de la peau est concoctée à base d'oignons marinés dans les urines et les sels marins, puis appliqués sur les taches cutanées. Hérodote, toujours subtil, note qu'il faut éviter le contact, mais conseille aussi le bain sulfureux, les purgations, les saignées, la thériaque, l'hallobore blanc. Né avec le Néolithique, le bacille fera le tour du monde, il gagnera les Amériques avec les conquêtes espagnoles et la traite des esclaves et, lorsque les chercheurs d'aujourd'hui essayèrent d'en retrouver la trace chez des animaux sauvages, ils eurent la surprise de constater que 15 % des tatous de Louisiane étaient infectés. Tuberculose et lèpre ont de nombreux points communs : leurs bacilles sont cousins. Ce sont deux produits de la misère. Mais il existe aussi une immunité croisée entre les deux infections. D'une certaine manière, la tuberculose protège de la lèpre. Ainsi, l'extension de la tuberculose, devenue épidémique en Europe au Moyen Âge, coïncide avec la régression de la lèpre[66].

Émergence de l'agriculture et du paludisme

Si on considère la révolution agricole à l'aune des maladies infectieuses, il faut y voir l'occasion d'une autre émergence animale, celle des moustiques et, avec eux, des épidémies qui leur sont liées. Car le Néolithique a été à l'origine de l'expansion du paludisme.

Certes, il n'existe pas de *Plasmodium* fossilisé, mais l'homme préhistorique se défendait déjà contre les moustiques. Une litière vieille de plus de sept mille ans, faite de jonc et d'un arbuste aux vertus insecticides, est le lointain ancêtre de nos moustiquaires imprégnées d'aujourd'hui. Pourtant, isolés par petits groupes, les hommes du Paléolithique ne représentaient pas un réservoir suffisant pour perpétuer la maladie. Les grands singes en assuraient la pérennité. Lorsqu'en Afrique l'ancêtre de l'homme a continué à se différencier du singe, il a emporté avec lui des parasites, communs à l'ensemble des primates[67]. Trois des agents du paludisme, *malariae*, *ovalae* et *vivax*, proviennent du singe. Quant au *Plasmodium falciparum*, dont l'ancêtre se retrouve chez les oiseaux, il provient d'une adaptation plus récente aux moustiques d'abord, aux singes puis à l'homme ensuite[68]. Il y a huit mille ans, 40 % des terres étaient des forêts. Avec le déboisement que nécessitaient agriculture et élevage, oiseaux et chauves-souris, prédateurs naturels des moustiques, changent d'habitat laissant la voie libre aux insectes pour prospérer dans les marais stagnants, les points d'eau insalubres et saumâtres souillés de déjections humaines et animales. Larves et moustiques trouvèrent gîte et nourriture dans cet environnement favorable.

Partie de l'Afrique vers la Mésopotamie, l'infestation paludéenne s'est ensuite propagée en remontant la vallée du Nil jusqu'à la Méditerranée. Elle s'est implantée en Europe pendant les périodes grecque et romaine. Lorsque le pouvoir politique s'est affaibli, l'eau des aqueducs, qui n'étaient plus entretenus, se déversa dans la campagne aux alentours de Rome offrant aux moustiques une nouvelle occasion de croître et multiplier. Avec eux le paludisme s'est implanté pour des siècles sur les rivages de la Méditerranée. En Asie, les paysans commencent à développer l'agriculture le long du fleuve Jaune et du Yang-tsé environ six cents ans av. J.-C. La riziculture nécessite des travaux d'irrigation qui favorisent l'extension du paludisme. En Inde, les conditions climatiques qui font alterner saisons sèches et humides au rythme de la mousson ont développé conjointement moustiques et paludisme. De par son ancienneté et sa répartition, tous les auteurs anciens y font référence. Il est question de fièvres cycliques dans les écrits sumériens, égyptiens, indiens ou chinois. Homère y a aussi fait allusion[69]. Le combat d'Hercule contre le serpent d'eau à l'haleine pestilentielle, l'hydre de Lerne, symbolise la lutte contre la maladie toujours renaissante. Le paludisme n'épargne personne, ni les petits ni les grands. Alexandre le Grand ne devait-il pas mourir d'une fièvre présentant toutes les caractéristiques d'un accès pernicieux palustre ?

L'élevage et l'agriculture ne furent pas les seuls à favoriser les épidémies. La croissance des villes fournit l'occasion à d'autres microbes de s'établir durablement, alors que s'édifiaient les grandes capitales du Croissant fertile, Memphis, Thèbes, Uruk, ou d'Europe, telles Knossos et Mycènes où se concentraient plusieurs milliers d'âmes. Des virus comme ceux de la rougeole, la variole ou la rubéole ont trouvé alors l'opportunité de s'y propager et d'y demeurer. Or, face au développement rapide d'une immunité chez les individus infectés, il faut un nombre important d'individus indemnes d'infection, notamment des enfants, pour assurer la continuité du réservoir viral[70]. Car si le premier filtre de la relation entre hommes et pathogènes est la rencontre, le deuxième, l'immunité, exerce son action sur une autre échelle temporelle. Les défenses de l'organisme n'interviennent pas seulement aux premiers assauts de l'envahisseur, elles se déploient dans le temps et les espaces du corps. Tant que l'intrus n'a pas été repoussé, la pression ne se relâche pas. Rien d'étonnant, en somme, pour un système également doué de mémoire. Les mécanismes intimes de ces propriétés naturelles si vitales à l'homme font encore l'objet d'un grand nombre de travaux scientifiques tant il reste à découvrir. Un retour en arrière au temps des pionniers d'une nouvelle discipline, l'immunologie, permet de mieux appréhender les concepts. Et une part importante des rapports entre hommes et pathogènes.

L'immunité avant l'immunologie

L'immunisation a de loin précédé l'immunologie. L'immunité a d'abord été un phénomène reconnu, un savoir empirique concrétisé par des formes rudimentaires de vaccination remontant aux confins des temps modernes. En détectant qu'une première infection peut éviter la récidive, la plupart des sociétés humaines ont eu recours à des pratiques populaires d'inoculation pour protéger hommes et troupeaux. Les Arabes réalisaient des tatouages à cet effet. Dès le Xe siècle, les Chinois ont pratiqué des inoculations de croûtes de pustules varioliques pour diminuer le risque de contamination. Cette technique, qui venait de l'Inde, devait être rigoureusement appliquée : la pustule n'était prélevée qu'à certaines étapes de la floraison, le pus étant conservé à chaud, parfois sous l'aisselle, pour des inoculations collectives. Au Moyen-Orient et en Iran, l'inoculation préventive était proposée pour éviter sur le visage les cicatrices ingrates du bouton d'Orient dues à la leishmaniose cutanée. En Afrique, des inoculations sont effectuées par des sorciers lors de cérémonies magiques. L'immunité est également un phénomène visible comme en témoignent certaines réactions de l'organisme aux antigènes microbiens. La cicatrice indélébile de la variole rappelle que la maladie est sa meilleure prophylaxie.

Les pionniers de la vaccination jennérienne vont standardiser et adapter leurs techniques aux caractéristiques de la pustule vaccinale de la vache, en la distinguant de la variole. Chaque contrée se targue d'avoir combattu des épidémies redoutables ou d'avoir tenté de le faire par tel ou tel geste se confondant avec les origines de la médecine elle-même. L'immunisation n'est-elle pas une manière d'interroger les principes fondamentaux de la vie et les mystères de l'inoculation ne pourraient-ils pas révéler les ressorts de la lutte de l'organisme contre les méfaits de la nature ? Ne permettrait-elle pas alors de contourner son cours naturel et, par une prévention active, de transformer les médecins en nouveaux démiurges ?

L'immunisation, qui n'est pas encore la science de l'immunité, est également apparue longtemps avant la microbiologie, la science des microbes. D'où vient le mot « immunité » ? Il s'agit d'un privilège ancien qui exempte celui qui le possède de quelques charges, devoirs ou impôts. La racine grecque *ammuna* extrapole, mais aussi précède ce concept, en faisant allusion à une défense, notion plus proche de l'immunologie. L'acception médicale d'immunité n'apparaît qu'en 1863 avec le dictionnaire d'Émile Littré et n'est signalée par Pierre Larousse (1817-1875) que dans son supplément de 1890 où on distingue l'immunité morbide de celle des diplomates et des gens de robe ou de l'immunité fiscale. L'un de ceux qui en ont donné une première description médicale est André-Thérèse Chrestien (1802-1876), qui soutient sa thèse à Montpellier en 1852[71]. Il la décrit comme la faculté de résistance aux maladies qui environnent l'homme de toutes parts, et ajoute que cette capacité est due à une force de résistance plus ou moins inhérente à la vie. Ceux qui voudront bien examiner le phénomène reconnaîtront vite qu'il traduit la diversité et l'inégalité qui existent entre les individus dans la lutte contre les microbes. Tous les âges de la vie, tous les individus, toutes les populations ne résistent pas pareillement aux épidémies. En Afrique, par exemple, les enfants de moins de 5 ans ne sont-ils pas ceux qui décèdent le plus de paludisme, tandis que les adultes acquièrent une forme de résistance, qui se perd à l'étranger, et alors que la fièvre cyclique sévit parmi les nouveaux colons ? Assez vite, cette résistance au microbe fera preuve de sa complexité en montrant qu'il existe une immunité innée, que l'homme possède en naissant, et une autre, qui s'acquiert au contact de microbes. Dès lors, l'immunité est vite envisagée par le médecin comme un ensemble de forces que le thérapeute peut tenter de diriger, sinon de dévier.

Acquise par empirisme, la vaccination cherche longtemps une base scientifique à sa description. Du pus varioleux conservé en coque de bois, utilisé par piqûre comme le recommandait Lady Montaigu (1689-1762) – ici on prend la petite vérole en matière de divertissement comme on prend les eaux dans d'autres pays[72] –, aux expérimentations d'Edward Jenner (1749-1823), d'ailleurs longtemps méconnu, la démarche a d'abord été critiquée par son manque de rigueur. Les gens de tous bords, comme les médecins eux-mêmes, étaient prêts à admettre le rôle de l'immunisation, mais on gambergeait sur la complexité du procédé. L'absence d'interprétation du phénomène laissait croire à des forces obscures qui ne manquaient pas d'inquiéter. Devait-on ainsi détourner la nature de ses intentions, bonnes ou mauvaises ? On prétendait, dans de nombreux cercles soi-disant éclairés, que les épidémies restaient pour tous ceux qui en réchappaient, la meilleure méthode de prévention. En précisant l'agent causal des maladies infectieuses, pour la plupart d'origine bactérienne, la microbiologie au XIXe siècle allait conduire à préciser quelque peu le concept flou de résistance. Des vaccinations antivarioliques aux vaccinations pasteuriennes, l'idée était restée la même. Pasteur n'avait pas vraiment fait avancer le concept[73]. L'expérimentation et les moyens d'alors s'y prêtaient peu. Avant l'ère de la microbiologie, les laboratoires étaient les appartements des anatomopathologistes. Son essor et l'introduction de nouvelles technologies ont cependant donné une nouvelle impulsion fondée sur la notion de cause spécifique. Or, parce que l'immunité apparaît comme un corrélat de l'infection et qu'elle peut être mise en échec, les premières études des microbes et les recherches en bactériologie allaient contrecarrer celles sur l'immunité. Pasteur le premier, avec la manipulation des microbes et sa volonté de diminuer artificiellement leur virulence, écarte la piste de la vaccination. On s'éloigne de la science de l'immunité pour privilégier celle des germes et des milieux de culture. Héritier de Jenner, sur le charbon comme sur la rage, il n'attache pas grande importance à l'imaginaire de l'immunité. Il laisse le champ libre à ses collaborateurs et successeurs pour préciser les techniques d'étude et la compréhension du phénomène, à commencer par le premier d'entre eux, Elie Metchnikoff (1845-1916).

La phagocytose mère de l'immunologie

Avec l'arrivée d'Elie Metchnikoff à l'Institut Pasteur, c'est l'immunologie qui fait son entrée. Né près de Kharkov en 1845, formé en Italie et en France, Metchnikoff est zoologiste, à un moment où cette science est au faîte de son prestige. S'il croit à l'immunologie, c'est parce qu'il s'intéresse à un phénomène qui s'apparente à la digestion, mais qui touche aussi à l'embryologie et aux sciences de l'évolution, et qui se caractérise par cette capacité du vivant à absorber, englober et digérer des particules. Cet état de phagocytose est connu depuis longtemps. Il existe chez les êtres unicellulaires, des protozoaires aux amibes. Dans les organismes plus complexes, il est réservé à des cellules spécialisées de l'embryon, le mésoderme. L'immunologie naît dans son esprit du rapprochement de cette absorption qu'il observe et de la fonction des globules blancs. Si Metchnikoff intègre les laboratoires de la rue Dutot, c'est d'abord parce qu'il recherche un laboratoire étranger qui lui permette de poursuivre ses travaux. Il hésitait entre Berlin et Paris. Koch, qui ne croit pas à la phagocytose, le reçoit sans amabilité. À l'Institut Pasteur, ce savant aux cheveux longs et à la barbe broussailleuse, qui débarque avec de nouvelles idées, est d'emblée reçu avec enthousiasme. Pasteur s'émerveille des préparations microscopiques où il découvre la lutte des globules blancs et des microbes. Toutefois, l'existence de bactéries dans les cellules était connue bien avant Metchnikoff, mais le phénomène était considéré comme un processus de dissémination de l'infection. Les globules blancs étaient compris et vécus comme des véhicules, non comme des agents de défense contre l'infection. Metchnikoff, au contraire, en fait un des piliers de la résistance active[74]. Il les rend responsables de l'inflammation, dont le concept était largement débattu et, au-delà, les considère comme les agents essentiels de la lutte contre les microbes. Avec l'exemple des spores du charbon, décidément modèle de choix dans l'école pasteurienne, il devait apporter une première vision des cellules du système immunitaire. Il distingue les microphages, les globules blancs, et les macrophages, les cellules éboueuses, repérées par leur taille et leur mobilité. Metchnikoff fonde sa théorie autant sur la morphologie cellulaire que sur la capacité de phagocytose. Il s'en sert pour proposer une interprétation aux expériences de Pasteur sur le charbon des poules. En diminuant la température du corps, la plongée des poules dans l'eau froide inhibe la phagocytose et permet au bacille de proliférer, puis de tuer les animaux. Dès lors, le phagocyte devient le phare de l'immunité, et donc de l'immunologie, ainsi réduite à la science de la phagocytose. Le savant russe en fait une des premières spécificités de la lutte contre les différents pathogènes. Metchnikoff fait mieux encore, il replace l'immunité dans l'évolution des espèces et proclame dès son installation à Paris que Darwin représente la quintessence des sciences biologiques. L'immunité trouve sa place dans la sélection naturelle et l'apparition de toute forme de vie. S'intéressant en fin de carrière à la sénescence, il entrevoit avec fulgurance ce phénomène qui fait aujourd'hui le sujet des recherches les plus modernes, l'apoptose, c'est-à-dire la mort cellulaire. Il considère que la résorption des cellules endommagées ne diffère pas de celle des cellules étrangères, greffes ou infections. L'organisme assure son rôle de destruction par les forces mêmes qui le maintiennent en vie[75].

Vers 1890, la plupart des spécialistes de pathologie connaissent la phagocytose, surtout par la voix de Metchnikoff, mais ils n'en tiennent pas compte au lit du malade. Les médecins se refusent à voir son importance et, au-delà, son implication thérapeutique. Les débats de la fin du XIXe siècle sont dominés par les bactériologistes qui croyaient au rôle prépondérant des humeurs. Tandis que Metchnikoff s'emploie avec force à parachever sa découverte par la modélisation de ses théories, et qu'il professe la possibilité d'éduquer la nature par le vaccin, ils ignorent les théories qui parlent des moyens chimiques de défense. Car la phagocytose se heurte à deux écueils qui apportent des arguments aux détracteurs de l'immunité innée. Le premier est la notion de mémoire immunitaire. Il s'agit bien de mémoire lorsqu'on évoque le pouvoir du vaccin à prévenir l'infection ou le cas d'un patient protégé suite à une première rencontre avec le microbe. Si la phagocytose existe, d'où vient le souvenir d'une lutte passée ? L'image est belle, mais bien peu compréhensible. La deuxième critique vient de l'extraordinaire spécificité de la prévention. Le vaccin protège contre une maladie précise, un microbe particulier et pas un autre. Les réactions chimiques qui luttent contre les bactéries, et dont on ne sait pas encore qu'elles reposent sur des anticorps, supposent des interactions spécifiques que prônent les microbiologistes. Les élèves de Metchnikoff et ceux qui tentent de le défendre se heurtent à l'hostilité de l'école allemande et aux partisans de Koch, mais aussi aux chimistes et aux bactériologistes. Deux articles de 1890 signés par Emil Adolphe von Behring (1854-1917) et Shibasaburo Kitasato (1853-1931), des savants qui étudient la lutte contre le tétanos, ont alimenté le débat en montrant la possibilité de neutraliser les toxines tétaniques. Phénomène plus extraordinaire encore, les humeurs peuvent transférer cette qualité : il existe donc des substances chimiques qui savent reconnaître et identifier les toxines[76]. Leur stabilité dans le temps et les milieux de conservation accroît leur importance physiopathologique. Bien vite, les progrès de la sérothérapie, dont Émile Roux est l'un des ardents partisans à l'Institut Pasteur, et le succès de son utilisation contre la diphtérie chez les petits malades de l'hôpital Necker, consacrent cette approche[77]. La question de la proéminence de la cellule ou des humeurs prend un tour polémique parce que chaque camp exclut l'hypothèse de l'autre. La phagocytose et la capacité bactéricide du sérum ne sont pas vécues comme complémentaires, comme le propose pourtant le Français Charles Bouchard (1837-1915) au congrès de Berlin en 1890[78]. En tentant de démontrer qu'ils ont raison, chacun pour leur cause et chacun pour soi, les tenants des deux théories vont se livrer une lutte fratricide entre 1890 et 1910. Il s'agit avant tout de démontrer les limites du camp adverse. Les débats, en porte-à-faux, ajoutent à la confusion. L'affrontement des deux écoles nuit à la vision d'ensemble et à leur possible complémentarité. L'opposition entre sérologie et phagocytose[79] est celle de l'immunité cellulaire contre l'immunité humorale. Les deux théories sont sous-tendues par l'épistémologie biologique de la fin du XIXe siècle. La théorie cellulaire de Rudolf Virchow n'est pas présente dans la pensée de ceux qui examinent le vivant. L'idée que le phagocyte ne saurait être spécifique à un moment où la spécificité représente l'essentiel des concepts modernes, plaide aussi contre lui. Le chimiste Émile Duclaux (1840-1904), pasteurien lui-même, admet que les cellules sont malgré tout indispensables pour expliquer la présence et la durée de l'immunité vaccinale, mais il est loin d'y rattacher le concept de phagocytose. Quant aux tenants de la bactériologie immunochimiste, Paul Erlich (1854-1915) et Robert Koch, ils reconnaissaient que des réactions croisées doivent avoir lieu au cours des immunisations, les humeurs perdant ainsi certaines caractéristiques de leur soi-disant spécificité.

Pris entre l'opposition des deux théories et sa fidélité au concept de son prédécesseur, Alexandre Beredska (1870-1911), le successeur de Metchnikoff, ne parvient pas vraiment à défendre son maître. Homme doux et arrangeant, il tente d'attribuer un nouveau rôle aux phagocytes pour concilier les deux camps[80]. Il part de leur localisation et distingue ceux qui circulent de ceux qui stationnent dans les organes. En démantelant ainsi le système et son rôle, il introduit une notion d'importance, celle de cellules à récepteurs. Cette nouvelle théorie allait précisément faire le pont entre les deux visions opposées. Néanmoins, en tentant d'imposer l'idée que l'effet du vaccin dépend de sa porte d'entrée et en voulant rester trop prudent, sa parole perd en force. Ni écouté ni entendu, il laisse le champ libre aux concepts étrangers à un moment où l'Institut Pasteur de l'entre-deux-guerres ne soutient plus la comparaison avec celui du début du siècle. Paul Erlich et ses collaborateurs ont vite fait d'imposer leurs théories et de rallier les gardiens du temple pasteurien[81]. En première analyse, l'idée centrale d'Erlich peut apparaître comme réductionniste : il affirme que la plupart des grandes forces de l'organisme, nutrition, mais aussi défenses contre les toxines et les bactéries, proviennent de réactions chimiques. Parmi les tenants de l'immunochimie, terme proposé par Svante Arrhenius (1859-1927) en 1909[82], personne ne s'accorde sur les limites et spécificités des réactions, ni sur leur origine. Le langage chimique permet toutefois à Erlich de reprendre à son compte l'idée des récepteurs. Les groupements chimiques qui font la spécificité des réactions doivent reconnaître des déterminants précis, comme les prises mâles s'emboîtent avec les prises femelles[83]. La description de l'effet des sérums sur leurs cibles par des réactions et des combinaisons moléculaires ouvre sur le concept d'antigènes et d'anticorps. Les considérations sur l'affinité et l'avidité ne dépendent pas que des structures chimiques en présence. Elles sont ainsi modulées par d'autres facteurs physiques, telles la température et l'acidité des milieux. Le terme antigène apparaît pour la première fois dans les annales de l'Institut Pasteur. Il entre dans le langage courant aussi vite que celui d'anticorps. Le mot gène couramment employé à cette époque par de nombreux biologistes ne fait aucunement référence à la génétique. Il correspond à l'idée que l'antigène établit une relation avec l'anticorps, ou plutôt le modifie. D'ailleurs, la définition reste très circulaire, l'antigène induisant l'anticorps et *vice versa*. L'un caractérise l'autre dans une parfaite tautologie : l'anticorps est celui qui reconnaît l'antigène.

Au début du XXe siècle, les expérimentateurs sont loin des premiers pionniers qui s'intéressaient à l'immunité pour comprendre comment l'organisme réagit contre les bactéries. La réaction antigène/anticorps devient une réaction vague explorée par l'injection de divers corps chimiques, la plupart synthétiques, dans des modèles animaux variés : lapin, cobaye, rat, souris. Devenu artificiel, le procédé oublie le pathogène qui était resté jusqu'ici indispensable à l'expérimentation. Un exemple bien connu de cette dérive est la réaction de Wassermann utilisée pour le diagnostic de la syphilis. Comme Christophe Colomb qui cherchait l'Inde et trouva l'Amérique, Wasserman voulait concevoir un test mettant en évidence le tréponème pâle et il conçut une réaction qui détectait des anticorps souvent présents dans le sang des syphilitiques, mais absolument pas caractéristiques de l'agent pathogène. La science de l'immunité est alors totalement dominée par celle des anticorps[84]. Les premiers savants sont morts, Erlich en 1915, Metchnikoff en 1916, Behring en 1917. Dans cette réaction circulaire qui plaît, les théories du vivant visent plus à classer les anticorps qu'à se prononcer sur leur production et leur nature. Les chefs de file de l'école de l'immunité considèrent qu'il faut distinguer deux catégories d'anticorps : les coagulines, qui agglutinent ou précipitent l'antigène, et les lysines, qui tuent les globules rouges ou font éclater les bactéries grâce à la fixation du complément, une substance décrite en 1888, ainsi nommée car elle renforce l'activité des anticorps. La spécificité reste une énigme, mais de prime abord n'est plus au premier plan. En 1920, on identifiait dans le sérum trois familles de protéines : l'albumine, les pseudoglobulines et les euglobulines selon des modalités de précipitation par le sulfate d'ammonium. C'est l'identification des anticorps aux gammaglobulines du sérum qui permit de caractériser leurs propriétés[85]. Les chimistes s'employèrent activement en déterminant leur poids moléculaire par centrifugation, en calculant leur proportion en azote ou encore en les séparant par migration sur gel. Les anticorps sont à l'honneur et, avec d'autres protéines vedettes, ils expliquent les principaux phénomènes biologiques. L'immunologie, science des anticorps, devient une discipline à part entière. Les premiers textes qui y font référence sont ceux du docteur Simon qui, dès 1906, dans un ouvrage présentant l'étude de l'infection et de l'immunité, introduit le mot dans son sens scientifique[86]. Or l'immunité ne se détache pas de son contexte bactériologique. La science de l'immunité ne s'est pas développée avant 1914 comme une discipline autonome. La première chaire d'immunologie dans le monde fut créée à l'Université de Cornell pour le spécialiste de l'allergie Arthur F. Coca (1875-1959). Au moins parle-t-on de système, un concept employé au XIXe siècle en anatomie pour désigner une fraction du corps assumant une fonction nécessaire à la cohésion de l'ensemble de l'organisme.

C'est à travers ce système que naît la théorie instructive avec la parution du livre de Karl Landsteiner (1848-1943) en 1933 sur *La Spécificité des réactions sérologiques*[87]. Landsteiner, qui partageait avec Paul Erlich une solide formation de chimiste, était convaincu que l'interprétation de l'immunité passait par cette discipline. Dans son ouvrage, il propose une explication de la formation des anticorps : leur spécificité dépend, grâce à des mécanismes physico-chimiques, de l'action de l'antigène. L'anticorps est vu comme un moule dont l'antigène modifie la forme selon ses propres caractéristiques structurales. La théorie instructive allait réunir autour d'elle un ensemble d'hypothèses hétérogènes sur les propriétés et la formation des protéines. Un soutien à cette théorie est apporté par deux Allemands, Anton Breinl (1880-1944) et Felix Haurowitz (1896-1937), qui cherchent à expliquer l'infini des anticorps. Ils imaginent la constitution d'un gant adoptant sa forme lorsqu'on y glisse la main. « Les anticorps sont des globulines qui, sous l'action destructrice de l'antigène introduit, se substituent aux globulines normales[88]. » Cette vision lamarckienne de la plasticité et de l'adaptabilité du vivant confère à l'antigène le rôle principal. Le déterminant antigénique façonne l'anticorps à sa propre image, comme la main moule la forme du gant. On n'est plus très loin des questions sur la capacité des enzymes à réagir spécifiquement avec leur substrat qui, quelque temps plus tard, intrigueront Jacques Monod, mais sans imaginer alors une intervention génétique. L'Américain Linus Pauling (1901-1994), illustre scientifique de la chimie quantique et de la structure des molécules, met son poids et ses convictions dans le débat pour rappeler la physico-chimie de la biologie. Selon lui, la théorie instructive de formation des anticorps n'est qu'une application particulière des réactions entre protéines[89]. Il s'arrête à l'importance des forces des liaisons interatomiques et électrostatiques, telles que celles exercées avec un faible rayon d'action, comme les forces de Van der Walls, les ponts hydrogène et les liaisons covalentes. Pauling les considère comme déterminantes pour la compréhension des propriétés du vivant. Il forme une théorie sur les forces et les formes, selon une définition tautologique fondée sur la complémentarité et l'intimité qui lient les deux composants antigène et anticorps. Lorsqu'il reviendra quelque temps plus tard sur cette hypothèse totalement contredite par les faits expérimentaux, Pauling ne critiquera pas le principe d'instruction, cœur de cette théorie, mais insistera sur l'interaction biologique qui s'exerce entre deux molécules, une façon de saluer l'importance et, quelque part, de cautionner le concept. Tel un physicien appliquant ses principes à la biologie, Pauling considérait que la physique dirigeait la biologie, et non l'inverse.

De l'instruction à la sélection

C'est à partir de 1941 qu'intervient une nouvelle vision remettant en question la théorie instructive et qui finira par la détrôner. L'un des premiers champions de cette théorie sélective est l'Australien Frank Macfarlane Burnet (1899-1985), qui propose un point de vue donnant le rôle principal à la cellule et non à l'anticorps[90]. Tout repose sur une multiplication cellulaire lors de l'introduction de l'antigène. Il déplace ainsi la problématique d'une complémentarité antigène/anticorps vers celle d'une prolifération clonale induite par l'antigène. Dans cette perspective darwinienne, l'antigène n'agit plus sur l'anticorps, mais sur le génome dont la copie pourrait être transmise aux cellules filles. Le nouveau héros est le gène, non l'anticorps. Le phénomène n'est plus dû à une instruction mais à une sélection. En bref, on passe de la production des anticorps à leur génération. À nouveau, la démarche retrouve l'évolution des pensées de Jacques Monod au moment où il débute sa collaboration avec François Jacob[91]. Confronté lui aussi au dilemme de la reconnaissance, le Danois Niels Jerne (1911-1994), qui avait rejoint Max Delbrück au California Institute of Technology en 1955, reprend à son compte cette conception et développe l'idée d'un processus de sélection. Il intègre l'histoire naturelle de l'immunité et celle de l'immunisation en rapprochant l'immunologie de la génétique, ce qui permet de résoudre l'origine de la diversité des anticorps. Burnet avait défini la cellule comme une unité de transmission héréditaire de l'immunité, un « clone » capable de se multiplier indéfiniment. En y rattachant la spécificité et l'instruction entre l'ADN du noyau, les ARN messagers et les ribosomes au cours de la synthèse des protéines, Jerne élabore une théorie qui repose sur une assertion : une cellule, un anticorps, ce qui devait être confirmé plus tard par Joshua Lederberg, ce scientifique qui avait découvert le principe de conjugaison bactérienne. Quelques années plus tard,

Burnet reprend l'ensemble à son compte. Selon lui, le rôle de l'antigène ne consisterait pas à sélectionner l'anticorps, mais la « cellule porteuse de l'anticorps[92] » qui, ainsi activé, se multiplierait. En résumé, il s'agit d'imaginer que la sélection s'exerce sur les cellules et non sur les anticorps car, pour Jerne et Burnet, le processus s'articule autour de cette brique élémentaire du vivant.

En définitive, l'opposition entre théorie cellulaire et conception chimique n'est que le prolongement des débats suscités par les théories de Pauling, qui furent par la suite mises en défaut. Certains avaient critiqué Erlich, craignant, si les anticorps préexistaient à tous les antigènes du possible, que la nature induise un gaspillage injustifié, beaucoup d'entre eux risquant de ne pas servir à la défense de l'organisme. C'était affirmer que les anticorps ne servaient qu'à la lutte contre les multiples infections. Cette conception téléologique de la vie reste vraie, la diversité cellulaire représentant un réservoir dans lequel chacun peut puiser au cours de sa propre histoire. La nature n'est sans doute pas aussi économe qu'on veut bien le croire. Avec cette conception de la réponse immune qui permet de rapprocher l'inné et l'acquis, il s'agit donc plus de reconnaissance que de défense immunitaire. La théorie sélective, qui devait finalement triompher, impliquait qu'on s'intéresse à la cellule. De quelle cellule parlait-on ? Quelle multiplication était à ce point nécessaire et induite pour produire de si grandes quantités d'anticorps avec un rappel vaccinal et favoriser une mémoire immunitaire ? S'agissait-il du phagocyte du début du siècle, des micromacrophages, de cellules captant le colorant comme le bleu de méthylène du temps d'Erlich ? Pour sa part, Burnet ne cherchait pas à identifier le type cellulaire. Ce qui l'intéressait c'était avant tout la reconnaissance de son rôle central. L'introduction du principe de clone qu'il avait proposé existait déjà dans la science de la génétique des plantes, désignant des plans provenant d'une seule plante mère. Les cellules du système immunitaire restaient à caractériser. C'est à partir de 1957, pour accompagner cette théorie clonale et identifier les cellules produisant les anticorps, que l'immunologie allait entrer dans une phase analytique. Toutes les cellules hématopoïétiques étaient *a priori* éligibles aux fonctions immunitaires. Parmi celles-ci, les lymphocytes, cellules mononucléées du sang et des tissus, avaient été identifiés comme une lignée cellulaire indépendante par Paul Erlich. Il avait cependant découragé ceux qui voulaient leur faire jouer un rôle dans l'immunité. Plus tard, on s'aperçut que ces cellules étaient remarquablement sensibles aux rayons, l'irradiation supprimant la production d'anticorps, ce qui faisait envisager leur fonction. Le plasmocyte qui s'en rapprochait avait été distingué du lymphocyte par le dermatologiste allemand Paul Unna (1850-1929) selon sa morphologie, avec un noyau excentrique caractéristique. En 1948, après une longue série de recherches expérimentales, il apparut comme la cellule formatrice d'anticorps[93]. Les multiples questions concernant la localisation et la nature des organes qui produisent les cellules ne furent clarifiées que plus tardivement.

Au début des années 1950, l'anatomie devait reprendre de l'importance et conduire à identifier des organes capables de produire et d'abriter les cellules du système immunitaire. Au premier rang de ceux-ci domine un organe étrange, le thymus, situé à la jonction de la tête et du cou dans la loge thyroïdienne. Il est présent chez la plupart des mammifères, et l'une de ses caractéristiques est son involution au cours de la vie. Important à la naissance, il laisse la place à un reliquat fibreux à l'âge adulte. Chez les oiseaux existe, de plus, un autre organe, tout aussi énigmatique, qui paraissait jouer un rôle dans l'hématopoïèse : la bourse de Fabricius, située au niveau du gros intestin et qui involue également au cours de la vie. Elle doit son nom à un anatomiste de la Renaissance, Fabrizio d'Acquapendente (1533-1619), qui en rédigea la première description. Le rapprochement de ces deux organes se fit autour de leur faculté de produire des lymphocytes et de leur parenté de structure. Tout restait cependant à mettre en place pour établir la démonstration expérimentale de leurs fonctions. À partir des années 1950, des expériences de bursectomie et de thymectomie précisèrent leur rôle. La bursectomie supprime la production des anticorps. Le pédiatre Robert A. Good (1922-2003) revendiquera la redécouverte du thymus et son rôle dans l'immunité, son attention ayant été attirée par un patient associant une tumeur du thymus et un déficit en anticorps[94]. Il suppose que la production d'anticorps résulte d'une collaboration entre deux types cellulaires, les lymphocytes dits T, qui proviennent du thymus, et les lymphocytes B, pour le B de la bourse de Fabricius ou de son équivalent, car chez l'homme et les autres mammifères où celle-ci n'existe pas, c'est la moelle osseuse qui remplit son rôle[95].

Les premiers travaux de Metchnikoff ne devaient cependant pas être oubliés. Les mécanismes de défense de l'hôte se composent en effet d'une immunité naturelle ou innée, responsable de la première ligne de défense contre les microbes, et d'une immunité adaptative plus lente, qui assure plus tardivement une réponse spécifique contre les microbes en faisant appel aux lymphocytes T et aux lymphocytes B. L'immunité naturelle est ainsi désignée car elle préexiste à l'introduction des germes infectieux. Toujours présente chez l'individu sain, elle est prête à bloquer l'entrée des microbes et à éliminer ceux qui ont réussi à pénétrer dans l'organisme. Elle comprend deux mécanismes différents selon qu'il s'agit d'une barrière à l'infection ou de composant chimiques des cellules qui tentent d'éliminer les microbes lorsqu'ils pénètrent dans les tissus de l'hôte. La peau, le tractus gastro-intestinal, le tractus respiratoire sont composés d'épithéliums qui constituent autant de barrières physiques et chimiques aux infections. Outre leurs capacités à combattre les germes qui tentent de pénétrer par contact physique, ingestion ou inhalation, les cellules épithéliales produisent des antibiotiques actifs contre les bactéries. Si les microbes parviennent à s'introduire malgré ces premières manœuvres de défense, ils se heurtent à deux types de phagocytes circulants : les neutrophiles et les monocytes. Ces cellules sont recrutées aux sites des infections où elles reconnaissent et ingèrent les microbes afin de les détruire. Produits par la moelle osseuse, les neutrophiles circulent en permanence dans le sang. C'est le premier type cellulaire qui réagit à la plupart des infections bactériennes ou fongiques. Lorsqu'un microbe se trouve dans la circulation sanguine, il est ingéré rapidement. Dans les tissus où ils sont attirés si le pathogène y a pénétré, les polynucléaires meurent après quelques heures en formant le pus. Les monocytes sont moins abondants que les polynucléaires. À la différence de ceux-ci, ils peuvent survivre dans les tissus pendant des périodes prolongées où ils se transforment en macrophages. Ce sont ces cellules qui avaient attiré l'œil de Metchnikoff lorsqu'il observait l'englobement des particules étrangères. Monocytes et neutrophiles, chacun pour sa part, patrouillent dans le corps. Ils se rendent dans les tissus lors d'une infection, attirés par des molécules, les chimiokines. Leur mission est de capter les microbes puis de les digérer. Il est aisé de comprendre la fascination de Metchnikoff en regardant ce phénomène au microscope. Polynucléaires ou monocytes étendent leur membrane cellulaire autour du microbe, l'enrobent, l'incorporent au sein d'une petite vésicule. La cellule, alertée par la présence du microbe, sécrète des enzymes et des substances toxiques. Ces produits peuvent parfois diffuser dans les tissus en provoquant une réaction inflammatoire.

Si le germe envahisseur est un virus, il trouve sur son chemin des cellules spécialisées, prêtes à tuer, les cellules naturelles tueuses ou *natural killer* (NK), selon le terme anglo-saxon. Elles contiennent des granules cytotoxiques qu'elles libèrent lorsqu'elles sont activées, pour tuer les cellules infectées. Ainsi, au sein de l'immunité innée, existent différents types cellulaires qui se répartissent l'assaillant : polynucléaires et monocytes luttent contre les bactéries et les champignons tandis que les cellules naturelles tueuses éliminent les cellules infectées. Les cellules ne sont cependant pas seules à intervenir en première ligne de défense contre les microbes, une série de protéines circulantes protègent également des infections. Certaines d'entre elles se retrouvent dans les organismes les plus primitifs, tel le complément et ses dérivés apparus il y a près de six cent mille ans, bien avant l'existence des premiers mammifères. Ces molécules représenteraient sans doute une aide complémentaire aux premières cellules primitives qui assuraient les défenses immunitaires. L'immunité adaptative, qui repose sur les cellules B et les cellules T, est stimulée dans un deuxième temps. Sécrétés dans la circulation et à la lumière des organes tapissés de muqueuses par les lymphocytes B stationnés dans la rate, les ganglions lymphatiques et les tissus muqueux, les anticorps tentent d'éliminer les microbes extracellulaires et leurs toxines. Les lymphocytes T se répartissent en deux populations cellulaires : les lymphocytes CD8, population lymphocytaire cytotoxique pour les cellules infectées, et les lymphocytes CD4, indispensables à la production des anticorps par les cellules B et les plasmocytes, et à la fonction des lymphocytes CD8. Les lymphocytes CD4 apparaissent ainsi comme les chefs d'orchestre du système immunitaire. Deux des plus importantes propriétés de l'immunité adaptative, qui la distinguent de l'immunité naturelle, sont sa capacité de répondre à un nombre considérable d'antigènes différents et celle d'induire une mémoire immunitaire. Ce double phénomène repose sur une coopération entre les différents types cellulaires, lymphocytes T, B et macrophages, et leur disposition à s'échanger des signaux moléculaires.

Parmi les animaux, seuls 5 % des vertébrés possèdent une double immunité, naturelle et adaptive. 95 % des défenses immunitaires de toutes les espèces animales reposent sur la réponse innée. Si on envisage l'immunologie à l'aune de l'évolution des espèces, la nature paraît conservatrice. Elle a tendance à préserver les mécanismes efficaces en les améliorant, plutôt que d'inventer de nouvelles stratégies de défense. Les plantes, quant à elles, diffèrent des animaux et des hommes. En cas d'infection, le mécanisme central de défense est la mort cellulaire, ou apoptose, qui vise à limiter la propagation de la contagion d'une cellule à l'autre. S'il existe des différences entre les règnes de la vie, tous les individus d'une même espèce n'ont pas non plus la même capacité à lutter contre des maladies infectieuses ou à répondre aux vaccins. Depuis longtemps, ceux qui survivaient ou résistaient aux épidémies ne pouvaient que constater l'inégalité des chances. Ignorant le poids des facteurs génétiques, de multiples causes étaient invoquées pour distinguer les sujets infectés qui mouraient des autres, comme un mode de rencontre différent avec l'organisme infectieux. La première démonstration de l'influence exercée par le déterminisme génétique remonte à des expériences allemandes de la Seconde Guerre mondiale, quand, imprégnés des théories eugénistes, certains savants cherchaient à démontrer l'existence de races capables de mieux résister aux infections. Un nombre réduit de générations de cobayes sélectionnés par croisements successifs permettait d'obtenir des lignées capables soit de résister, soit de succomber à la diphtérie. Ces expériences devaient être oubliées plusieurs dizaines d'années avant que l'histoire ne rebondisse sur de nouvelles approches[96] qui allaient valoir à Jean Dausset et à Baruch Benaceraff (1920-2011) un prix Nobel commun en 1981[97].

En 1952, dans le service d'hématologie de l'hôpital Saint-Louis à Paris, Jean Dausset (1916-2009) et ses collaborateurs décrivent un antigène présent sur les globules blancs d'un sujet qui présente une baisse de son taux de polynucléaires. Grâce à divers réactifs sérologiques obtenus chez des polytransfusés, Jean Dausset affirme en 1956 qu'il existe des antigènes leucocytaires dont la fonction, d'abord obscure, fut ensuite reliée à la capacité de tolérer ou non les greffes. Le système HLA, pour *human leucocyte antigen*, était né et, à travers lui, la description des groupes tissulaires présents sur la quasi-totalité des cellules humaines[98]. Les gènes HLA situés sur le bras court du sixième chromosome doivent leurs caractéristiques à leur extraordinaire polymorphisme et au grand nombre d'allèles de gènes qui distinguent les individus les uns des autres. Le rôle joué par le complexe HLA dans la tolérance ou le rejet de greffes allait en faire rapidement un système moléculaire de reconnaissance du soi et du non-soi, de l'individuel et de l'étranger. Adoptant une démarche parallèle, Baruch Benaceraff démontra que les mêmes gènes gouvernent la réponse aux antigènes. Les études expérimentales effectuées chez les souris et les cobayes, ont en effet montré que le locus HLA détermine la spécificité des réactions immunitaires. La reconnaissance du soi et non soi et la tolérance aux greffes allaient rejoindre ainsi les caractères plus généraux liés à la réponse immunitaire et la reconnaissance antigénique. L'inégalité devant les greffes et maladies infectieuses rejoignait celle de la réponse contre des antigènes variés. Les molécules HLA devaient être comprises comme des récepteurs situés à la surface des macrophages pour présenter les antigènes aux lymphocytes. En identifiant les composants du soi et du non soi, de l'étranger et de l'infection, le sigle HLA a fait rêver nombre de chercheurs ainsi que plusieurs générations d'immunologistes. Responsable de l'identité moléculaire, et donc de la spécificité, mais aussi de la diversité des réponses immunitaires par sa capacité à présenter l'antigène aux cellules immunes, il apparaît comme le produit d'une sélection darwinienne visant à optimiser la réponse aux infections.

Les migrations humaines devaient rebattre les cartes, car le polymorphisme s'accroît avec le déplacement des populations et les nouvelles descendances. Favorisant ainsi la multiplicité des réponses aux antigènes du monde, le rôle joué par le système HLA ne cesse d'intriguer. Élément crucial des greffes, il semble aussi influer la formation des couples, animaux ou humains. Quelques expériences troublantes montrent que l'accouplement entre animaux divergents par ce locus ne se fait pas par simple hasard, mais qu'il est guidé vers un objectif, l'accroissement d'un polymorphisme. D'autres expériences menées cette fois chez l'homme suggèrent que le complexe HLA influence la formation des couples, au moins chez les Européens[99]. Ce phénomène n'étant cependant pas retrouvé chez les Africains, une hominisation plus précoce et un fardeau infectieux plus lourd pourraient expliquer que l'attirance pour un HLA distant soit moins forte. Quoi qu'il en soit, le système HLA apparaît dès lors comme une pièce maîtresse de l'évolution en intervenant dans la sélection du géniteur et en favorisant une plus grande diversité afin de permettre une meilleure résistance aux épidémies. Fardeau de l'humanité depuis toujours, les maladies infectieuses ont exercé de fortes pressions de sélection sur les populations. Ainsi le germe a-t-il orienté l'évolution des hominidés et favorisé la diversification de nos capacités de défense.

CHAPITRE 3

Peste et pestilences

« Un mal qui répand la terreur, mal que le ciel dans sa fureur inventa pour punir les crimes de la terre. [...] Peste, châtiment divin. »

LA FONTAINE (1621-1695).

« Les maladies augmenteront dans toutes les régions du globe... L'œuvre est déjà très avancée, elle est assurée d'avenir. »

Charles NICOLLE,
Destin des maladies infectieuses, 1932.

Les acteurs sont là. D'un côté, l'homme avec ses défenses immunitaires et son inépuisable polymorphisme. De l'autre, les parasites avec leur génie de l'adaptation et leurs intermédiaires animaux. On pourrait s'en tenir là et focaliser les énergies sur un domaine de recherche déjà colossal dont l'étude nécessite, comme les chapitres précédents en témoignent, la mobilisation d'une foule de compétences : microbiologistes, virologistes, immunologistes, parasitologues, vétérinaires, zoologues, entomologistes, etc. Ce serait un cadre encore trop restreint. Plus exactement, il est vide. Disposés au centre du tableau, les protagonistes actifs dans la transmission et la propagation des pathogènes ne racontent qu'une infime partie de l'histoire. Peut-être en cachent-ils même l'essentiel. S'en tenir là serait un peu comme si Léonard de Vinci avait peint *Mona Lisa* sans toucher au reste de la toile, se contentant de sa vacuité laiteuse. Que serait le sourire de la plus célèbre des inconnues s'il flottait dans le vide détaché de toute réalité terrestre ? La remarque vaut au centuple pour ce qui concerne les processus de l'émergence. C'est pourquoi le moment est venu de camper le décor. Il s'agit de comprendre comment les facteurs environnementaux et l'industrie des hommes font le lit des terribles fléaux qui ont défié l'humanité au long de son histoire. Et comment mieux pénétrer la complexe intrication de ces éléments, variant à chaque émergence par leur nature et leur articulation, qu'en appliquant les connaissances scientifiques modernes à l'analyse des calamités anciennes ?

Les pestes

Le terrible fléau évoque de tout temps une punition des dieux. Homère raconte qu'Apollon tueur de rats se venge ainsi du sacrilège des Grecs. Dans les textes anciens, la peste est un terme générique qui désigne les maladies infectieuses touchant un grand nombre d'individus, de sorte que son histoire se confond avec celle des épidémies. Pour conjurer la contagion, les Égyptiens du deuxième millénaire avant notre ère, ainsi que les Hittites à Sumer, célébraient déjà le pouvoir d'une divinité guérisseuse. De nombreux épisodes y font référence dans l'Ancien Testament : la peste figure parmi les plaies que le dieu de Moïse inflige à l'Égypte. Elle décime les Philistins à Ashod lorsque ceux-ci s'emparent de l'arche d'alliance, terreur qui inspira le célèbre tableau de Poussin. L'iconographie chrétienne la représente sous forme de flèche. Les pointes qui transpercent le corps de saint Sébastien, protecteur de la peste, indiquent l'emplacement des stigmates de la maladie. Mais, non loin des dieux du ciel, les animaux rôdent. La Bible associe la mortalité anormale des hommes à l'arrivée massive d'une multitude de rats dans les villes et les champs. Au début de notre ère, Strabon établit une relation entre rat et peste[1] : « En Espagne, les rats donnaient fréquemment naissance à une peste [...]. Les Romains avaient publié une proclamation selon laquelle des primes seraient offertes pour leur destruction[2]. » Après ces premiers écrits, cette relation a été quelque peu oubliée. L'ignorance des peuples occidentaux à faire de la présence des rats un signe annonciateur du fléau est souvent comparée aux observations et écrits d'Orient, qui l'auraient repéré depuis longtemps. En réalité, nos ancêtres se sont longtemps trompés aussi bien sur les rats que sur les puces et autres vermines. S'ils signalaient des rongeurs devant la maison de futurs pestiférés, ils pensaient que c'était dû à la putréfaction de la terre nourricière qui repoussait des cohortes d'animaux brutalement exhumés du sol. Ces bestioles, qui circulaient à ras de terre, représentaient le mal et l'obscurité des profondeurs terrestres. Outre la répulsion pour les souris et les rats, il existait une peur des insectes rampants ou grouillants, des vers, des serpents, des grenouilles, qu'on croyait également surgis des entrailles de la terre. Leur apparition était vécue comme une fuite devant le fléau et non comme son réservoir. Entre le réel et le fabuleux, nombre d'écrits associant faits zoologiques et représentations mystiques décrivent ainsi une transmission de l'infection à travers l'émergence d'animaux souterrains.

Quant aux puces, elles étaient ignorées comme vecteurs potentiels. C'était le temps des générations spontanées. Les animalcules n'existaient pas comme des êtres extérieurs au corps, mais comme la traduction corporelle de nos humeurs dont ils étaient le produit. S'ils grouillaient dans les chemises crasseuses qu'on ne changeait guère, c'est qu'ils matérialisaient les sensations intérieures. En définitive, les vermines paraissaient plus être conséquence du fléau, que cause de la contamination. Entre les dieux du ciel, les animaux et les animalcules, les hommes interprétaient les signes. La religion s'en emparait parfois pour proférer au passage quelques messages dont elle tirait profit. La peste, disait-on, n'était pas seulement punitive, elle avait aussi des vertus purificatrices lorsqu'elle survenait suite à la perte des valeurs chrétiennes. L'Église y trouvait matière à de nouveaux sermons. La condamnation divine était prégnante. Dieu étendait son courroux sur les humains pervertis, oublieux des modes de vie. Le mal purifiait et avec lui surgissaient des espèces animales subordonnées aux forces des ténèbres. Car l'incapacité à s'élever au ciel, particulièrement honnie au Moyen Âge, attestait de la bassesse des rongeurs qui circulent à même le sol. Ils étaient les émissaires d'un monde obscur et diabolique. Face à eux est la lumière des hommes et, plus haut, celle de Dieu. La configuration des terriers et des galeries était à l'image des méandres du mal. La tradition médiévale a ainsi été longtemps dominée par ce choc symbolique entre des hommes fautifs et le surgissement du fléau escorté de son bestiaire.

L'histoire de la peste commence avec des récits anciens dans lesquels il est impossible de la distinguer d'autres épidémies infectieuses. Ainsi le récit de la peste d'Athènes par Thucydide (460-395 av. J.-C.), sans que l'étiologie en soit réellement authentifiée, correspond probablement au typhus. Elle mérite cependant d'être rapportée et de s'inscrire dans l'épopée des pestes comme un témoignage important sur les faits et gestes des populations atteintes par une épidémie il y a plus de deux mille ans. En 430 av. J.-C., alors que la guerre du Péloponnèse fait rage, Athènes est attaquée par Sparte. La campagne avoisinante est saccagée et les paysans fuient pour regagner la ville. Les réfugiés s'entassent dans la cité assiégée. La concentration démographique et l'insalubrité font le lit de l'épidémie. Thucydide, qui échappa à la maladie, décrit avec lucidité et effroi les réactions de la population :

> « Si par crainte, les gens refusaient de s'approcher les uns des autres, ils périssaient dans l'abandon, et bien des maisons furent ainsi vidées, faute de quelqu'un pour donner ses soins ; mais, s'ils s'approchaient, le mal les terrassait, surtout ceux qui prétendaient à quelque générosité et qui, par respect humain, entraient, sans regarder à leur vie, auprès de leurs amis. [...] D'une façon générale, la maladie fut, dans la cité, à l'origine d'un désordre moral croissant. L'on était plus facilement audacieux pour ce à quoi, auparavant, on ne s'adonnait qu'en cachette : on voyait trop de retournements brusques faisant que des hommes prospères mouraient tout à coup et des hommes hier sans ressources hériter aussitôt de leurs biens. Aussi fallait-il aux gens des satisfactions rapides, tendant à leur plaisir, car leurs personnes comme leurs biens étaient, à leurs yeux, sans lendemain. Peiner à l'avance pour un but jugé beau n'inspirait aucun zèle à personne, car on se disait que l'on ne pouvait savoir si, avant d'y parvenir, on ne serait pas mort. [...] On jugeait égal de se montrer pieux ou non, puisque l'on voyait tout le monde périr semblablement, et, en cas d'actes criminels, personne ne s'attendait à vivre assez pour que le jugement eût lieu et qu'on eût à subir sa peine[3]. »

Après une brève accalmie, la maladie ressurgit par vagues successives pendant plus de deux ans, atteignant de nombreux rivages grecs, tandis que, dans le Péloponnèse, indemne, les guerriers ennemis déferlaient sur les armées et les flottes athéniennes. La seconde apparition de la peste dans la cité frappa Périclès. C'est en grande partie grâce à elle que Sparte fut victorieuse, tandis qu'Athènes, selon l'estimation de Diodore (Ier siècle av. J.-C.), perdit le tiers de ses habitants. Pêle-mêle, dans le récit de Thucydide, on retrouve la dissolution des mœurs, le dévouement de quelques-uns, l'acharnement d'autres sur des semeurs de peste et l'invocation des dieux. Les conséquences politiques et sociales de l'épidémie rapportées par Thucydide sont de celles qui vont accompagner toutes les épidémies. Ce que la mémoire collective dans l'Antiquité retiendra de la peste d'Athènes restera longtemps d'actualité. Les textes classiques, de la Bible à l'*Iliade* et l'*Énéide*, témoigneront d'autres épidémies, qui, pour n'être pas certainement dues à la peste, auront de nombreux points communs avec cette première description d'un fléau infectieux. Ce n'est qu'au VIe siècle, lorsqu'une épidémie franchit la Méditerranée pour s'étendre vers l'ouest, le nord et gagner l'Europe, qu'il est possible de porter le diagnostic rétrospectif d'infection due à *Yersinia pestis*, la description des symptômes étant suffisamment précise et caractéristique. Cette première pandémie est connue sous le nom de peste justinienne. Les manifestations spécifiques rapportées par les textes de l'époque ont été décrites et précisées de nombreuses fois depuis, jusqu'à des périodes récentes.

Le temps écoulé entre la première découverte des cadavres de rats et l'apparition des signes de peste fait conclure à une incubation d'un à cinq jours. L'affection débute ensuite brutalement par une forte fièvre. Au point de piqûre de la puce se forme une phlyctène qui évolue souvent en une plaque gangréneuse noirâtre : c'est le charbon pesteux. Le bubon, qui n'est autre qu'un ganglion lymphatique, apparaît au deuxième ou troisième jour, le plus souvent à l'aine, parfois au cou. Il est volumineux et douloureux. Outre fièvre et bubons apparaissent des troubles psychiques et neurologiques. Le malade délire et frissonne. L'infection évolue ensuite, rarement vers la guérison (au moins au début de l'épidémie), le plus souvent vers l'apparition d'une septicémie généralisée. Élément remarqué de tous ceux qui ont étudié cette maladie, notamment les microbiologistes, la septicémie de l'homme, à l'inverse de celle du rat, ne s'accompagne pas de prolifération considérable du bacille dans le sang. Ce fait étonnant explique sans doute la faible transmission par la puce de l'homme, *Pulex irritans*. Ses repas sanguins étant peu contaminés, celle-ci ne se contamine que rarement. Toutefois, si la puce humaine ne s'infecte pas, le malade, lui, décède le plus souvent. Car la peste bubonique est redoutable. Elle entraîne la mort presque cinq fois sur sept. Et si par chance le malade guérit, l'immunité est courte. Le miraculé peut ainsi se réinfester, à l'occasion d'un nouveau contact avec le bacille quelques mois plus tard. À côté de cette évolution, la plus fréquente, des formes foudroyantes sont rapportées. La mort survient quelques heures après que la maladie s'est déclarée. Frappant les esprits, nombre de ces cas sont signalés dans les chroniques anciennes. Hommes ou animaux s'effondrent brutalement au hasard des rues, leurs cadavres gisant çà et là à même le sol. Selon les écrits médiévaux, les guérisons sont plus nombreuses en déclin d'épidémie et les formes de la maladie plus modérées. L'infection prend alors une allure bénigne témoignant sans doute d'une sorte d'immunité acquise, qui protège le patient en phase épidémique. En diminuant le nombre de malades ou l'intensité du mal, ce mode d'infection réduit aussi les réservoirs contagieux. Enfin, à côté de la peste bubonique, existe une autre forme, la peste pulmonaire.

Car le poumon est également un organe ciblé par le bacille de Yersin. La piqûre de puce n'est pas la seule cause d'infection. Le microbe peut aussi se transmettre par la toux et infecter l'hôte par inhalation. La peste pulmonaire est d'une extrême gravité. Fièvre, crachats, difficultés respiratoires, asphyxie entraînent la mort en deux ou trois jours dans la quasi-totalité des cas. Les populations du Moyen Âge apprendront vite que peste bubonique et pulmonaire peuvent alterner ou coexister au cours d'une même épidémie.

Les symptômes de la peste bubonique qui débute en 541 et que l'histoire retiendra comme le premier épisode assuré de cette pandémie recoupent cette description. Elle fut révélée à Péluse cette année-là, et l'historien Évagre (346-399) estime qu'elle vient d'Éthiopie. Elle déborde rapidement le delta du Nil, contamine Alexandrie, gagne la Syrie, puis Antioche. En 542, on la retrouve à Constantinople, où règne l'empereur Justinien (527-565). Son nom allait y être tristement associé. La peste justinienne gagna l'Illyrie, l'Espagne, l'Italie. À partir d'Arles, elle se répandit jusqu'au Rhin. En 544, l'épidémie déclinant, Justinien en proclama la fin. Il est à ce point confiant qu'il légifère, comme si la cause était entendue et que tout devait rentrer dans l'ordre. Il ordonne que les prix des marchandises, qui s'étaient envolés, reviennent aux cours antérieurs. Malheureusement, il ne s'agit que d'un maigre répit. En 577, la peste est de nouveau à Antioche et parvient à Ravenne, puis à Constantinople. Elle se maintiendra durablement sur le continent durant deux siècles, frappera à quinze reprises et démantèlera jusqu'en 787 le grand commerce méditerranéen qui faisait la richesse des villes portuaires. Elle atteindra l'Europe à dix reprises, ne se contentant pas d'affleurer ses rivages, ni de se limiter aux zones maritimes reliées à l'Orient par le commerce. Avec le cabotage, la peste se propage aussi le long des grandes voies navigables. Le Rhône et la Loire colportent l'infection à l'intérieur des terres et, avec elle, les rats qui se nichent dans les soutes de bateaux, les entrepôts, les ballots de chiffons. Les pays de la Méditerranée occidentale, la Germanie rhénane et les deux tiers de la Gaule subissent les assauts du fléau qui progresse aussi vers l'Est et l'Orient. L'Asie Mineure, la Syrie et la Mésopotamie sont atteintes. L'Iran et l'Asie centrale le furent-elles ? Les données manquent pour l'affirmer. Car tracer l'étendue de ces épidémies n'est possible qu'au travers des chroniques d'alors, nécessairement parcellaires. La maladie est certainement présente en Inde depuis des temps médiévaux. La Chine à cette époque n'est pas plus épargnée par ces épidémies. Il est probable que de plus vastes territoires aient été atteints. Quoi qu'il en soit, géographes et épidémiologistes s'accordent sur un point : à chaque poussée les mêmes pays sont peu ou prou touchés, le long des mêmes axes, respectant les régions éloignées et isolées des voies d'accès. Les populations barbares du Nord, dont la vie semi-nomade est peu propice à l'apparition et l'extension des épidémies, seront les seules épargnées. Dans les villes, des pertes considérables bouleversent la vie citadine. Procope en donne une description effroyable lors de l'épidémie qui sévit à Constantinople :

> « Dans les commencements [...], chaque famille enterrait les siens. Bientôt, il fut impossible de remplir ce devoir, quand les maîtres et les domestiques se trouvèrent privés, par la maladie ou par la mort, des secours mutuels qu'ils pouvaient se rendre, de façon que la plupart des cadavres se trouvaient sans sépulture [...]. Chacun était occupé chez soi à soigner les malades ou à pleurer ses pertes, et que l'on ne trouvait dans les rues que des gens qui allaient enterrer les morts. Cette inaction générale causa la famine, qui emporta encore un grand nombre d'habitants. Justinien lui-même fut attaqué de la contagion : un charbon pestilentiel fit craindre pour sa vie et acheva de mettre en deuil la ville déjà tant affligée par tant de maux. Cette peste, une des plus terribles dont l'histoire fasse mention, dura cinquante-deux ans et dépeupla l'univers[4]. »

La peste n'est pas seule à faire des ravages, il n'est pas rare d'observer d'autres épidémies qui l'accompagnent. Dagobert (env. 600-639), le bon roi, meurt de la variole en même temps que la Gaule est ravagée par la peste. Les crises répétées dépeuplent l'Empire romain, notamment dans les zones du littoral méditerranéen. Or, par leur agriculture et leur commerce, ces régions représentent les plus riches du monde civilisé. Dès lors, la famine sévit dans le sillage des épidémies. Entre les territoires atteints, dévastés par la peste et non cultivés par les hommes, et ceux où vivent les populations indemnes s'établissent de grandes migrations. Ainsi, des peuples barbares venus du nord de l'Europe épargnée par le mal se dirigent vers les zones désertées. Après la peste de 542, les Berbères se précipitent sur la Tunisie byzantine. Après celle de 599, les Bulgares campent aux portes de Constantinople. Et, tandis qu'elle dévaste la Syrie byzantine, la Mésopotamie sassanide, puis l'Égypte, les Arabes démantèlent l'Empire perse et l'ouest de la Grèce en 630. Car la terrible maladie a désorganisé l'administration et détruit l'économie. Les poussées se succédant, tout effort de reconstruction est voué à l'échec. Les territoires atteints sont des proies faciles. Quant aux nouveaux migrants, ils ne sont pas épargnés par une poussée ultérieure. La peste ignore les frontières. Tel chef de guerre, indemne dans le désert de Damas, meurt à son tour en combattant sur le sol de la Palestine. N'étant pas protégés par l'immunité, les pionniers nouvellement implantés dans les territoires désertés contractent aisément le bacille et le transmettent à leur tour.

Pulex irritans *contre Xenopsilla cheopsis*

La peste a été à l'origine de deux grands phénomènes. D'une part, la destruction d'une partie de l'humanité civilisée. Selon l'estimation de l'historien Josiah Russel[5], 40 à 50 % des populations de l'Empire romain périrent de la peste de Justinien. Campagnes décimées, agricultures effondrées, principales villes anéanties, elle ne laisse derrière elle que désolation. Les tentations guerrières des peuples éprouvés par l'épidémie se dissipent. Les Anglais arrêtent la conquête de l'Écosse, les Francs suspendent leur progression en Espagne et en Italie. De l'autre côté, les importantes migrations qui s'ébranlent à partir des zones indemnes vont favoriser le brassage des peuples et le mélange des sangs. Les peuples arabes vont se lancer à la conquête de l'Afrique du Nord et gagner l'Espagne en 711. La peste traverse les montagnes, les fleuves, les vallées. Elle remodèle l'histoire des populations du Moyen Âge : extension des Ottomans au sud, renversement de la puissance économique du monde méditerranéen par des populations venues du nord. La peste justinienne ne fut pas seulement l'objet de spéculations et d'études de la part des épidémiologistes et des historiens, elle fut aussi à l'origine d'une controverse dans le monde scientifique au début du XXe siècle. D'après les conclusions de la Commission des Indes, alors chargée de statuer sur les modes de transmission du bacille, il paraissait évident que le couple funeste rats et puces était responsable de la peste justinienne, et les hommes, leurs victimes innocentes. La peste semblait intimement associée aux mœurs et habitudes des rats noirs et de leurs parasites. Une hypothèse fondée sur le fait que le rat noir demeure près des masures, qu'il séjourne dans les greniers, pullule près des détritus et des immondices et vadrouille rarement dans les campagnes. Il était facile de comprendre que, fidèle compagnon de l'homme, friand de ses déchets et nourritures, le rongeur suivait les embarcations le long des chemins de halage. En suçant le sang de l'animal en phase septicémique et en sautant du rat à homme, la puce permettait au bacille de franchir secondairement la barrière d'espèce. Cette théorie devait cependant être battue en brèche par de nouvelles hypothèses formulées au début du XXe siècle, certains résultats semblant prouver la capacité d'infection des puces humaines. Or, quand on connaît l'impact de ces études sur la compréhension sur la santé publique et la prévention des épidémies, les discussions n'étaient pas que sémantiques. Elles devaient bien vite se révéler d'une brûlante actualité alors que de nouveaux foyers épidémiques étaient décelés en 1933 au Maroc où la transmission interhumaine apparaissait fort possible. Puces de rats contre puces d'hommes, le débat rebondissait en tendant à attribuer la peste justinienne aux hommes plus qu'aux rats.

Vers la fin des années 1930, une nouvelle découverte faite par de jeunes zoologistes allait conduire à un changement d'opinion chez les principaux tenants de la théorie de la puce du rat, *Xenopsilla cheopsis*. Le rat noir, pensait-on, ne faisait pas partie de la faune du continent au moment de la peste justinienne. Il ne serait apparu qu'avec le retour des croisés de leur combat d'Orient au XIIe siècle. Avant cette période fatidique existait un seul rongeur domestique, la souris. Or celle-ci ne paraissait pas être un agent de la transmission du bacille de Yersin. Plus de rats en Occident pendant la peste justinienne, donc pas de puces du rat. Il n'en fallait pas plus pour que Ricardo Jorge (1858-1939), l'un des principaux scientifiques prônant la thèse de la puce du rat, ne tourne casaque et renie ses propres travaux pour consacrer formellement *Pulex irritans* comme agent de transmission de la peste du Moyen Âge. Il allait entraîner avec lui d'autres chercheurs dans cette théorie qui érige en dogme que la puce humaine est seule responsable des épidémies mondiales, reléguant les rats et leurs parasites au rôle de simples initiateurs du drame. La chaîne de contamination liée au rat noir était dorénavant reléguée au rayon des théories désuètes. La peste interhumaine se transmettait par l'ectoparasite de l'homme, la peste du rat par la puce du rat. Jorge, qui se fit le champion de cette théorie, s'appuyait sur un vaste ensemble de recherches expérimentales. Les premières expériences consistèrent à capturer des puces irritantes au domicile des pestiférés morts, les *Pulex*, et à les déposer sur le corps de malheureux moribonds en phase septicémique de façon à montrer, sans peine, qu'elles s'infectaient. L'étape suivante, plus délicate mais indispensable, devait prouver qu'elles étaient susceptibles de transmettre la maladie à des cobayes. Ces expériences firent l'objet de diverses publications en 1941, établissant de nouvelles théories sur la transmission de la maladie. L'épidémiologie changea de visage et, avec elle, le mode de contagion. L'OMS se rangea à cet avis, même si, prudents, les membres de l'organisation internationale invoquaient l'absence de certitude. *Pulex irritans*, la puce compagnon de l'homme, devint dès lors incontournable.

Dans un remarquable essai, Frédérique Audoin-Rouzeau[6], *alias* Fred Vargas, revient sur ces données à la lumière d'une longue analyse historique. L'une des expériences princeps est fortement critiquée. Ses résultats supposent un transfert passif du bacille par la trompe de la puce sans que celle-ci soit infectée. Or ce n'est qu'en augmentant artificiellement le nombre de ces parasites qu'il est possible d'obtenir un tel résultat. Il faudrait en effet une quantité importante de puces pour qu'elles puissent passivement transmettre l'infection après s'être repues d'un repas sanglant à faible teneur en bacilles. De plus, elles devraient piquer après un délai bref pour éviter la destruction des bacilles à l'air libre. On s'éloigne par cette hypothèse de la réalité de la contamination où les puces s'infectent sur des rats agonisants. En même temps qu'une série de critiques sur une méthodologie discutable, l'arrivée tardive du rat noir est à son tour objet de controverse. En 1952, s'opposant à Robert Politzer, W. P. Mac Arthur conteste la validité de cette thèse. Selon lui les rats noirs étaient bien connus des Romains et il ne fait aucun doute qu'ils ont été les vecteurs de la peste justinienne. Il en veut pour preuve la découverte de squelettes du rongeur à Pompéi ainsi que de tablettes étrusques montrant un rat noir en train de ronger la corde d'un navire. Les avancées de l'archéologie de terrain allaient lui donner raison en exhumant des restes de rats dans des fouilles du haut Moyen Âge. Le rat noir pouvait dès lors être suivi à la trace. Originaire d'Asie du Sud-Est, il s'était établi sur les rives orientale et méridionale de la Méditerranée. En attribuant l'invasion du rongeur aux Croisés, les scientifiques des années 1930 omettaient l'intense trafic commercial et militaire qui, douze siècles auparavant, avait étroitement uni le Proche-Orient (Syrie, Palestine) et la Corne de l'Afrique (Égypte) aux possessions occidentales. Les ossements de rats à Londres, en Suisse et dans plus de vingt-cinq villes qui faisaient l'objet de fouilles ont permis de démontrer que le rat noir avait gagné l'Europe du Sud entre le IVe et le IIe siècle av. J.-C. et qu'il avait ainsi fait son apparition en Europe occidentale non méditerranéenne. Même si certaines régions semblaient plus épargnées par l'invasion du rongeur à l'époque romaine et au haut Moyen Âge, l'affaire semble entendue : le rat et sa puce furent les seuls responsables.

La question du rat noir en soulevait une autre, celle de l'arrêt de l'épidémie, un long intervalle séparant la pandémie du haut Moyen Âge de sa nouvelle éclosion six siècles plus tard. La peste avait délaissé l'Occident pendant ce laps de temps, sans que les scientifiques en trouvent d'explication claire. L'immunité des hommes et des rats induite par des épisodes de peste à répétition en était-elle responsable ? Cette hypothèse reste plausible sans qu'on puisse toutefois la confirmer. Tout au plus peut-on constater avec Henri Mollaret (1923-2008) que la peste n'avait pas trouvé les conditions de son existence. Son retour fut brutal. Elle s'installa à l'occasion de ce qu'il est convenu d'appeler une guerre bactériologique, du moins si l'on en croit les récits. Venue d'Orient, une nouvelle épidémie de peste atteint la limite des comptoirs génois en 1347 avec les cavaliers mongols qui déferlent sur l'ouest de l'Europe à la recherche de pâturages plus propices. Arrivés devant les remparts de Caffa, ils tiennent le siège de la ville. Caffa, port de la mer Caspienne, est un trait d'union entre les mondes chrétien et musulman. La ville est aux mains des Génois qui résistent à l'armée tartare conduite par Khan Djanisberg. Tandis que les assiégés se barricadent, la peste se répand dans les armées mongoles qui se voient contraintes de lever le siège. Avant de quitter la place, ils tentent un dernier assaut à coups de pestiférés. Vengeance ou subtilité de grand stratège, ils catapultent sur la ville les corps de leurs compagnons recouverts de puces infectantes. Au cœur de la ville, des rats affamés et des hommes s'entassent. La maladie se dissémine rapidement. Les Génois sont contraints d'abandonner la cité et de prendre la mer. Avec cet exode de la dernière heure, la peste se propage en Europe. Cette épidémie des années 1347-1352 est connue sous le nom de « mort noire ». Dans son *Décaméron*, Boccace (1313-1375) décrit ce qu'endura la ville de Florence où près de la moitié de la population disparut en 1348. À Venise, l'une des cités les plus riches d'Europe, qui comptait environ 150 000 habitants à la fin de l'année 1347, la peste fauche 600 âmes par jour. Elle ne se contente pas de dévaster la façade maritime et d'opérer le long des fleuves. En un an, elle traverse l'Italie, l'Espagne, la France, puis gagne la Grande-Bretagne et l'Allemagne. Elle s'étend vers le nord. En 1352, elle est à Moscou. Les conséquences démographiques sont catastrophiques : la peste tue plus sûrement que la guerre. Entre 25 à 40 millions d'hommes, le tiers de la population de l'époque est emporté par l'épidémie.

Villages et villes se vident de leurs habitants. La pandémie fut la plus longue et la plus meurtrière que l'histoire ait connue.

La mort noire est parfois comparée à un épisode de guerre nucléaire, mais son effet fit long feu. La peste ne devait pas quitter l'Europe pendant plusieurs siècles. Tous les dix ans une nouvelle épidémie se produisait dans une région donnée. La maladie ressurgissait par poussées dans une contrée, puis dans une autre dix ans plus tard. Jusqu'au XVIe siècle l'Occident vécut dans la crainte continuelle de ces assauts répétés. Ces années terribles où la démographie s'effondre sont aussi pour les survivants celles de toutes les injustices, des suspicions hâtives, de la condamnation de boucs émissaires. Au désespoir s'ajoutent la haine et la suspicion entre les hommes qui s'accusent mutuellement de transmettre la peste. On dénonce les semeurs de peste, on les condamne à la va-vite sans donner la parole à la défense. Certains de ces épisodes sont racontés par Alessandro Manzoni (1785-1873), dans son célèbre roman *Les Fiancés*. Un commissaire à la santé et un barbier sont accusés à tort de propager l'épidémie au moyen d'un liquide jaunâtre retrouvé sur les murs des maisons de Milan. On croit à un empoisonnement, d'autant que le barbier a des onguents, qu'on soupçonne faits de pus de bubon et de bave de pestiférés qu'il utiliserait pour exercer ses talents d'alchimiste. Les magistrats désignés d'office n'écoutent que les faux témoignages et les aveux arrachés sous la torture. Le barbier et son compère sont condamnés tandis qu'on installe une colonne d'infamie devant la maison maudite. Une autre évocation vient de récits de Provence, où la peste se déclare en 1580 à l'occasion d'une des plus meurtrières épidémies qu'ait connues la région. Face à la contagion, on instruit le procès d'un prétendu semeur de peste, un ermite soupçonné d'être aussi parfumeur et guérisseur. Auparavant respecté, le malheureux est accusé d'avoir répandu la mort. La sentence tombe ne laissant que peu de place pour la défense. On l'accuse d'« imposture, de séduction du peuple, de scandale public, d'hérésie, d'apostasie, de magie et autre impiété, de stupre, de paillardise, d'abus et de malversations[7] ». Il est condamné à mort le 23 décembre 1588 après avoir subi la question. Ce cas en rappelle beaucoup d'autres et rejoint de nombreux héros obscurs condamnés au nom de Dieu ou du diable pour conjurer les peurs. Combien de saints guérisseurs, thérapeutes d'occasion et autres thaumaturges respectés un jour, seront condamnés sans appel le lendemain ? Parmi ces vrais et faux procès, celui de saint Roch est resté dans les annales. Dévoué aux soins des pauvres pestiférés en Italie et n'ayant dû sa survie qu'à une guérison inespérée, le dévot mourra dans les cachots de la prison à Montpellier, accusé d'être un espion dans la ville où il était né en 1295. Ses dons de guérisseur, reconnus après sa mort, lui valurent tardivement un culte populaire qui le fit invoquer lors des épidémies de peste ultérieures.

La médecine d'alors était bien impuissante devant le fléau. Le maître mot, l'un des seuls, restait la prévention et le fameux bréviaire aux trois adverbes : *cito, longe, tarde* (« fuis, loin, longtemps »). Il existait une multitude de recettes, c'est-à-dire aucune, qui cherchaient à traiter ou éviter la maladie. D'un siècle à l'autre, on se repassait quelques remèdes dont certains n'étaient pas toujours dénués d'effets, surtout s'ils associaient des parfums qui faisaient fuir les puces, tel le suint de bouc, l'usage de couverture de cheval ou le graissage du corps qui faisait glisser les puces et oblitérait leurs trompes. Parce qu'elle n'était pas comprise, cette pratique n'épargnait que ceux, marchands d'huile ou cochers, qui y avaient par hasard recours. Il est aisé de comprendre que, face à cette ignorance à prodiguer le moindre soin en connaissance de cause, les médecins n'échappaient pas à la vindicte populaire. D'incessantes querelles internes secouaient les gens de médecine. Pour expliquer l'infection, les contagionnistes parlaient de miasmes pestilentiels et invectivaient les anticontagionnistes pour qui la cause était avant tout physique. Ces débats entre l'air et le corps ajoutaient la confusion à la peur. Parce qu'elle est inefficace et donc inutile, la médecine ne pouvait être que dangereuse. De plus, médecins et chirurgiens étaient volontiers soupçonnés de vouloir extorquer les biens des malades et risquaient d'être condamnés aux galères ou d'être pendus, à moins de s'associer à quelque pouvoir religieux. Il était doublement dangereux de soigner les malades, les praticiens risquant à la fois la contamination et le procès en sorcellerie. À Parme en 1468, un témoin raconte : « Lorsque la peste fut enrayée, les hommes de médecine et les praticiens qui avaient soigné les malades furent arrêtés et jetés en prison, accusés de toutes sortes de meurtres et homicides involontaires et bien souvent l'argent que les hommes avaient acquis à grand-peine et au péril de leur propre vie fut enlevé par la force[8]. » Aucun pays n'échappe à cette frénésie de purification qui veut vouer au diable ceux-là mêmes qui avaient tenté de les sauver. Dans ses souvenirs, un médecin parisien dit avoir vu sur le parvis de Notre-Dame, la foule cherchant à pénétrer dans l'Hôtel-Dieu pour massacrer les médecins. « Si quelqu'un avait pu connaître ma profession, j'aurais été mis sur place en pièces[9]. » Les médecins ne sont pas les seuls, d'autres professions exposées aux malades telles que les infirmiers, guérisseurs ou parfumeurs, payèrent de leur vie le soin qu'ils portaient aux malades.

Lorsque l'épidémie touche à sa fin et qu'ils n'ont donc plus d'utilité, les corbeaux qui transportent les pestiférés de l'hôpital à la morgue et les fossoyeurs qui les conduisent à leur dernière demeure sont aussi menacés. Volontaires recrutés à prix d'or ou condamnés qui servent pour leur libération, les corbeaux sillonnent les chemins habillés d'une longue robe noire, le visage caché sous une cagoule, le nez prolongé par un appendice crochu rempli d'herbe. Ce sont les seuls à devoir toucher les pestiférés. Se recrutant parmi les classes les plus modestes de la société, ils ont la triste besogne de charrier les cadavres au péril de leur vie. Jusqu'au XVIIIe siècle, ils n'échapperont pas à de possibles poursuites judiciaires. On les accuse volontiers de recel, de concussion, d'extorsion de fonds. Leur vie ne compte guère plus que celle des vagabonds, mendiants, jongleurs ou bateleurs. Les minutes qui relatent ces accusations ne manquent pas. On peut y lire les peines encourues, telles celles lors d'un procès en Allemagne au XIVe siècle de quelques-uns de ces malheureux, une fois leurs confessions extorquées. Soupçonnés de complot, ceux qui avaient été en contact avec les pestiférés pour leur venir en aide sont accusés d'être la main du diable. Écorché vif, leur corps est ensuite lacéré avec des tenailles chauffées au rouge, puis halé en place publique. Le récit de Manzoni retrace aussi les atrocités de ceux qu'on appelait les *cassebrini* ou *monetti*. La peur populaire se retourne contre les pauvres. Au milieu du XIVe siècle, tandis que la peste sème la mort à travers l'Europe, une loi, la première de la sorte en France, enjoint par ordonnance royale les indigents, oisifs et mendiants de quitter Paris sous peine « de bannissement en passant par le pilori ». Les juifs font partie de la famille du diable. Dans la fresque tragique brossée par Jean Delumeau[10], ils apparaissent systématiquement comme des coupables potentiels. En 1721, lors de la grande peste provinciale du XVIIIe siècle, l'évêque de Carpentras adresse cette mise en garde : « Le public est prié de faire attention que les Juifs sont des ennemis de Jésus-Christ. [...] Ils sont nos esclaves. Ils nous regardent comme des idolâtres, comme des usurpateurs des biens que nous possédons, bien qu'ils disent leur appartenir, parce qu'ils croient que toute la terre est leur domaine[11]. »

Kapos et juifs... Comment ne pas penser que l'histoire se répète lorsque la société échappe à tout contrôle des Justes ? La vindicte populaire ne prend pas seulement les hommes pour cible, elle atteint aussi les animaux. Dans la mythologie chrétienne, Satan apparaît sous la forme d'un bouc. Le loup incarne le mal. À l'expulsion des mendiants, des ivrognes, des nomades, des lépreux, au milieu du grand essor de purification, viendront s'ajouter des victimes animales, notamment les chiens et les chats. Il n'est cependant pas question des puces et des rats. Lors de la peste de Londres de 1656, Daniel Defoe (1660-1731), qui en fera le récit quelques années plus tard, rapporte que 40 000 chiens et cinq fois plus de chats ont été abattus. En 1540, la population rurale de certaines régions de France réclama l'excommunication de souris, de vers, de chenilles, de sauterelles et de hannetons soupçonnés de transmettre la peste. Jusqu'au XVIIIe siècle, on condamnait à la pendaison des animaux capables d'avoir causé la mort d'un homme.

Entre la mort et ses boucs émissaires, il y a la peur. Et avec la peur vient la volonté de fuir. Mais ne fuit pas qui veut. Ceux qui quittent les premiers les lieux infestés sont les notables et les riches. Ils peuvent se permettre d'abandonner leurs maisons pour quelques résidences secondaires isolées, à l'abri de l'épidémie. Quand les riches sont absents, les pauvres s'adonnent au pillage des maisons abandonnées. Ils trouvent le prétexte de le faire en accusant les nantis de provoquer l'épidémie pour se débarrasser des petites gens. Dans l'imaginaire de ceux qui restent, le sentiment qui domine est de n'avoir plus rien à perdre. Haine du riche et exorcisme du mal s'entremêlent. Les exodes de la ville vers les campagnes sont décrits par nombre d'auteurs. Le récit d'une poussée de peste à Aix-en-Provence en 1580 le raconte par le menu. Dès le 11 août, les notables s'enfuient et gagnent leurs bastides. À partir du 12 septembre, le mouvement s'accélère. Presque tous les parlementaires ayant fui, la chambre cessera de fonctionner pendant plus d'une année. Le pouvoir disparu, ou presque, quelques consuls étant restés à leur poste, qui d'ailleurs quitteront la ville sans exercer leur charge, la ville est en proie au désordre et à l'anarchie. Une ambiance de terreur s'installe, suscitée par la peur des hommes de main. À la fin de l'année, c'est au tour des prêtres de fuir, suivis par les officiers de la maréchaussée et des représentants de la Chambre des comptes. Certains voudraient aussi prendre la poudre d'escampette mais, de par leur profession, bouchers et boulangers se voient menacés s'ils quittent la ville.

Crasse sans frontière

La possibilité de fuir est-elle la seule différence entre riches et pauvres ? En répondant par la négative, certains iront jusqu'à imaginer qu'il existe une peste des riches et une peste des pauvres, une puce des nantis et une puce des miséreux. À l'aune du nombre de puces capables de piquer leurs malheureuses victimes, cela peut paraître envisageable, tant les gens du peuple aux temps médiévaux étaient fortement parasités. T. Platter (1499-1582) témoigne de l'omniprésence des parasites au XVe siècle : « On ne peut se faire une idée de la quantité de vermine dont étaient couverts des écoliers, grands et petits, ainsi qu'une partie du bas peuple[12]. » Les puces ne pullulaient pas seulement dans les vêtements, elles proliféraient aussi dans les chambres. Pour éviter cet envahissement on imagine de nombreuses techniques, telles celles proposées par un auteur en 1393 :

> « En été, veillez à ce qu'il n'y ait point de puces dans votre chambre ou dans votre lit : pour l'éviter vous avez six possibilités, d'après ce que j'ai entendu dire. Il y en a qui disent qu'il faut éparpiller des feuilles d'aulne dans la chambre, et les puces y restent coincées. *Idem,* j'ai entendu dire qu'il suffit de tartiner une ou plusieurs tranches de pain avec de la glue ou de la térébenthine, de les poser au centre de la chambre et déficher une chandelle brûlante au milieu de chaque tranche : les puces viendraient alors s'y engluer et s'y prendre. J'ai expérimenté moi-même un autre moyen et il est efficace : prenez du drap rêche et étalez-le dans votre chambre et sur le lit : toutes les puces qui pourront s'y fourrer y seront prises, il ne vous restera qu'à les ramasser dans le drap pour les emporter où vous voudrez[13]... » La puce, dit-on, « blesse ceux qui veulent dormir et n'épargne nul, ne roi, ne pape. La puce n'est pas facile à prendre parce qu'elle saute légèrement et quand il doit pleuvoir elle mord aigrement[14]. »

Les hommes sont égaux devant les parasites, qui ignorent les classes sociales. « L'habit étincelant jamais lavé les attire autant que les guenilles paysannes, et entre la propreté et la vermine personne ne songe à établir un lien[15] », note l'historienne Françoise Hildesheimer. Ce déni du mode de contagion était sans doute dû à aux croyances autant qu'aux habitudes. On l'a vu, les puces et les poux n'étaient pas considérés comme des animaux extérieurs qui venaient parasiter le corps. Ils provenaient du corps lui-même. Il est étonnant que pendant des siècles les hommes aient pu penser que c'est « de l'intérieur que sont sécrétés animalcules et démangeaisons », que ces insectes qui grouillent dans les vêtements sont des productions de l'organisme qui sortent de la peau, comme certains vers émergent des chairs en décomposition. Il faut se rappeler que jusqu'au milieu du XVIIIe siècle on croit encore à la génération spontanée. Le seul moyen de lutter contre ces invasions parasitaires était donc de contrôler les humeurs. Il fallait viser la cause, en l'occurrence les mécanismes internes. Dès lors, il est évident qu'éliminer la vermine par lavage ne va pas de soi. Si l'humeur du corps en est responsable, elle renaîtra. Ainsi, on pince la puce pour la tuer, on tente de la piéger, mais il ne saurait être question de se laver pour s'en défaire. Le lien entre la santé, la crasse et la présence de la puce n'est pas compris. D'ailleurs l'eau est volontiers tenue pour dangereuse. La pratique du bain collectif, encore répandue au XIIIe siècle, s'efface progressivement, si bien qu'au XVIIe siècle il ne reste plus à Paris que quelques-uns de ces établissements. La baignoire devient un agrément de jardin. Aucun médecin parisien n'en possède au milieu du XVIIe siècle. L'eau fait peur car, dilatant les pores de la peau, elle favoriserait l'intrusion de miasmes aériens dans l'organisme. L'Église elle-même réprouve les pratiques de toilette. Collectifs ou privés, les bains ne favorisent-ils pas la débauche ? On associe les étuves aux lupanars et aux tavernes. À l'inverse, l'absence d'hygiène corporelle est naturellement acceptée. Personne ne reproche à son conjoint une saleté qu'on considère comme normale. Cette aversion de l'eau est aussi bien partagée par les riches que par les pauvres. La toilette consiste à se frotter le corps à sec et, si eau il y a, c'est seulement pour le visage et les mains, habitude plus que symbolique. L'usage du bain se diffusera lentement à partir de la fin du XVIIIe siècle et reprendra de manière inégale au cours du XIXe siècle.

Gens du peuple et riches bourgeois étaient donc égaux dans leur malpropreté, même si la domesticité des nantis était parfois utilisée pour le piégeage des puces. Ce n'est qu'à partir du XVIe siècle que l'habitude se prend de changer de linge. « Aux inquiétudes que suscite le bain s'ajoute donc la certitude de son inutilité. Le linge retient transpiration et impuretés. En changer c'est au fond se laver[16]. » Mais il n'est toujours pas question de toilette corporelle. La répulsion pour changer de vêtements n'a d'égale que celle de l'eau. Cette pratique nouvelle s'accentue cependant avec le temps et le niveau social. Elle devient ainsi bihebdomadaire dans les communautés religieuses, mais le changement d'habits reste longtemps limité à la chemise. Ce n'est qu'à la fin du XVIIe siècle que les bas et collets y sont inclus. Les vestes, les culottes de soie et les perruques ne se changent pas. Il n'est pas question de laver les cheveux, mais de les aérer. Les puces se précipitent à nouveau, dès que les perruques seront remises. En réalité, les différences observées entre les riches et les pauvres dépendent beaucoup plus des conditions d'habitat que de l'hygiène du corps. Les pauvres s'entassent dans des maisons où ils vivent au milieu des détritus, des immondices, des eaux sales et, bien entendu, des rats qui s'y multiplient à l'envi. L'absence d'écoulements réglés, la boue et les ruisseaux qui se déversent dans les rues, les latrines à ciel ouvert, lunettes suspendues dans le vide lorsqu'elles ne sont pas installées au-dessus des rivières, font régner une odeur pestilentielle dans les quartiers défavorisés. La peste n'est pas une maladie des pauvres, mais des taudis. Les maisons de torchis, sales, fissurées, avec des portes mal fermées, des sols en terre battue et des greniers accessibles par l'intérieur, sont propices à la pullulation des rats. Leurs plafonds, faits de planches disjointes, laissent aisément passer les puces. Les nobles disposent en revanche d'habitations mieux protégées de l'intrusion des rongeurs et de leur vermine. Les sols sont carrelés ou pavés, les plafonds isolés et les toits faits de tuile ou d'ardoise. Isolées des faubourgs où se concentrent les miséreux, les maisons des gens aisés attirent peu les vecteurs de l'épidémie.

De fait, on constatera que les foyers épidémiques s'étendent à partir des masures et non des résidences plus huppées. Du XIVe au XVIIIe siècle, ce sont ainsi la qualité d'habitat et, en corollaire, la présence des rats qui expliquent les inégalités sociales face à la peste. Très nombreux dans les maisons modestes et chez les religieux, les chats veillaient cependant sur les pauvres. Prédateurs des rats, ils protégeaient les gens du peuple et de robe. Pourtant, les anciens n'ont jamais incriminé les rats et *a fortiori* les puces dans la transmission de la peste. Leur attention aurait pu être éveillée par le fait que la peste suit les mœurs des rats, qui se glissent volontiers dans les étoffes et les sacs de grains. Elle s'importe par les ballots de coton et les rongeurs aiment se reproduire dans les entrepôts de tissus. Les rats suivent étoffes et grains que l'homme entrepose, stocke et transforme. Débarqués d'un navire, entreposés dans des échoppes, transportés par un commerçant, les vêtements véhiculent les rats et leurs parasites. L'entrée de la peste se fait avec l'arrivée des marchands de tissus. De nombreux récits permettent de suivre l'épidémie à la trace des hardes de quelque colporteur ou des étoffes d'un riche marchand. Parfois les vaisseaux qui les débarquent viennent de loin. Certains transportent des tissus d'Orient. En France, la peste, qui avait disparu au début des années 1700, fut introduite par un bateau, le *Grand-Saint-Antoine*. L'épidémie se répandit en Provence où elle fit près de 40 000 victimes. Ce fut la dernière grande émergence de la peste en Europe de l'Ouest. Après la Provence et le Gévaudan, la peste frappa encore en Afrique du Nord, au sein de l'armée d'Égypte que commandait alors Bonaparte.

Le fameux tableau des pestiférés de Jaffa raconte un épisode de cette épidémie. Lorsque Bonaparte se voit obligé de lever le siège de Saint-Jean-d'Acre le 28 avril 1798, il demande qu'on achève les blessés et qu'on abrège les souffrances des pestiférés, dont la maladie s'est déclarée lors de la marche à travers le désert de Syrie. Devant le refus du médecin René-Nicolas Desgenettes (1762-1837), le général en chef accepte qu'ils soient transportés jusqu'à Jaffa. Le tableau de David représente la visite du futur empereur aux malades. Un soldat retient la main dégantée de Bonaparte qui s'apprête à toucher un bubon, tandis qu'un vieux médecin pratique une incision pour évacuer le pus. Au-delà de la légende entretenue par David, le vrai risque fut pris ce jour-là par Desgenettes, qui s'inocula du pus pour démontrer à ses soldats que la peste n'était pas contagieuse.

Progressivement, la deuxième grande pandémie s'éteint. L'Occident oublie la peste. Elle se maintient cependant en Asie. Elle réapparaît à Canton, en provenance du Yunnan, et gagne Hong Kong, où Yersin est appelé en 1894. Cette dernière pandémie a une extension minime, mais elle atteint tous les ports européens entre 1900 et 1925. À Paris, une centaine de pestiférés sont signalés entre 1919 et 1922 dans des bidonvilles où vivent des chiffonniers récemment expulsés de la capitale, résidence qu'ils partagent avec des rats pesteux. Ces cas restent cependant sporadiques. Ce caractère limité fut longtemps considéré par certains comme un exemple d'immunité croisée. La peste fait intervenir deux réservoirs, l'homme et le rat, et un vecteur, la puce. La Fontaine a bien raison de distinguer le rat des villes et le rat des champs, car ils forment plusieurs espèces, chacune avec son système immunitaire et ses germes propres. À partir du XVIIIe siècle une espèce de rats gris originaire d'Asie, qui avait établi sa niche écologique dans les zones tempérées de la Russie et de la mer Caspienne, jusqu'au Japon et au nord de la Chine, se répand en Europe. Pour une raison inconnue, ce rat gris prend alors la place occupée par le rat noir. L'une des hypothèses proposées est que ce rongeur, *Rattus norvegicus*, appelé aussi surmulot, aurait été infecté par un bacille mutant, *Yersinia pseudotuberculosis*, proche parent de *Yersinia pestis*[17]. Or cette infection, qui n'est qu'accidentellement transmise à l'homme, peut conférer à l'animal une immunité croisée qui le protège de la peste. À partir du XVIIIe siècle, une forte proportion des rats d'Europe infectés par *Yersinia pseudotuberculosis* était immunisée contre *Yersinia pestis*. De la sorte, alors que le bacille réapparaît au XXe siècle, le continent semble pour ainsi dire vacciné. Ainsi, l'extinction de la deuxième pandémie et la résistance forte à la troisième seraient dues à l'invasion d'une nouvelle espèce de rats venus du nord et à leur naturelle vaccination par un germe proche.

Aujourd'hui, la peste n'est pas éteinte, même si elle peut être traitée par antibiotiques. Des cas sporadiques sont signalés en Afrique, Russie, Chine, Inde, Amérique du Sud et centrale et, même récemment, aux États Unis, en Arizona, au Nouveau-Mexique et dans l'Utah. Sur les cinq dernières années, 12 500 cas de peste humaine ont été répertoriés, dont 97 % en Afrique. L'infection reste mortelle si elle n'est pas dépistée à temps. La vigilance des autorités de santé reste de mise car la peste ne sera jamais éradiquée, même si la maladie semble avoir livré tous ses secrets, son réservoir ne pouvant l'être. Les rongeurs du monde continuent d'abriter le bacille de Yersin et l'apparition de nouvelles formes de la maladie résistante aux médicaments incite à ne pas baisser la garde.

Émergence et métamorphose

Une autre maladie, qui a semé la terreur autrefois, n'a pas disparu aujourd'hui : la syphilis. Certes, le sida l'a reléguée au second plan des maladies sexuellement transmissibles (MST). Certes, les ravages de la peste demeurent plus vifs dans la mémoire des peuples. N'oublions pas cependant la violence et la soudaineté avec lesquelles cette pathologie inconnue fit éruption à la fin du XIVe siècle. Rappelons-nous la terreur qu'elle suscita pendant des siècles, jusqu'à une date récente où les antibiotiques permirent enfin d'y remédier. Son apparition si soudaine ne manqua pas de réveiller les peurs anciennes. Pourtant, rien ne l'apparente aux pestes ni même à la lèpre, à laquelle on la compare si souvent. Ni le pathogène, ni son réservoir et son mode de transmission, ni ses manifestations cliniques polymorphes et ses métamorphoses. Car la syphilis est une maladie aux multiples visages, une sorte de pathologie transformiste dont il ne fut pas facile de rassembler les figures éparses sous une seule et unique enseigne.

Chirurgien des armées, homme de terrain et d'action, homme d'intervention au sens chirurgical du terme, mais aussi au sens d'interventionniste, Ambroise Paré (1510-1590) fut, par sa fréquentation assidue de la gente soldatesque, un témoin privilégié du fléau surgi en Europe à la fin du XVe siècle. Alors qu'il s'était familiarisé avec cette maladie nouvelle, qu'il avait appris à la connaître, à la diagnostiquer et à soulager, tant que faire se peut, le martyre de ses victimes, une question inhabituelle le taraudait : allait-elle disparaître ? « La vérole du temps présent, écrit-il au milieu du XVIe siècle, est beaucoup moins cruelle et plus aisée à guérir qu'elle n'était le temps passé de son premier commencement ; car elle s'adoucit de jour en jour, [...] tellement qu'il y a apparence qu'avec le temps elle se perdra[18]. » Au même moment, Girolamo Fracastoro, médecin de l'Université de Padoue qui fut l'un des premiers théoriciens de la contagion* et auteur du poème épique publié en 1521, *Syphilis, sive morbus gallicus*** (« Syphilis ou le mal français »), affirme : « La maladie est sur son déclin, et que sous peu elle ne sera plus transmissible même par contagion, parce que le virus s'affaiblit de jour en jour[19]. » Ces deux grands témoins de leur temps décrivent une réalité rapportée par d'autres auteurs, qu'ils soient médecins, malades ou simples chroniqueurs. Tous entrevoient la fin prochaine d'un mal qui s'étiole au fil des ans, l'atténuation progressive des symptômes ne pouvant qu'augurer de son insensible extinction. Car, en plus d'être nouvelle, la maladie est changeante. Rien n'est fixe avec la syphilis, tout est mouvant, ses appellations, son expression clinique, sa perception médicale, son impact sur les sociétés. La syphilis est une maladie protéiforme, transformiste,

---

* Selon Fracastoro, la contagion se réalise par l'entremise de « particules vivantes qui ne tombent pas sous nos sens ». C'est pour cette raison qu'on en fait souvent un lointain précurseur de la microbiologie, bien que ses concepts ne soient pas superposables à ceux des pasteuriens et qu'ils comportent notamment une part non négligeable de magie trouvant ses racines dans la cosmologie de Paracelse.

** Poème en latin constitué de 1300 vers écrits dans la tradition épique et découpé en trois livres : le premier consacré aux causes et aux manifestations de la maladie, le deuxième à la cure mercurielle et le troisième au traitement par le bois de gaïac. Dans le premier livre, Fracastoro développe le mythe du berger Syphilis dont la pathologie a conservé le nom. Avant d'être étudié pour sa valeur médicale et historique, ce texte fut loué pour sa qualité littéraire. Dans la préface de *La Franciade* où il fait l'éloge de la poésie latine de style héroïque, Ronsard écrit : « De nostre temps Fracastoro s'est montré tres excellent en sa Syphilis, bien que ses vers soient un peu rude. »

une pathologie en eaux troubles, aux frontières éthérées entre nature et culture, une maladie à visages multiples dont les avatars se sont succédé jusqu'à aujourd'hui.

Pendant une vingtaine d'années, les descriptions des traités médicaux concordent. L'affection frappe avec une rare violence et se révèle par de spectaculaires manifestations. Benedetto, un médecin vénitien ayant servi à la bataille de Fornoue (5 juillet 1495) où furent rapportés les premiers cas, se souvient du supplice enduré par les militaires atteints d'un mal mystérieux :

> « Par le contact vénérien, une maladie nouvelle, ou tout du moins inconnue des médecins qui nous ont précédés, le mal français, s'est glissée de l'Occident jusqu'à nous au moment où je publie cet ouvrage. Si repoussant est l'aspect de tout le corps, si grandes sont les souffrances, la nuit surtout, que cette maladie surpasse en horreur la lèpre généralement incurable ou l'éléphantiasis, et la vie est en danger[20]. »

Bien que sa présentation soit inconstante, un tableau clinique type peut être déduit des écrits médicaux de l'époque. « L'impétueuse, horrible et abominable maladie », comme la qualifie le poète Jean Molinet (1435-1507), débute souvent par un abcès de la verge d'où s'écoule une sanie putride pendant plusieurs mois, puis les lésions cutanées s'étendent à tout le scrotum et, secondairement, à l'ensemble du corps qui se constelle de pustules. À ces tourments s'ajoutent de violentes douleurs dans les os et dans la tête, qui privent le malade de sommeil. Alessandro Benedetti (1450-1525), un chirurgien formé à Padoue qui servit à Fornoue, raconte qu'il vit des mercenaires perdre les yeux, les mains, le nez ou les pieds. D'autres disent avoir observé des ulcères rongeant les lèvres, la gorge, des paralysies plus ou moins complètes, la perte des oreilles, des testicules et même du membre viril. Car, outre qu'elle est inconnue, agressive, éruptive et affreusement douloureuse, la maladie épouvante par sa hideur.

Dans un dialogue d'Érasme (1469-1536) publié en 1529 et intitulé *Le Mariage funeste ou l'Union mal assortie*, les protagonistes dissertent des épousailles d'une jeune damoiselle de 16 ans avec un noble réputé pour deux choses : « Le mensonge et la vérole, qui n'a pas encore de désignation exclusive puisqu'elle a une grande variété de noms. » La description de l'impétrant fait froid dans le dos : « Nez cassé, un pied qui traîne, [...] des mains crochues, une haleine à vous faire tomber par terre, les yeux éteints, la tête branlante, des matières sanglantes lui sortant du nez et des oreilles[21]. » En forçant le trait, l'auteur livre une peinture à la fois physique et morale d'un homme prêt à ruiner la vie d'une innocente sans le moindre embarras de conscience. Érasme était hypocondriaque et, hanté par le spectre des maladies, il se plaignait continuellement de la nourriture, du vin, de l'air et du climat auxquels il était assujetti au cours de ses déplacements. À ses yeux, cette calamité est pire que la lèpre, car elle progresse plus vite et provoque des difformités repoussantes. Il la craint parce qu'elle se transmet en toute occasion, « par un baiser, par la conversation, par le toucher, en buvant ensemble. Et nous pouvons voir que cette maladie s'accompagne de haine et que quiconque est dans ses griffes prend plaisir à contaminer autant de personnes qu'il pourra, bien que cela ne l'aide en rien ». Le mal ronge les chairs autant qu'il corrompt les âmes, affirme Érasme qui, pétrifié par sa terreur de la contamination, fait œuvre de moraliste plus que de naturaliste ou de clinicien. Ce dialogue, dans lequel il pose la question de la légitimité du mariage en cas de vice caché, donne une idée de la terreur suscitée par une épidémie qui gagna l'ensemble de l'Europe en moins d'une décennie et, une fois installée, changea de visage.

Ce qui interroge ici, ce n'est pas tant la métamorphose elle-même que sa rapidité. Habituellement, on interprète la virulence initiale comme le résultat de la rencontre d'un pathogène nouveau et d'un organisme dépourvu de défense envers un ennemi inconnu. L'atténuation secondaire de l'affection est généralement justifiée par l'apparition de résistances immunes dans les populations cibles. Or le changement survenant sur un laps de temps court, trop court puisque inférieur à une génération, il ne peut être la conséquence d'un mécanisme de sélection des sujets naturellement immunisés. Si les hommes n'ont pas changé, c'est donc la bactérie qui s'est adaptée pour mieux diffuser[22]. Car, à occire trop promptement son hôte, un parasite peut se trouver dans l'impasse faute d'avoir investi un nouveau refuge avant d'anéantir celui qu'il occupait. Et la hideur du mal de Naples ne favorisait pas la transmission du pathogène par l'entremise de Cupidon. La pression de sélection, qui ici tend à favoriser les souches moins virulentes, se fait ressentir plus immédiatement sur un germe au cycle générationnel beaucoup plus court que celui de son hôte. Les évolutionnistes appellent ce processus un « compromis » (*trade off*) : le micro-organisme perd en virulence, mais il gagne en transmissibilité. Identifiée à l'origine comme une maladie aiguë et affreusement douloureuse, la vérole devint progressivement une maladie chronique faite de phases successives échelonnées dans le temps, chacune traduisant l'atteinte d'un organe spécifique. Son affaiblissement n'est pas étranger à ce que Claude Quétel[23] appelle la « conspiration du silence » des XVIIe et XVIIIe siècles. Quant à Érasme, dévoré par la terreur d'une rencontre contaminante, il n'a pas vu la mutation qui s'opérait sous ses yeux, mais il a relevé la difficulté de nommer cette maladie, non parce qu'on ne lui connaissait aucun nom, mais parce qu'on lui en connaissait trop.

Peu d'affections auront été affublées de tant de sobriquets. Latinismes, appellations médicales, néologismes savants, dénominations licencieuses, petits noms, diminutifs, substantifs dérivés. On se perdrait dans cette effusion du verbe si elle n'était le reflet de la nouveauté du mal et de sa progression géographique sur le Vieux Continent. L'expression n'est pas anachronique, car la syphilis émerge dans les années qui suivent la découverte des Amériques. Les premiers à s'émouvoir d'une nouvelle calamité sont des médecins espagnols qui décrivirent en 1493 à Barcelone, immédiatement après le retour de Christophe Colomb, plusieurs cas d'une pathologie inconnue. Rodrigo Ruiz Diaz de Isla (1462-1542) affirme avoir examiné des marins embarqués sur les caravelles, qui le consultèrent pour d'étranges éruptions cutanées : « Sur tout cela j'ai une grande expérience, affirme-t-il, car j'ai traité des personnes de ladite première escadre qui découvrit ce pays et sur laquelle revinrent beaucoup de malades atteints de ce mal et parce que je traitais à Barcelone des malades qui souffraient de ce mal avant que le roi Charles de France n'entrât dans Naples[24]. » Puis, il poursuit : « Moi, je lui donne le nom de maladie serpentine de l'île Espagnole* pour ne pas sortir du chemin suivi par le monde entier qui lui donne un nom, chacun d'après le pays dont elle lui paraît tirer son origine. » Diaz peut bien nommer le mal comme il l'entend, à peine avait-il été aperçu que ses dénominations fleurirent. En Espagne, il était connu sous le nom de *bubas*, qui signifie pour certains « lèpre », pour d'autres « variole », ainsi que par les variantes qui en découlent[25] : *mal de la bua, della boa* ou simplement *bua*, voire *buvas*. Et déjà on le désignait par son origine supposée, ici le « mal galicien », qui devint rapidement

* Par « île Espagnole », Rodrigo Ruiz Diaz de Isla fait allusion à Hispaniola qui correspond à l'actuelle République dominicaine. L'île fut ainsi baptisée par Christophe Colomb et ses équipages qui y séjournèrent pendant plusieurs mois avant de revenir en Espagne, goûtant à la douceur du climat et des conditions de vie, ainsi qu'aux voluptés des femmes indiennes.

le « mal de Naples », puis le « mal français » ou *morbus gallicus*, car celui qui œuvra le plus sûrement à sa dissémination n'est autre que Charles VIII, roi de France.

Une maladie, cent noms

Fils unique de Louis XI, le jeune monarque qui accède au trône après la régence de sa sœur rêve d'aventures chevaleresques et de glorieuses conquêtes. Sous le fallacieux prétexte des droits de la couronne de France sur le royaume de Naples, il entre en Italie le 2 septembre 1494 à la tête d'une armée cosmopolite. « Dans cette armée, écrit Rodrigo Ruiz Diaz de Isla, servirent beaucoup d'Espagnols malades de cette infection et bientôt le corps d'armée commença à être infecté de ladite maladie. » Rien n'arrête la progression de l'escouade en campagne, et Charles VIII s'empare de l'Italie « la craie à la main », selon l'expression de Machiavel*. Après avoir conquis Rome et fait grande ripaille, les troupes françaises pénètrent dans Naples le 22 février. Travesti en empereur byzantin, juché sur un char tiré par quatre chevaux blancs, Charles VIII pénètre en grande pompe dans la ville le 12 mai. Il n'y restera pas longtemps. À force de viols, de larcins et de sauvages assassinats, les forces d'occupation se sont attiré la haine des Napolitains. Et, tandis que la révolte populaire gronde, le pape Alexandre VI, le duc de Milan et le roi d'Espagne unissent leurs forces pour bouter l'envahisseur hors d'Italie. Commence alors une fuite dans une indescriptible débandade. Envolés les rêves de conquête, les bataillons en déroute poursuivent un seul et unique objectif : atteindre les Alpes et regagner le territoire français. Ils y parviennent de justesse en enfonçant les lignes des troupes coalisées à la bataille de Fornoue le 5 juillet 1495. Ainsi s'achève une campagne sans panache et sans butin, excepté les germes de la Renaissance que le monarque a ramenés dans son barda. Mais ce ne sont pas là les seuls que les soudards traînaient dans leurs défroques, ce que relève le facétieux Voltaire dans une épigramme joliment troussée :

---

* Ce mot de Machiavel, qui figure dans *Le Prince*, est emprunté au pape Alexandre VI. Il signifie que pour la conquête de l'Italie, Charles VIII n'eut rien de plus à faire qu'un maréchal-des-logis marquant les portes des logements à la craie.

« Quand les Français à tête folle
S'en allèrent dans l'Italie
Ils gagnèrent à l'étourdie
Et Gêne et Naples et la Vérole ;
Puis ils furent chassés partout
Et Gêne et Naples on leur ôta ;
Mais ils ne perdirent pas tout
Car la Vérole leur resta[26]. »

Parvenue en France, la maladie a encore enrichi son champ lexical, on la dit toujours « mal de Naples », mais déjà le terme « vérole » apparaît dans la littérature savante et les chroniques, notamment dans les écrits de Jean Molinet, qui la qualifie volontiers de « grosse » pour la différencier de la variole. Les médecins reprennent la dénomination à leur compte, avec quelques variantes : « vairolle », « grosse vayrolle », « varole », « variola », etc. La guerre achevée, l'armée de Charles VIII se disloque. Gascons, Flamands, Suisses, Espagnols, Italiens, Hongrois et tous les autres se mettent en route pour regagner leurs villages. En mettant nos pas dans leurs guêtres, on peut suivre la progression de la maladie dans toute l'Europe, et même au-delà. La faute étant toujours imputée à l'étranger, non sans raison en l'occurrence, les noms s'enchaînent dans l'accusation successive d'un peuple par l'autre : « mal castillan » pour les Portugais, « espagnol » pour les Maures, *french pox* pour les Anglais, *malo de Frantzos* pour les Allemands, *spanise pocken* pour les Flamands, « mal allemand » pour les Polonais, « mal polonais » pour les Moscovites ou encore « mal des Francs » pour les Turcs. D'autres peuples font preuve de plus d'imagination, à l'image des Écossais, qui voient arriver le mal en 1497 et le baptisent *gore* ou *grandgore*. Le terme est signalé par Molinet qui relève d'autres appellations plus ou moins suggestives : « grosses poques », « pancque denarre » ou encore « fièvre de saint Job ». Pour les médecins, nommer la nouvelle pestilence n'est pas un acte anodin, le nom choisi doit renvoyer à des textes anciens ou à d'autres pathologies portant elles-mêmes des noms érudits. Thomas von Hochberg parle de *mentagra* en référence à Pline qui décrivit une maladie nouvelle apparue dans la Rome antique, maladie qui « se communiquoit en s'embrassant[27] ». Dans *Gargantua*, François Rabelais* (1494-1553) fait allusion à la « pelade de

---

* Par son passage à l'Hôtel-Dieu de la Pitié à Lyon de 1532 à 1535, François Rabelais devint un spécialiste de la vérole et des cures mercurielles.

Rouen » qui se manifeste « chez les jeunes en changeant les cheveux et la peau ». Francisco Lopez de Villalobos (env. 1473-env. 1549) publie en 1498 un traité sur les « *bubas* pestilencielles » qu'il nomme également « gale d'Égypte », « parce qu'elle est aussi méchante que la gale et que Dieu nous l'a envoyée comme pénitence et comme châtiment[28]. » Quant à Auger Ferrier (1513-1588), médecin attitré de Catherine de Médicis, il invente le néologisme *pudengra* par contraction de *pudenda* (organes génitaux externes) et *aegritudo* (maladie). On pourrait poursuivre la liste à l'envi, mais au bout du compte le terme le plus singulier est sans doute celui que nous avons retenu, à savoir « syphilis », le berger sorti tout droit de l'imagination de Girolamo Fracastoro qui, dans son long poème, lui donne de nombreux autres noms, parmi lesquels *lues venerea*[*].

Le cortège de termes dont la maladie fut affublée révèle au moins deux choses : une nouvelle affection apparaît en Europe à la charnière des XVe et XVIe siècles et elle se transmet par voie vénérienne, fait rapidement établi par les médecins et les moralistes. Il ne dit pas, en revanche, d'où vient l'agent de la syphilis, le tréponème pâle découvert par Fritz R. Schaudinn (1871-1906) en 1905. Outre le châtiment divin et le génie des lieux, la violence du mal et sa transmission par l'acte de Vénus ont enflammé les imaginations ; on a dit qu'il était le fruit des amours d'un chevalier lépreux avec une courtisane, de l'accouplement d'hommes avec des singes ou d'autres animaux, de la consommation d'aliments préparés avec de la chair humaine ou encore de la vengeance d'Espagnols ayant mélangé du sang de lépreux avec du vin grec. Plus sérieusement, deux hypothèses majeures s'affrontent depuis des siècles : l'une, dite « théorie colombienne », accrédite l'origine américaine de la syphilis et son importation en Europe par les équipages de Christophe Colomb ; l'autre, l'hypothèse précolombienne, suppose que le tréponème pâle était déjà présent sur le Vieux Continent avant le XVe siècle. Alors que la première hypothèse fut très en vogue du XVIe au XVIIIe siècle, la seconde domina au XIXe siècle, époque où les érudits portèrent à tout va le diagnostic rétrospectif de syphilis sur des textes médicaux antiques. Alors qu'elle n'avait

* Selon Gabriel Fallopio (1523-1562) et André du Laurens (1558-1609), qui furent les premiers à reprendre le terme de syphilis, celui-ci signifiait étymologiquement « amour d'une truie ». Il proviendrait de la contraction de *sus* (« truie » en grec) et de *philia* (« amour »), en sachant qu'à cette époque « truie » était un nom donné aux prostituées.

été observée nulle part, ils la voyaient maintenant partout, jusque dans les bustes de Socrate[29], dont le nez en forme de scelle constituait une preuve irréfutable de contamination. Ces arguments ne résistent pas à une exégèse médico-philologique moderne[30], de sorte que les traités anciens ne peuvent cautionner la théorie précolombienne. Depuis quelques décennies, celle-ci a cependant trouvé un nouveau souffle grâce à la paléopathologie. Les lésions osseuses de la syphilis laissent des traces caractéristiques qui permettent de reconnaître l'atteinte syphilitique sur des restes humains. Une équipe de l'Université de Bradford a ainsi rapporté des cas groupés dans un monastère dominicain de Hull, ville portuaire du nord-est de l'Angleterre[31]. La datation des squelettes et des cercueils semble indiquer que les moines ont péri plusieurs dizaines d'années avant que Colomb n'embarque pour sa première traversée. Bien que cette datation ait été remise en cause, d'autres observations sont venues renforcer l'hypothèse précolombienne, notamment celles réalisées sur des ossuaires de l'antique colonie grecque de Métaponte, dans le sud de l'Italie, ainsi que la découverte, dans un silo à grains de la région parisienne, d'un fœtus présentant des signes caractéristiques de syphilis néonatale[32], jusqu'à des ossements de jumeaux retrouvés à Pompéi.

Ces publications ouvrent presque systématiquement des débats sans fin pour déterminer le degré de certitude qui peut être accordé à ce diagnostic paléopathologique. Pour mieux comprendre les arguments des protagonistes de cette polémique qui perdure depuis le XVIe siècle, il faut examiner le germe et sa famille. Le tréponème pâle (*Treponema pallidum*) est une bactérie de la famille des spirochètes, dont on connaît plusieurs types structurellement proches et responsables de maladies endémiques à transmission non vénérienne. Il s'agit surtout du pian (dû à *T. pertenue*), plus particulièrement localisé dans les régions forestières tropicales, qui se manifeste par des lésions cutanées précoces et des atteintes osseuses plus tardives. Le bejel (dû à *T. pallidum endemicum*, qui est un tréponème pâle du groupe M) est localisé aux zones arides et sèches où il touche principalement les nomades et les populations rurales pauvres. Enfin, le caraté ou pinta (dû à *T. carateum*) est une affection cutanée relativement bénigne qui sévit dans les zones intertropicales d'Amérique latine. Or il est difficile de différencier les lésions osseuses dues aux différentes tréponématoses, même si les atteintes fœtales semblent plus spécifiques. En conséquence, la contradiction reste toujours possible et les données paléopathologiques ne permettent pas de trancher une fois pour toutes la question des origines. De surcroît, l'hypothèse précolombienne ne fournit pas de schéma explicatif à l'émergence de 1493. Un de ses avatars, la théorie dite unitaire, tente cependant une interprétation originale. Selon cette hypothèse, le tréponème pâle serait apparu suite à l'adoption de nouvelles habitudes vestimentaires. La restriction des contacts directs de peau à peau consécutivement au recouvrement des corps par des habits aurait entraîné la sélection de souches transmises par voie sexuelle. Pour séduisant qu'il soit, ce scénario ne se fonde sur aucune évidence scientifique. Seul le poète peut y souscrire, comme le fait Baudelaire avec un brin de délectation : « Nous avons tous l'esprit républicain dans les veines comme la vérole dans les os / Nous sommes tous démocratisés et syphilisés[33]. »

Au crédit de la théorie colombienne, il faut verser les témoignages des médecins espagnols. Diaz de Isla n'est pas le seul à désigner les équipages de Colomb comme les convoyeurs de la syphilis. Gonzalo Fernandez de Oviedo (1478-1557), médecin issu de la grande noblesse madrilène, exerçait son art à la cour de Ferdinand et Isabelle lorsque le navigateur fit une entrée triomphante à Barcelone au retour de son premier périple. En 1513, Oviedo fut nommé surintendant des mines d'or et d'argent du Nouveau Monde, où il résida pendant dix ans. Ces épisodes de sa biographie font incontestablement de lui un témoin privilégié. Et ses conclusions ne souffrent d'aucune ambiguïté. « Votre majesté, écrit-il au roi d'Espagne, peut tenir pour certain que cette maladie vient des Indes, où elle est très commune chez les Indiens, mais elle n'est pas si dangereuse dans ces contrées que dans les nôtres[34]. » On pourrait suspecter dans ces mots la condescendance d'un catholique portant un regard perfide et accusateur sur les sauvages du bout du monde. Pourtant, le ton ne trahit aucune arrogance, aucune haine et les propos d'Oviedo sont confirmés par Bartolomé de Las Casas (1474-1566), moine dominicain qui fut un ardent zélateur de la cause indienne. Dans ses mémoires, Las Casas écrit :

> « Je pris soin à plusieurs reprises d'interroger les Indiens de cette île [Hispaniola] pour savoir si ce mal y existait depuis très longtemps et ils répondirent affirmativement, qu'il existait avant l'arrivée des chrétiens sans qu'on puisse se souvenir de son origine. [...] Il y a un fait avéré c'est que les Espagnols incontinents qui en cette île n'observèrent pas les vertus de chasteté furent atteints de *bubas* et que sur cent pas un seul y échappa, sauf dans le cas où le partenaire n'avait jamais eu de *bubas*. Les Indiens hommes ou femmes qui en étaient atteints souffraient très peu, et guère plus que s'ils avaient eu la petite vérole, quant aux

Espagnols leurs douleurs étaient grandes et leur tourment continu et il ne cessait point pendant toute la durée des *bubas*[35]. »

Ces témoignages historiques concordent avec les études paléopathologiques réalisées à Saint-Domingue où l'examen de 536 squelettes d'Indiens contemporains de Colomb a mis en évidence une incidence de la syphilis de 6 à 14 % de la population étudiée, un taux conforme à celui d'une maladie vénérienne endémique[36]. Quant aux travaux qui ont démontré la présence de la syphilis en Amérique avant le premier contact avec les Espagnols, point n'est besoin de s'y attarder tant ils sont légion.

En définitive, la syphilis est-elle ou n'est-elle pas colombienne ? La plupart des experts qui se sont penchés sur la question reconnaissent que le débat peut se prolonger encore pendant des siècles car, au-delà de la sensibilité de chacun, on imagine mal qu'une observation scientifique mette un point final à la discussion. À défaut de le clore, les techniques modernes sont toutefois en mesure d'enrichir le débat. Une équipe d'Atlanta a comparé les génomes de souches de tréponèmes responsables des différentes affections précédemment décrites, qui avaient été prélevées dans 26 régions différentes du monde. L'analyse phylogénétique des bactéries permet de quantifier leur degré de ressemblance et de dissemblance afin d'établir lesquelles sont liées par l'ancêtre commun le plus proche. Les résultats montrent que le tréponème pâle est plus intimement apparenté au tréponème *endemicum* isolé en Guyane qu'aux souches recueillies dans l'Ancien Monde et que l'ancêtre commun de ces bactéries serait relativement récent à l'échelle de l'histoire de la vie. Ces travaux accréditent la thèse colombienne en fournissant un scénario élaboré et cohérent. Le tréponème *endemicum* aurait été importé par les premières migrations vers l'Amérique *via* le détroit de Béring et c'est sur ce nouveau territoire qu'il aurait muté pour donner d'un côté le tréponème *carateum*, agent du caraté, et, de l'autre, le tréponème pâle. La bactérie n'avait plus qu'à attendre le moyen de transport *ad hoc* pour gagner l'Europe et y prospérer. La syphilis serait alors le tribut payé par les Européens à la première mondialisation. Tribut bien modeste au regard de la boîte de Pandore que les conquistadors ont ouverte sur le sol américain et d'où variole, rougeole, grippe, peste et d'autres fléaux se sont échappés pour entrer dans la spirale exterminatrice des civilisations précolombiennes.

Les démons de l'île de Pâques

On a du mal à imaginer que la pandémie de syphilis qui a conquis l'Europe en quelques décennies provenait d'une petite île des Caraïbes où les marins de Christophe Colomb avaient coulé une vie douce et heureuse. Un peu à l'image de celle que les vacanciers, déversés par charters entiers, viennent aujourd'hui chercher en République dominicaine. On aurait tort de croire à la permanence d'une terre de plaisirs raffinés et de volupté. Les Indiens taïnos ont été exterminés en une cinquantaine d'années par les envahisseurs européens autant que par les germes qu'ils transportaient dans les cales de leurs navires. Et ils n'ont malheureusement pas été les seuls. Après les premiers contacts avec des « visiteurs » européens ou nord-américains, les populations géographiquement ou culturellement isolées, comme les Indiens d'Amazonie, les Pygmées d'Afrique centrale ou les Esquimaux inuits, ont été décimées par la variole, la tuberculose ou encore la syphilis. Comme on le verra dans les lignes qui suivent, ces peuples sont particulièrement sensibles aux pathologies infectieuses dont ils ont été protégés par leur enclavement pendant de très longues périodes. Lorsque l'isolement se prolonge pendant plus d'une génération, les groupes humains qui n'ont jamais subi l'agression des parasites de l'Occident sont, faute d'immunité acquise, vulnérables à l'intrusion d'un nouvel agent pathogène et particulièrement permissifs à l'émergence d'épidémies dévastatrices[37]. Les îles fournissent un exemple paradigmatique de ce processus. Et quand l'insularité se double d'un éloignement des routes maritimes fréquentées, l'isolement peut être un frein au développement ou une protection contre des agressions extérieures, qu'elles soient sociopolitiques (commerce, esclavage, administration continentale), culturelles (missionnaires) ou biologiques (modification de la faune et de la flore, importation de pathogènes). Les insulaires ont non seulement été accablés par des micro-organismes qu'ils ne connaissaient pas, mais leur vie et le cours de leur histoire ont été modifiés par les rencontres avec des continentaux. Les épidémies de rougeole dans les îles Féroé sont à ce titre exemplaires. En 1846, la maladie frappa cet archipel arctique fait d'un chapelet d'îles posées sur la glaciale mer de Norvège entre Danemark et Groenland. L'épidémie s'abattit avec une rare violence. En six semaines, 4 000 personnes furent infectées, mais 5 sujets immunisés soixante ans auparavant lors d'une précédente épidémie n'eurent pas à en souffrir. Dans les 18 principales îles de l'archipel, 78 % de la population féringienne fut contaminée avec une mortalité globale de 2 %, plus élevée encore chez les jeunes enfants. Mais un autre exemple mérite attention, celui de l'île de Pâques, que l'on pourrait introduire comme suit : une seule terre, pas d'archipel et un destin hors du commun.

Rapa Nui, *alias* l'île de Pâques, est un petit triangle volcanique de 163 km² perdu dans l'immense océan Pacifique à 2 000 kilomètres de distance de Pitcairn, petit bout de terre éloigné des voies maritimes où les mutins du fameux *Bounty* ont élu domicile pour échapper à la justice britannique. Rapa Nui est située à 4 000 kilomètres de Tahiti et de la côte est de l'Amérique du Sud, exactement à mi-distance entre l'une et de l'autre. L'île de Pâques appartient aujourd'hui au Chili et sa capitale, Hanga Roa, qui abrite 3 791 Pascuans, se trouve à sept heures d'avion de Santiago du Chili. Des évidences archéologiques, anthropologiques et linguistiques indiquent qu'une centaine de Polynésiens des Marquises auraient colonisé l'île vers le Xe siècle de notre ère. Ils apportaient avec eux leur culture et leurs croyances, mais aussi des plantes (patate douce, canne à sucre, igname, banane, calebasse) et des animaux (le poulet de Polynésie et le rat du Pacifique, *Rattus exulans*, qui aime accompagner les hommes dans leurs déplacements autant que ses cousins européens). Une dense forêt de palmiers géants (*Jubaea chilensis*) couvrait alors une grande partie de l'île et produisait un fruit sucré autant apprécié des hommes que des animaux. Les gigantesques moai, ces célèbres visages de pierre dont le sommet semble tutoyer les étoiles, sont érigés au cours des siècles grâce à l'utilisation intensive des troncs de palmiers pour rouler et lever les immenses blocs rocheux. Le déboisement est aggravé par la prolifération des rats friands de noix de palme, l'action conjuguée des Pascuans et des rongeurs conduisant à une réduction substantielle de la surface forestière. En même temps, la population humaine s'accroît avec, de par son isolement, un taux inévitablement élevé de consanguinité. En cinq siècles, un équilibre démographique aurait été atteint et se serait stabilisé autour de 15 000 habitants, un chiffre qui traduit une croissance relativement modeste de 1,6 enfant par couple.

Si très peu d'écrits subsistent sur le passé de l'île, certains éléments et événements attestés aident à en tisser une trame historique assez précise. Jusqu'au milieu du XVIIe siècle, le microclimat insulaire régulé par une bonne pluviosité favorise une agriculture vivrière qui, avec la pêche, suffit à subvenir aux besoins des insulaires. À partir de 1640, plusieurs années de sécheresse réduisent drastiquement les ressources. L'agriculture dépérit et alors que la déforestation gagne l'ensemble du territoire, herbes et arbustes sont utilisés comme combustible. Avec la famine qui s'installe, des conflits commencent à embraser l'île. Les autorités traditionnelles sont contestées, les rois assassinés et les idoles renversées. Les prêtres détenteurs de l'histoire de Rapa Nui sont destitués, souvent exécutés. Ils emportent avec eux la mémoire du peuple pascuan. On s'en prend aux moai, dont la pesante présence symbolise l'ordre des temps anciens. La population diminue et une nouvelle religion apparaît, celle du « culte de l'homme-oiseau ». Une écriture est réinventée, les textes gravés sur bois rendent hommage à une nature disparue. Le désordre règne pendant quelques décennies, jusqu'à l'arrivée des premiers voyageurs venus d'Europe ou des Amériques. En 1697, le flibustier anglais Edward Davis (vers 1660-après 1700) fut sans doute le premier Occidental à découvrir Rapa Nui, mais il ne s'y attarda pas. Trente-cinq ans plus tard, à bord du vaisseau l'*Arena* escorté de deux autres navires, le capitaine néerlandais Jakob Roggeveen (1709-1729) accoste sur l'île et la baptise « Pâques » en référence au jour de sa découverte. Il vient pour se ravitailler et ne compte pas y séjourner. Cent vingt-cinq matelots en bordée et en quête de plaisirs faciles investissent les lieux en provoquant une bataille au cours de laquelle plusieurs Pascuans sont abattus. Roggeveen se dit impressionné par les moai, « ces figures de pierre qui nous remplirent d'étonnement » et, avant de partir, estime la population locale à quelque 3 000 âmes.

Les visites d'étrangers vont alors se succéder. L'Espagnol don Felipe González y Haedo (1714-1792) prend possession de l'île en 1770 au nom du roi Carlos III et la nomme « île Saint-Charles ». La rencontre avec la population indigène se fait sans heurt et les premières cartes de l'île sont établies. Quatre ans plus tard, l'Anglais James Cook (1728-1779) se présente à son tour à l'occasion de sa deuxième expédition à la recherche du passage sud de l'Antarctique. Il organise une première exploration de l'île, dresse aussi des cartes et fait récolter des données ethnologiques, Cook lui-même ne souhaitant pas descendre de son navire. Ce travail est poursuivi par un Français, le comte de Jean-François de La Pérouse (1741-1788), qui débarque en 1785. Il remarque le bon état de santé des Pascuans, également rapporté dans un récit d'explorateur en 1830 : « Des hommes athlétiques, grands, bien faits [...], des femmes gracieuses. Tous avec de belles dentitions. » Autant de critères qui en font de bons esclaves et donc une marchandise convoitée[38]. Dans les années 1820 à 1830, les baleiniers à la recherche d'hommes d'équipage et en mal de femmes disséminent les maladies sexuellement transmissibles dans tout le Pacifique. Une centaine de vaisseaux séjournent dans l'île jusqu'en 1862 : baleiniers, trafiquants d'esclaves et missionnaires participent à la contamination et au dépeuplement. À la fin de cette période, la population de Rapa Nui, saignée par de multiples razzias d'esclaves, ne compte plus que 3 500 habitants. Plus de 1 400 hommes ont été embarqués de force pour travailler au Pérou et au Chili. La France, qui a aboli l'esclavage depuis 1848, exerce une pression diplomatique qui finit par aboutir en 1863 et instaure l'abolition du commerce des hommes. Parmi les déportés, dont beaucoup périrent de tuberculose et de variole, 400 survivants tentèrent de regagner leur patrie, mais la plupart succombèrent de dysenterie au cours du retour. Seulement une douzaine (!) d'entre eux parvinrent à bon port, mais ils étaient déjà infectés par les maladies du continent et charriaient dans leurs maigres bagages les germes de nouveaux fléaux. Une épidémie de variole éclate alors et atteint la quasi-totalité des habitants de l'île.

En 1866, les missionnaires de l'ordre du Sacré-Cœur offrent nourriture et soins aux déshérités de l'île afin de les convertir et de mettre à bas leurs idoles. L'Église catholique s'allie à une société d'exploitation agricole dirigée par le Français Dutrou-Bornier dans le but de prendre possession de l'île. Déjà largement perturbé, l'écosystème se dégrade un peu plus avec l'arrivée des chevaux et des charrettes. À cette époque, la tuberculose continue de faire d'immenses ravages dans la population pascuane. Pour échapper à la loi de Dutrou-Bornier, qui transforme l'île en une vaste ferme à moutons, les Pascuans fuient leur patrie. Les ovins arrachent les dernières herbes tendres et finissent de transformer le paysage autrefois luxuriant en une vaste terre de désolation. Un missionnaire quitte l'île en entraînant avec lui des Pascuans, une main-d'œuvre peu coûteuse que le clergé exploite dans les plantations des îles Gambier. Jean-Baptiste Onésime Dutrou-Bornier s'autoproclame roi de Rapa Nui et encourage le déplacement des locaux vers d'autres plantations insulaires également détenues par l'Église catholique. La plupart de ces transplantés trouveront la mort dans leur exil forcé. Lorsqu'en 1872 le vaisseau *La Flore* jette l'ancre devant Rapa Nui, l'aspirant Julien Viaud, plus connu sous le nom de Pierre Loti (1850-1923), ne compte plus que quelques centaines d'habitants. Seuls 175 Pascuans résisteront aux maladies et à la loi du roi Dutrou-Bornier, qui est assassiné en 1876. Un an plus tard, Alphonse Pinart (1852-1911) évalue la population à 111 habitants[39]. L'île est alors occupée par une faune étrange et dense qui continue de dévaster le fragile environnement. On y croise des bœufs, des moutons, des chevaux et des rats, qui pullulent dans la campagne, ainsi que quelques lapins de petite taille et de nombreux cochons sauvages, qui se nourrissent d'une herbe brûlée par les vents marins. Le 9 septembre 1888, l'île est annexée par le Chili. Malgré le tragique destin de Dutrou-Bornier, d'autres exploiteurs, parmi lesquels des commerçants chiliens et la très puissante English-Scottish Company, tentent de lui succéder. Des oiseaux sont introduits, sans succès, pour lutter contre la prolifération des rongeurs, comme le *Caracara chuimango*, un faucon peu adapté au milieu, et la perdrix du Chili, qui n'a rien d'un prédateur, mais qui servira de volaille pour la chasse réservée aux nouveaux maîtres de l'île. L'administration chilienne finit d'effacer la culture et les quelques lambeaux restants de l'histoire de Rapa Nui. Les conditions de vie restent précaires, la lèpre est endémique, les opposants sont réprimés et parqués dans la capitale Hanga Roa. L'insalubrité et le dénuement poussent les Pascuans à se révolter en 1914. En 1920, l'eucalyptus est introduit par des armateurs, mais sa culture provoque une sécheresse et une acidification du sol responsables de la disparition des plantes natives. Un ghetto fermé par une palissade de bois est installé dans la capitale pour garder sous contrôle les natifs de l'île réduits à l'état de main-d'œuvre servile. Une situation qui se prolonge jusque dans les années 1950 !

En 1964, une expédition médicale canadienne visite l'île et se fait l'écho d'une nouvelle révolte. Une enquête sur la santé des animaux domestiques conclut à un faible risque zoonotique. Le bétail semble cependant avoir été exposé à des rickettsies et les moutons à la toxoplasmose. Étonnamment, brucellose, fièvre Q et leptospirose ne paraissent pas avoir affecté cette population animale[40]. En 1966, des élections sont organisées et, de 1970 à 1973, Salvador Allende (1908-1973) fait souffler un vent de liberté sur l'île de Pâques. Mais, avec Augusto Pinochet, la dictature militaire s'installe autoritairement. En 1984, le premier gouverneur de Rapa Nui est élu. En 1992, Augusto Hotu, un partisan de l'indépendance, accède à la fonction de maire. McCall note en 1995 que la santé des insulaires paraît meilleure que celle des continentaux, le choléra, le paludisme ou la dengue étant absents à cette époque. Les derniers cas de lèpre sont finalement contrôlés, mais les maladies chroniques et dégénératives commencent à émerger : diabète, hypertension artérielle et cancers prennent une place de plus en plus importante. En 2004, le virus de la fièvre dengue fait son apparition dans l'île, amené par des avions bondés de touristes en provenance du Brésil et des autres îles du Pacifique où le pathogène circule activement. La maladie s'installe définitivement dans l'île de Pâques[41].

Au total, les visiteurs qui se sont succédé dans l'île ont transmis leurs germes à une population sensible, peu ou pas immune, jeune du fait des conflits internes et disposant de défenses immunitaires limitées en raison de la consanguinité (peu de polymorphismes HLA, *cf.* chapitre 2). Comme pour les Indiens yanomamis d'Amazonie après les premiers contacts avec les Européens missionnaires et les anthropologues au milieu du XXe siècle[42], l'homogénéité génétique de la population pascuane ne lui a pas permis de diversifier ses défenses immunitaires pour affronter les pathologies émergentes. Le métissage a par la suite enrichi la biodiversité génétique. Il représente à coup sûr l'avenir pour le salut des habitants de Rapa Nui. Partant de 834 métis en 1982, cette population d'ailleurs a d'ailleurs triplé en dix ans. Si l'état de santé originel des Pascuans était particulièrement bon, les maladies vénériennes, la tuberculose et la variole ont modifié la structure sociale et exposé un peuple devenu particulièrement fragile aux infections récurrentes. Hygiène défectueuse, promiscuité et malnutrition, conjuguées à un accès restreint à l'eau potable, ont déclenché des maladies diarrhéiques meurtrières parmi les plus jeunes. Explorateurs, aventuriers, voyageurs, missionnaires et autres roitelets de pacotille apportèrent avec eux un cortège de maladies infectieuses. Le choc microbien autant que le choc culturel a provoqué les bouleversements successifs et littéralement décimé cette population d'origine polynésienne. Très tôt, les maladies sexuellement transmissibles participèrent à une infertilité durable, puis la tuberculose et la variole achevèrent la besogne. Les quelques derniers Pascuans d'aujourd'hui descendent d'un petit nombre de métis qui, à la fin du dernier siècle, ont survécu à ces multiples épreuves.

L'histoire de l'île de Pâques est une histoire sombre et complexe, qui commence par des luttes tribales fratricides et se poursuit avec le déferlement de pathogènes inconnus. Les maladies infectieuses s'y sont succédé, elles se sont cumulées, et alors que certaines ont disparu (lèpre, variole), d'autres se sont répandues (tuberculose, maladies diarrhéiques), chacune prélevant son butin sur la maigre population insulaire. Aujourd'hui, 3 749 habitants vivent sur Rapa Nui, mais les pathologies chroniques et dégénératives du XXIe siècle sont à l'œuvre. Maladies cardio-vasculaires et cancers envahissent le petit triangle insulaire perdu dans un coin du Pacifique-Sud comme l'avaient fait, en d'autres temps, de meurtriers pathogènes.

Les malheurs des Marquises

À l'instar de Rapa Nui, les Marquises se situent loin des routes commerciales et leur population est homogène, peu ou pas métissée. Douze îles forment les deux groupes insulaires qui s'étalent sur 350 kilomètres : sept au nord-ouest, avec la principale île de Nuku Hiva, et cinq au sud-est. L'archipel a une superficie totale de 1 274 km², ce qui permet des échanges interinsulaires relativement aisés. En revanche, les contacts interarchipels sont beaucoup moins fréquents, les îles de la Société étant distantes de 1 500 kilomètres et celles des Tuamotu de quelque 1 000 kilomètres. Cet éloignement est la cause d'un endémisme certain, tandis que la relative proximité (une centaine de kilomètres) des autres îles de l'archipel a favorisé l'émergence de particularismes régionaux et d'interminables guerres tribales. À partir du IIe siècle de notre ère, les Marquises ont été peuplées par des Polynésiens venus des Samoa. Le premier Européen à y poser le pied en 1595 est l'explorateur espagnol Àlvaro de Mendaña de Neira (1541-1595), qui ne découvre que l'archipel du Sud. Deux siècles s'écoulent avant que le navigateur anglais James Cook y séjourne plus d'un mois au retour de son premier voyage vers l'Antarctique. Lui aussi ne parcourt que les îles du Sud*. En 1791, un aventurier commerçant de Boston, Joseph Ingraham (1762-1800), découvre les cinq îles du nord et explore l'ensemble de l'archipel. Il reprend la mer après six jours de reconnaissance. Deux mois plus tard, le navigateur Étienne Marchand (1755-1793) prend possession du chapelet d'îles du Nord au nom de la France.

Bien que les visites d'étrangers soient encore peu fréquentes, leur rythme va s'accélérer[43]. En 1792, le lieutenant Richard Hergest (1754-1792), commandant du *Daedalus*, mouille dans plusieurs des îles du Nord pour se ravitailler en eau. En 1797, embarqué à bord

* Lors de ses voyages à la découverte de la *Terra autralis*, à bord de l'*Endeavour* puis du *Resolution*, James Cook traversa la Polynésie, visita entre autres l'île de Pâques, les Marquises, les Tuamotu, Tahiti, les îles Tonga, les Grandes Cyclades de Bougainville. Il découvrit la Nouvelle-Calédonie, l'île Norfolk, toucha à la Nouvelle-Zélande, puis revint vers le passage de Magellan pour regagner l'Angleterre.

du *Duff* qui cingle vers Tahiti pour le compte de la Société des missions de Londres, le jeune révérend William Pascoe Crook (1775-1846) est débarqué seul sur l'île où il tente d'évangéliser la population insulaire. Malmené et déprimé, il repart deux ans plus tard en profitant du passage d'un baleinier[44]. En 1804, le navigateur russe Adam Johan von Krusenstern (1770-1846) y fait un assez long séjour et produit de nombreux documents publiés dans le *Bulletin scientifique de l'Académie impériale des sciences de Saint-Pétersbourg*. En 1813, pendant la petite guerre économique qui oppose Américains et Britanniques aux Français, le commodore David Porter (1780-1843) aborde Nuku Hiva pour y mettre son butin en sûreté, effectuer des réparations, construire un fort et tenter d'établir une colonie sous la bannière des États-Unis ; il n'y parviendra pas. En 1829, le révérend C. S. Stewart (1795-1870), un protestant américain, s'y arrête brièvement, le temps de piller quelques *tiki* en bois et des statues de pierres dressées[45].

Six ans plus tard, un aventurier excentrique, le baron Charles Philip Hippolytus de Thierry (1793-1864), fait halte à Nuku Hiva, sur la route qui le conduit de Panama à Tahiti. Il s'autoproclame roi de l'île de Nuku Hiva et fera de même trois ans plus tard en devenant l'éphémère souverain en chef de la Nouvelle-Zélande[46]. En 1838, au retour d'un voyage d'exploration de l'Arctique, *L'Astrolabe* et *La Zélée*, du capitaine de vaisseau Jules Sébastien César Dumont d'Urville (1790-1842), jettent l'ancre au large Nuku Hiva et y stationnent du 26 août au 3 septembre.

Malgré cette énumération qui pourrait donner l'impression d'un incessant ballet nautique au large de l'archipel, les visites de navigateurs occidentaux ont été rares jusqu'au début du XIXe siècle. Elles s'intensifient à partir des années 1820. La pêche à la baleine est alors une industrie florissante qui entraîne l'Océanie dans la ronde de l'économie mondiale. Les baleiniers font régulièrement escale aux Marquises où les marins en bordée sèment à tout-va syphilis et gonococcie. De petites plantations commencent à se développer à une époque où les Marquises vivent encore en quasi-autarcie. La France annexe l'ensemble de l'archipel en 1842, mais l'intérêt de la métropole se focalise sur Tahiti. Le déclin de la pêche aux cétacés arrive vite, il s'amorce dans les années 1840-1850. Un autre commerce prend le relais avec l'exploitation des richesses forestières de la Polynésie. Les santaliers, ces vaisseaux qui transportent le bois de santal et d'autres essences rares, prennent le pas sur les baleiniers, mais les Marquises ne restent qu'une escale pour marins en goguette. À partir de 1920, les îles sont littéralement envahies par un mouvement de colonisation intensive. Les plantations de coton attirent une main-d'œuvre chinoise et sud-américaine, tandis que la Société française des cocotiers prospère et que l'exploitation des phosphates devient une activité lucrative. La population marquisienne était estimée à environ 35 000 personnes au XVIe siècle, lors de sa découverte par les Européens. Selon les calculs du capitaine Cook, qui comptait les feux la nuit pour évaluer le nombre de familles, elle aurait atteint plus de 50 000 habitants au XVIIIe siècle pour le seul archipel du Sud. Au début du XIXe siècle, la population des îles était estimée à 80 000 âmes. En 1842, le Français Aubert Dupetit-Thouars (1793-1864) prend possession de l'archipel qui devient une partie de l'ensemble formé par les Établissements français d'Océanie. La population polynésienne est enfin mieux évaluée grâce aux recensements commencés en 1848. La loi du 8 juin 1850 fait des îles Marquises un lieu de déportation et elles deviennent, en 1958, un territoire d'outre-mer de la Polynésie française.

Avant la venue des Européens en 1513[47], quelques maladies étaient connues en Polynésie française, comme nous l'apprend l'étude des langues locales : la lèpre et la filaire de Bancroft, toujours très active aujourd'hui, sévissaient déjà. L'archipel était en revanche préservé de la syphilis, des maladies sexuellement transmissibles, de la grippe et de la tuberculose. De 1791 à 1863, quatre épidémies de tuberculose, de fièvre typhoïde, de grippe et de variole opérèrent des coupes sombres dans la population des Marquises. Plus des trois quarts des insulaires furent emportés par ces émergences successives. En 1831, un missionnaire souffrant d'un syndrome fébrile avec toux, dont l'origine n'a pas été identifiée, se rend de Rapa au sud (îles australes) à Mangareva (îles Gambier). Il déclenche une épidémie qui circule pendant deux années dans les îles, particulièrement aux Marquises. Un autre fléau est signalé en 1865 : une émergence de *chinese scabies* dont l'étiologie reste mystérieuse, mais qui décima la population infantile des Marquises. Pendant cette période, la circulation interinsulaire s'amplifie et l'incidence de la lèpre augmente dans la seconde moitié du XIXe siècle pour atteindre une prévalence de 4,11 % en 1884. Trois nouvelles émergences se succèdent dans l'île de Rapa. Seulement 10 % de la population aurait survécu à la dysenterie et à la variole identifiées comme les principales causes de ce dramatique dépeuplement. Vers la fin du XIXe siècle, la population amorce une chute vertigineuse. À Nuku Hiva, par exemple, on comptait 16 000 habitants en 1804, 12 500 en 1856, 4 865 en 1884, un chiffre qui tombe à 2 075 en 1929, frisant ainsi le risque d'extinction[48]. En 1908, le navire de guerre *La Zélée* apporte avec lui une épidémie de grippe. En 1910, des épidémies de tuberculose et de lèpre gagnent toutes les îles et, en 1911, le vaisseau *La Gauloise* dissémine la coqueluche sur Mangareva. Comme l'écrit Valenziani[49], les populations insulaires prospèrent quand elles sont isolées. Et lorsqu'elles entrent en contact avec des visiteurs leur situation se dégrade. Explorateurs, missionnaires, commerçants et autres colonisateurs participent à leur affaiblissement moral (choc des cultures) et physique (alcool, malnutrition) en préparant le terrain aux maladies infectieuses. La démographie insulaire s'effondre alors en quelques décennies, avant de se reconstituer, comme ce fut le cas des Marquises au milieu du XXe siècle. Ce rétablissement correspond, toujours selon Valenziani, à une adaptation physique, morale et immunitaire aux changements survenus. À ce titre, la population marquisienne constitue un exemple paradigmatique des autres archipels polynésiens qui connurent les mêmes vicissitudes.

Du mal des Marquises à celui du continent océanien

Comme le montrent Martin et Combes[50], le même scénario s'est reproduit dans toutes les îles de la Polynésie française. Leur tragique dépeuplement au XIXe siècle est lié aux conditions d'émergence des maladies infectieuses dans le temps, directement dépendantes de la date d'introduction du pathogène, mais aussi dans l'espace, celui du territoire de chaque île, l'expansion du mal s'effectuant, le cas échéant, par contacts interinsulaires. Au-delà de la variété des agents pathogènes importés, on est frappé par le caractère épidémique répétitif de ces manifestations. L'introduction d'un sujet index suffit à contaminer des milliers d'insulaires et des dizaines d'îles. Et ce qui est vrai pour les Marquises et les archipels de Polynésie française est vrai pour l'ensemble des archipels du continent océanien. Car depuis le tour du monde, en 1521, du Portugais Fernão de Magalhães, plus connu sous le nom de Magellan, le Pacifique a été vécu par les Européens comme un *Far West* et les îles d'Océanie comme d'ultimes *terra incognita* à conquérir. Cette mer du Sud, comme la baptise déjà Vasco Nuñez de Balboa (1475-1519), a d'abord été explorée par les Portugais et les Espagnols puis, un siècle plus tard, par les Hollandais, les Anglais et les Français.

Suivront des Russes et des Américains entre 1810 et 1840. Après ce temps des explorateurs, vint celui des missionnaires catholiques, méthodistes, presbytériens, protestants ou encore luthériens, qui se partagèrent les âmes indigènes et s'employèrent à transformer leurs cultures. Pratiquement à chacune de ces incursions succède une catastrophe démographique. Outre ceux déjà évoqués, les exemples de ces dépeuplements sont légion. C'est le cas d'Hawaii qui, de 500 000 habitants en 1778, est réduite à 40 000 en 1900. Ou encore de Tahiti qui passe de 70 000 habitants en 1770 à 5 960 en 1883.

Certaines îles furent touchées plus tardivement, échappant aux premiers contacts avec les explorateurs. C'est le cas des îles Fidji qui furent peuplées il y a environ trois mille cinq cents ans par des Austronésiens, les premiers grands navigateurs de l'humanité. Abel Janszoon Tasman (1603-1659), un explorateur au service de la Compagnie néerlandaise des Indes orientales, découvre l'archipel en 1683. Mais la colonisation de ces îles ne débute que dans la seconde moitié du XIXe siècle. En 1874, le roi Cakobau, qui régnait sur ces « îles des Cannibales », comme on les désignait alors, signe un traité de cession avec la reine Victoria d'Angleterre. Mais l'année suivante une terrible épidémie de rougeole dévaste l'île, emportant 40 000 des 150 000 Fidjiens[51]. La maladie a été importée par des diplomates et leurs familles en croisière dans la zone. L'épidémie est si intense et rapide que le temps et les bras manquent pour enterrer les corps en décomposition dévorés par les chiens et les cochons sauvages. Pendant des mois, le *lali*, le tambour de la mort, ne cesse de retentir. Jamais un fléau d'une telle ampleur n'avait sévi dans l'archipel. Après l'instant de liesse qu'avait suscité l'union avec la grande Angleterre, les Fidjiens meurtris et apeurés par le drame reviennent sur leur accord. Ils tiennent les Britanniques pour responsables de la catastrophe et les suspectent de vouloir prendre leurs îles. Un vent de rébellion se lève sur l'archipel. Le gouvernement de sa majesté est abandonné par les insulaires qui retournent, dans la confusion, à des pratiques de meurtres rituels et de cannibalisme. La réponse de la Couronne au désordre qui règne dans l'archipel ne fait qu'envenimer la situation. Outre la violente répression qui s'abat sur les Fidjiens, la reine diligente une enquête sur les origines de l'épidémie. Celle-ci conclut que « les Fidjiens sont inférieurs, dégénérés et vulnérables à cause de leur consanguinité ». Telle est la leçon que « le monde civilisé doit apprendre des peuples sauvages ». Comme le note Morens, ces événements surviennent alors que les thèses eugénistes trouvent un écho de plus en plus large en Europe et que le Ku Klux Klan (fondé en 1865) prend de l'ampleur aux États-Unis. Ces mouvements, ainsi que d'autres doctrines racistes, trouvent avec la rébellion fidjienne un terrain de nature à confirmer leurs théories. Malheureusement, ces idées feront long feu : en 1990, le docteur Victor Vaughn (1919-2000), un des fondateurs de la pédiatrie, interrogé sur cette épidémie, répond en termes clairs et directs que « les enfants meurent, mais pas de maladies infectieuses. Ils meurent parce qu'ils sont inaptes à la vie ». En 1970, les Fidji accéderont à leur indépendance. En 1975, une épidémie d'oreillons décima plus d'un tiers de la population[52].

Des immigrants fidjiens en provenance des Tonga arrivèrent dans l'archipel des Samoa il y a environ trois mille cinq cents ans et débutèrent là le peuplement du reste de la Polynésie. Les Tonga et les Samoa restèrent longtemps isolées et produisirent une civilisation originale. Ce n'est qu'en 1721 que le premier Européen, le Hollandais Jacob Roggeveen (1659-1729), découvrit l'archipel. Cependant, le premier navigateur à avoir réellement posé le pied sur l'île de Tutuila aux Samoa fut La Pérouse en 1787. Le débarquement ne fut pas sans heurts et les combats avec les insulaires firent plusieurs victimes, ce qui donna à l'archipel une réputation inhospitalière. C'est une des raisons pour lesquelles il fut peu visité par la suite, et donc protégé des maladies nouvelles. En 1830, les premiers missionnaires de la London Missionary Society et de la Wesleyan Missionary Society commencèrent à s'y installer. Au déclenchement de la Première Guerre mondiale, la Nouvelle-Zélande prit le contrôle des Samoa occidentales. Le conflit fut une période florissante pour l'archipel grâce au développement du commerce du coprah, mais, en 1918, un navire en provenance d'Auckland, le *Talune*, introduisit la grippe espagnole dans l'archipel de l'Ouest. Environ 8 500 insulaires trouvèrent la mort, soit un cinquième de la population de l'archipel. Les Samoans attribuèrent la responsabilité de ce désastre à l'administration néo-zélandaise qui, en 1919, reçu mandat de « classe C » pour gouverner les îles, ce qui signifiait : « Peuple primitif, incapable de se gouverner lui-même. » Alors que la pandémie de grippe faisait rage, aucune quarantaine ne fut établie pour les navires abordant dans l'archipel et les autorités néo-zélandaises ne prirent même pas la peine d'organiser une aide médicale[53]. Le ressentiment des Samoans grandit, mais un autre type d'épidémie, moins spectaculaire et plus sournoise, devait émerger plus tard. Dès le début du XXIe siècle, la population de l'archipel subit la transition épidémiologique, c'est-à-dire le passage des maladies infectieuses aux maladies chroniques et dégénératives, souvent dites de civilisation. En 2002, 71 % de la mortalité totale (1 080 décès) était due à des pathologies non infectieuses, 37 % des décès étant attribués aux maladies cardiovasculaires. La responsabilité de cette transition précoce par rapport aux pays en développement, incombe à une modernisation de la société et à l'introduction, par la culture occidentale, d'une nutrition mal contrôlée, riche en lipides, sel et sucre, ainsi que d'une hygiène de vie urbanisée et sédentarisée[54]. Pendant ces trente dernières années, la prévalence du diabète a triplé dans les îles Samoa. Plus de 27 % de la population souffre de cette affection chronique et 57 % des Samoans sont en surcharge pondérale. Le diabète est devenu une des premières causes de mortalité dans l'archipel. Pas loin de là, à 2 000 kilomètres (ce qui n'est « pas loin » en Océanie), la petite république de Nauru possède le plus fort taux mondial de diabète de type 2, avec 40 % de la population touchée.

On l'a vu, les épidémies importées représentent la cause majeure de la dépopulation insulaire. À cela s'ajoutent des facteurs démographiques et les déséquilibres des sociétés insulaires consécutives à l'arrivée des colons. Enfin, on pense que la faible incidence des maladies infectieuses en Polynésie avant le XVIIIe siècle n'aurait pas favorisé les comportements préventifs et le recours de la médecine traditionnelle, ce qui favorisa la diffusion rapide des pathogènes. Toutes les îles du Pacifique ont connu plus ou moins tôt un destin comparable. De la Micronésie à l'ouest aux îles Cook au sud, de Hawaii au nord-est aux Fidji au sud-ouest, toutes ont subi les assauts des maladies importées. Seule exception, Wallis-et-Futuna, situées au milieu des archipels d'Océanie, échappèrent semble-t-il au dépeuplement, peut-être grâce à une activité migratoire interinsulaire particulièrement importante et bipolaire, avec des départs et des retours variés, et ce au gré des succès migratoires[55]. Aujourd'hui, les maladies émergentes les plus prévalentes en Océanie sont de loin les maladies chroniques et dégénératives : diabète, obésité, cancers, etc. À quand la nouvelle transition épidémiologique, qui se fera à coups de greffes d'organes, de restauration des fonctions biologiques par les cellules souches, de clonage humain, pour combattre, dans une population vieillissante, l'émergence des maladies neurodégénératives qui flambent déjà en Occident ?

Pour boucler ce grand tour des îles de l'immense continent océanien, revenons une dernière fois aux Marquises, dont la destinée est unique. L'archipel présentant peu d'intérêt économique, l'implantation coloniale ne fut pas massive et, malgré le sentiment d'abandon ressenti par la population, celle-ci put jouir d'une grande liberté. La splendeur des îles Marquises, « Terres des Hommes », *Enua Enata* en langue marquisienne, a inspiré peintres, poètes et écrivains : Paul Gauguin, Pierre Loti, Victor Segalen, Jacques Brel ou encore Jack London, Max Radiguet (1816-1899), Hermann Melville, Robert Louis Stevenson, Somerset Maugham, Georges de Caunes ; et la liste n'est pas exhaustive. C'est là qu'ils ont trouvé ces Marquisiens habitués aux désastres humains qui, comme le dit la chanson, « parlent de la mort comme on parle d'un fruit ». Ces populations ont résisté aux malheurs apportés au fil de leur histoire par ces étrangers qui, comme l'écrivait Paul Gauguin, étaient « comme eux pour moi, [et moi] pour eux, le *Sauvage* ».

Une maladie du sommeil européenne

Les maladies qui ont déferlé sur les îles du Pacifique au rythme des bateaux qui y accostaient portent toutes des noms familiers à nos oreilles. Nous les craignons encore car elles ont résisté à la spirale du temps, tantôt identiques à elles-mêmes, tantôt revigorées par de tonifiantes adaptations. Après une tempête épidémique, souvent elles disparaissent plus ou moins rapidement pour des périodes de temps inattendues. En Océanie comme sur les autres continents, plus ce temps est long, plus elles ont tendance à s'effacer de nos négligentes mémoires. On connaît plusieurs cas de disparitions de pathologies dont la réalité est attestée par des descriptions détaillées et convergentes. En général les phénomènes sous-jacents à leur interminable absence restent méconnus, mais il existe de rares exceptions à ce principe d'incertitude, la plus exemplaire d'entre elles étant celle de la variole. Une action délibérée de l'homme a permis son éradication, une stratégie mondiale orchestrée par l'OMS avec le soutien de l'ensemble des pays du globe, qui ont su jouer la carte de la solidarité contre le virus. Officiellement proclamée le 8 mai 1980, l'éradication de la variole est historique. Elle a été rendue possible par l'excellente efficacité d'un vaccin de première génération (vaccin vivant atténué), mais aussi et surtout par un élan d'entente universelle offrant le spectacle rare d'une humanité unie. À l'instar de la variole, d'autres maladies ont totalement disparu, mais cette fois de façon naturelle et presque toujours inexpliquée. L'une d'entre elles a frappé les archipels des

Samoa et des Fidji : l'encéphalite léthargique de von Economo[56]. Cette maladie aujourd'hui oubliée s'est répandue dans les îles de façon épidémique, simultanément à la grippe espagnole importée en novembre 1918 par le *Talune*, un bateau à vapeur en provenance d'Auckland. La concomitance des épidémies n'est pas le moindre des mystères qui entourent encore cette singulière pathologie.

C'est en 1917 à Vienne que le jeune et brillant neurologue Constantin von Economo (1876-1931) décrivit une encéphalite épidémique caractérisée par une hypersomnie, des paralysies oculaires et de la fièvre. Avec cette publication princeps émergeait pour la première fois dans la nosologie médicale une maladie qui sévissait alors dans la capitale de l'Empire austro-hongrois en même temps que l'épidémie de grippe espagnole. Au cours de sa carrière, le médecin autrichien lui consacra pas moins de 26 autres articles dans des revues scientifiques. À la même époque, un tableau identique fut rapporté par le Bordelais Jean-René Cruchet (1875-1959), d'où l'appellation d'encéphalite léthargique de von Economo et Cruchet. Apparue deux ans auparavant en Roumanie, celle-ci s'étendit en Europe, puis aux États-Unis, frappant préférentiellement les jeunes adultes. Au cours de cette époque menaçante, marquée par la fin de la Première Guerre mondiale, avec ses 10 millions de victimes, et la pandémie de grippe espagnole, qui tua plus de 30 millions d'individus, apparurent des épidémies hivernales secondaires et concourantes. L'encéphalite léthargique de von Economo a été responsable de manifestations épidémiques secondaires qui se sont succédé au niveau planétaire jusqu'en 1926, date à laquelle elle disparut définitivement. Depuis, quelques cas sporadiques ont été notifiés, et ce jusqu'à une période récente, mais sans qu'aucune origine virale n'ait pu être prouvée[57]. Très tôt pourtant, un virus de type herpès avait été isolé d'un patient, le virus C de Levaditi, mais l'hypothèse d'une origine herpétique ne résista pas longtemps aux enquêtes épidémiologiques[58]. Si la cause de l'encéphalite léthargique n'est toujours pas connue, von Economo démontra son caractère infectieux en transmettant expérimentalement la maladie au singe. Cette expérience laisse à penser que le risque de réémergence persiste et qu'une flambée épidémique reste toujours possible.

Le recouvrement temporel des deux pandémies interpella longtemps épidémiologistes et virologues qui s'affrontèrent sur la question de l'unicité de la maladie, de la synergie ou de l'indépendance des deux pathologies. On s'accorde aujourd'hui à penser que la pandémie grippale et celle de l'encéphalite léthargique de von Economo étaient deux épidémies concourantes, mais distinctes. De solides arguments scientifiques confortent cette assertion[59]. Le tableau clinique original décrit par Constantin von Economo ne peut être confondu avec un syndrome grippal et les lésions cérébrales caractéristiques qu'il a soigneusement rapportées se distinguent de celles attribuées à l'encéphalite grippale. Ses travaux anatomopathologiques constituent d'ailleurs l'un de ses legs les plus précieux sous la forme d'une contribution majeure à l'étude du rôle de l'hypothalamus et du tronc cérébral dans le contrôle de la veille et du sommeil. Enfin, l'étude rétrospective de prélèvements faits sur des patients atteints de cette stuporeuse affection n'a jamais mis en évidence de particules virales, en particulier de type influenza. D'intéressantes observations ont cependant montré que les territoires d'émergence de l'encéphalite léthargique recouvraient souvent ceux d'épidémies de grippe qui avaient précédé, en particulier après la pandémie de grippe espagnole de 1918. La question qui se posait était de savoir si le virus influenza avait préparé le lit à un de ses congénères, par exemple un virus herpès ou un virus d'origine zoonotique ? À ce jour, aucune observation scientifiquement irréprochable n'est venue accréditer cette hypothèse fragilisée par l'absence de particules virales dans les prélèvements malgré la mise en œuvre des techniques les plus modernes.

Pour épaissir encore un peu plus le mystère, une apparente corrélation fut signalée aux États-Unis entre l'affection décrite par von Economo et la maladie de Parkinson. Le développement d'un syndrome parkinsonien tardif survint en effet chez des personnes qui avaient été victimes d'une encéphalite léthargique plusieurs années auparavant. Les scientifiques nord-américains avaient été alertés par des cas rapportés à Seattle, mais aussi par la situation aux Samoa et dans les Fidji où, plusieurs années après les ravages de la double épidémie, des parkinsonismes postencéphalite léthargique apparurent parmi les survivants. Cette observation raviva l'intérêt des cliniciens pour la maladie de Parkinson qui, au regard de l'espérance de vie de l'époque, faisait alors figure de curiosité. Là encore se posait la question du lien entre deux pathologies apparemment sans rapport. La situation inquiéta la communauté médicale américaine qui enquêta sur l'existence d'un éventuel patron infectieux commun aux deux pathologies[60]. La maladie de Parkinson ne semblait pas avoir une origine virale, mais ces épidémies de parkinsonisme avaient de quoi instiller le doute dans les esprits. Jusqu'aux années 1970, des cas sporadiques d'encéphalite léthargique ont été observés. Le tableau clinique est bien identifié et le diagnostic sans équivoque, mais l'étiologie reste toujours inconnue[61]. Une nouvelle hypothèse a été proposée plus récemment. La maladie pourrait être due à une manifestation de type auto-immune poststreptococcique affectant les neurones de la substance grise du cerveau. En d'autres termes, des anticorps dirigés contre le streptocoque pourraient se retourner contre l'organisme qui les a produits en provoquant des lésions cérébrales. En effet, Dale et ses collaborateurs ont décrit chez une vingtaine de patients un syndrome proche de l'encéphalite léthargique et du syndrome parkinsonien, survenu dans un contexte d'infection pharyngée. Dans 95 % des cas, il existait chez ces patients des anticorps visant la bactérie, mais se liant aussi à des antigènes présents dans le système nerveux central[62].

Décrite en 1917 et disparue aujourd'hui, l'encéphalite léthargique existait-elle avant von Economo et Cruchet ? Une historienne de l'Oregon, Laurie Winn Carlson, répond par l'affirmative à cette question en se plongeant dans le ténébreux passé du village de Salem en Nouvelle-Angleterre[63]. Le nom de cette localité évoque immanquablement le célèbre épisode du procès des sorcières qui agita, en l'année 1692, une petite communauté assiégée par les Amérindiens, en proie au désespoir et aux mystifications. Les accusations de quelques jeunes femmes affirmant avoir été ensorcelées conduisirent à l'inculpation d'une centaine de personnes et à l'exécution de vingt-cinq d'entre elles. S'appuyant sur les épidémies d'encéphalite léthargique décrites entre 1918 et 1930, Laurie Winn Carlson tente de démontrer que les signes de possession présentés par les supposées victimes du démon ressemblent beaucoup aux symptômes de la maladie décrite par von Economo et Cruchet : une vision double, un temps de réaction aux stimulations augmenté, une inversion du cycle veille/sommeil, de la léthargie, un mutisme akinétique, des crises oculogyres typiques avec des patientes qui font tourner leurs globes oculaires dans les orbites, ce qui a pour effet d'impressionner fortement et singulièrement l'entourage. L'hypothèse de Laurie Carlson est séduisante et bien étayée, mais rien à ce jour ne peut en faire la démonstration formelle. Si cette piste venait cependant à se confirmer, l'histoire des sorcières de Salem serait-elle la première manifestation de l'encéphalite léthargique de von Economo ? Peut-être pas car, dans un ouvrage majeur édité par J. A. Vilensky[64], plusieurs auteurs font état d'épisodes antérieurs : en 1673 avec la *febris soprosa* de Thomas Syndenham (1624-1689), médecin britannique si réputé pour la rigueur de ses observations qu'il avait acquis le surnom d'Hippocrate anglais, puis en Allemagne au XVIIIe siècle, avec l'épidémie de Tubingen de 1712 décrite par Rudoplh Jacob Camerarius (1665-1721)[65]. D'autres épidémies du même type sont relevées dans la littérature et même jusqu'en Chine… mais c'est une autre histoire.

Si les peintres, les écrivains et les poètes ont célébré la vertigineuse beauté des Marquises, l'encéphalite léthargique de von Economo a été popularisée par le film *L'Éveil*, qui retrace l'expérience du neurologue Oliver Sacks. Un jeune médecin incarné par Robin Williams arrive en 1969 dans un hôpital du Bronx où végètent des malades réputés incurables et figés dans une torpeur. Atteint de cette « maladie européenne du sommeil » suite à une épidémie d'encéphalite léthargique survenue dans les années 1920, l'un des patients joué par Robert De Niro est réveillé par le timide praticien qui lui administre une nouvelle drogue, la L-dopamine, le médicament de référence dans la maladie de Parkinson. Ce long métrage mettait en lumière toute une actualité sur une maladie encore anecdotique dans les écoles de médecine. Pourtant, que ce soit à l'époque de von Economo, en 1990, date à laquelle le film fit son apparition sur les écrans, ou aujourd'hui, la cause de cette affection demeure inconnue et la quête de son étiologie se poursuit. La piste virale s'estompe, aucun ARN viral n'ayant été à ce jour détecté chez ces patients. Toutefois, dans la mesure où des cas continuent d'être rapportés, l'aléa est bien présent et le risque épidémique, voire pandémique, ne peut être exclu.

CHAPITRE 4

Biopouvoir, biosavoirs

Par un accablant été, un jeune hussard piémontais sillonne la Provence. À pied ou à cheval, poussé vers un improbable rendez-vous de conspirateurs *carbonari*, Angelo Pardi erre dans un pays ravagé par le choléra. La chaleur est écrasante, l'air lourd et visqueux, aussi collant que la gélose d'une boîte de Petri. Pas un souffle, pas une brise pour emporter au loin les miasmes qu'exhalent les corps putréfiés. Dans son roman *Le Hussard sur le toit*, Jean Giono[1] se sert de l'épidémie comme d'un formidable révélateur de la nature humaine. À travers le crissement des charrettes lourdes de cadavres, le crépitement des bûchers, dans la puanteur « des jets de dysenterie sur les murs et les tapisseries », la stridence du « grand rire blanc » des cholériques ou l'horreur des « yeux becquetés par les corbeaux », il conte l'apprentissage d'un esprit ingénu emporté par l'effervescence d'une humanité saisie de déraison. Car sur cette terre de désolation, Angelo se heurte à la virulence meurtrière du vibrion autant qu'à la folie des hommes. Il brave la mort, tente de porter secours avec des gestes dérisoires, finit par rencontrer l'amour avant de se résoudre au renoncement. Les barrages dressés à la hâte sur les routes, à l'entrée des villages, l'obligent à modifier son itinéraire, jusqu'à lui imposer une déambulation sur les toits de Manosque, scène de bravoure qui fournit à Giono le titre de son épopée initiatique. Les obstacles surgis sur son chemin ne le révoltent pas en tant qu'entraves à sa liberté, mais par l'inhumanité qu'ils engendrent. Malades, femmes et enfants sont refoulés, réduits à s'alimenter d'expédients, sommeiller dans la futaie, intimés de chercher leur salut ailleurs, en enfer si nécessaire. La colère chevillée au corps, le colonel de hussards sent la rage submerger son cœur : « Quel dommage que je n'aie pas deux coups de pistolet à tirer, ou plutôt que je n'aie pas de sabre, je leur ferais voir que la générosité est plus terrible que le choléra[2]. » La fureur qui l'étreint sonne juste. Car comment accepter que les hommes ne répondent à l'apocalypse que par le bannissement et l'ostracisme ? Comment admettre qu'il faille ajouter du malheur au malheur ? Comment se satisfaire de la dénonciation de boucs émissaires, de la politique de l'exclusion, de l'instrumentalisation de la santé comme arme de pouvoir, d'un biopouvoir comme le disait Michel Foucault (1926-1984) ? Il se trouve pourtant que, depuis les temps les plus anciens, l'histoire des épidémies est tissée de cette sombre réalité.

Les funérailles civiles du lépreux

Pour mettre le doigt sur ce moment historique, ce point de non-retour où des autorités religieuses s'allient au pouvoir laïque pour exclure les malades, il faut remonter au Moyen Âge et aux léproseries, figures archéologiques des procédures de contrôle d'affections frappées du sceau du péché et de la déviance. Or l'histoire de cette maladie pose de nombreuses difficultés, à commencer par la délicatesse du diagnostic rétrospectif. Il est évident que le terme « lèpre » a été employé pour désigner toutes sortes de dermatoses chroniques, vitiligo, psoriasis, lupus, etc. Classiquement, la dimension divine de la lèpre et la nécessité des mesures d'éviction s'appuient sur les citations dont elle fait l'objet dans l'Ancien Testament. Moïse est instruit par l'Éternel lui-même de pratiquer l'éviction et la purification. Les Israélites font obligation aux prêtres, dans le Pentateuque, de reconnaître la lèpre et les lépreux et l'on signale dans les livres du Lévitique comment s'y prendre. L'historiographie moderne a cependant revisité cette notion en montrant que le terme hébreu *tsara'ath* ne se réfère pas à une maladie spécifique, mais à un système générique de profanation entachant les hommes aussi bien que les animaux ou les objets[3]. D'ailleurs, rien n'atteste avec certitude de la présence de la lèpre dans la Palestine biblique. Les premières descriptions incontestables sont rédigées par les médecins grecs qui avaient développé un sens affûté de l'observation : Arétée de Cappadoce vers 150 av. J.-C. et Rufus d'Éphèse aux alentours de 100 av. J.-C. baptisent *éléphantiasis* une maladie responsable d'une déformation caractéristique des jambes. Avec l'aide des légions romaines, la maladie se répand aux Ier et IIe siècles dans toute l'Europe où elle devient endémique. À travers les âges, les traductions successives de *tsara'ath* de l'hébreu en grec, puis en arabe et en latin ont irrémédiablement associé la lèpre, et toutes les affections qu'englobe cette terminologie, à une notion de profanation morale et d'impureté. Car les plaies de la chair ne sont que le reflet des souillures de l'âme, de sorte que le lépreux incarne l'hérésie, ce qui en fit une puissante figure de la littérature médiévale. Par son faciès léonin et la rougeur de ses joues, des désirs « vénériens et lubriques » lui étaient attribués comme si le malheureux était possédé par une bête malfaisante. Mais s'il est incontestable que ces malades ont été victimes des formes les plus radicales d'exclusion, l'ambiguïté de leur statut exige une subtile analyse des textes. Dans les Évangiles, il est dit que Jésus guérit le lépreux. Le malade est alors vu comme une image vivante du Christ souffrant. Il est certes toujours craint, suscite le dégoût, mais les premiers chrétiens apprennent à le vénérer. Au Moyen Âge, le ladre* fait montre de justice divine, il symbolise le martyr, celui dont le corps se gorge de toutes les abjections pour que l'humanité se survive à elle-même[4]. S'inspirant de saint François ou de saint Louis, les nobles reportent leur dévotion sur ces pauvres hères que « le Seigneur a visités plus intimement que les autres[5] » et, à dates régulières, ils baisent leurs plaies et nettoient leurs pieds.

Ces élans de charité ne doivent pas dissimuler l'abominable condition des ladres entre le XIe siècle, date à laquelle le nombre de cas augmenta fortement, la maladie prenant alors une tournure épidémique, et le XIVe siècle, où elle amorça un net déclin. Cette période qui recouvre le temps des croisades (1095-1270) est marquée par une telle exclusion que certains en parlent comme d'une « grande chasse aux lépreux[6] ». Les maladreries** existaient avant le Moyen Âge, mais elles étaient en nombre limité, et les religieux qui y officiaient avaient pour mission de porter assistance. La pratique de l'isolement se généralisa au XIIe siècle en même temps que les léproseries se multiplièrent et que leur vocation changea. En 1179, le troisième concile de Latran émit un décret qui interdisait aux lépreux de se mélanger aux personnes saines, de partager leurs lieux de culte et même d'être enterrés avec elles. Le bannissement débutait par une sorte de procès au cours duquel le suspect, souvent victime de dénonciation, était déféré soit devant un représentant de l'évêque, soit devant un jury comprenant des lépreux experts et, plus tardivement, des médecins ou des chirurgiens[7]. Sous le

---

* « Ladre » est un terme par lequel on désignait les lépreux.

** Synonyme de léproserie.

règne de Louis-Philippe, pas une ville, pas une bourgade ne manquait de sa propre maladrerie. La construction de ces édifices par les autorités laïques et la mixité des jurys signent l'alliance des pouvoirs divin et temporel pour écarter l'indésirable, le priver de toute représentation sociale. Lorsque l'accusé était convaincu de ladrerie, son exil était consacré par une cérémonie de « mise hors du siècle » semblable à l'office des morts. Il se voyait alors notifier les « déffenses » qu'il était tenu de respecter, il endossait l'habit de ladre et recevait la cliquette, la crécelle ou la cloche destinée à signaler sa présence lorsqu'il mendiait son pain. Reclus dans une léproserie ou relégué dans une cabane au bord d'une route, le mariage lui était défendu et il était tenu d'annuler toute union antérieure ; quant à ses biens, ils pouvaient être répartis entre ses héritiers. Si le lépreux guérissait, fait exceptionnel, un rite purificateur était indispensable pour qu'il réintègre la société. Le miraculé était aspergé d'eau dans laquelle un oiseau sanglant avait été plongé sept fois avant qu'il ne soit relâché. Sept jours s'écoulaient avant que le malade puisse se raser puis ne regagne le groupe, après avoir sacrifié un agneau dont le sang était soigneusement dispersé sur le lobe de l'oreille gauche, le pouce droit et le gros orteil. Pour parachever sa renaissance, il était ensuite enduit d'huile. Mais la plupart du temps, le malade ne guérissait pas, et la lèpre est vécue alors comme une punition divine.

Ce processus complexe, assis sur un cérémonial qui lui conférait force de loi terrestre et céleste, ne visait qu'à un objectif, proscrire le lépreux de la société de ses semblables, abolir ses droits, biffer son identité, ignorer jusqu'à son existence. Une attitude si radicale s'explique-t-elle exclusivement par la crainte de la contagion qu'éveillaient les lésions cutanées ? D'autant qu'à n'en pas douter nombre de sujets atteints de diverses dermatoses plus ou moins sévères partageaient l'infâme sort des ladres. Ils n'étaient d'ailleurs pas les seuls. Plusieurs historiens ont suggéré que l'émergence d'un ordre politico-religieux dévolu à la relégation des lépreux s'inscrivait dans un système de persécution plus large à l'encontre de groupes sociaux stigmatisés comme les juifs, les hérétiques et autres sodomites[8]. Intégrées à ce réseau institutionnel de contrôle social, les léproseries permettaient d'écarter les gêneurs. Dans un deuxième temps, l'arrivée des médecins au sein des jurys chargés d'examiner les suspects de ladrerie semble avoir eu pour conséquence une limitation des abus. Dans son ouvrage *La Grande Chirurgie*[9], Guy de Chauliac (1298-1368), médecin personnel du pape Clément IV (fin XIIe siècle-1268) en Avignon, décrit en langue vernaculaire plusieurs signes spécifiques de la lèpre. La diffusion de ce livre a pu participer à la formation d'experts médicaux et à une réduction des faux diagnostics. De sorte que la décroissance spectaculaire de l'incidence de la lèpre à partir du XIVe ne correspondrait pas seulement à une régression inexpliquée de la maladie, mais aussi au recul d'influence d'un système politico-religieux en perte de vitesse. Avec le recul, la régression de la lèpre peut paraître quantité négligeable alors qu'une maladie inconnue, plus soudaine et foudroyante, surgissait sur les rives de la Méditerranée. La peste noire qui atteignit l'Italie en 1436 allait décimer environ le tiers de la population européenne. Elle suscita de nouveaux comportements d'exclusion, cette fois temporaires et sans doute plus rationnels.

Quarantaine et cordons sanitaires

L'histoire des épidémies est émaillée de mouvements populaires haineux envers certains groupes sociaux désignés comme les responsables du malheur, notamment les vagabonds, les étrangers et tous ceux dont les croyances ou les coutumes sont différentes. Au temps de la peste, près de 1 000 juifs furent brûlés le 14 février 1349 dans une fosse à Strasbourg, femmes, enfants et vieillards compris. Ils étaient soupçonnés d'empoisonnement des sources, tout comme le hussard de Giono, qui évite de justesse le lynchage perpétré pour les mêmes raisons par d'honnêtes citoyens en transe[10]. Ces réactions spontanées et malheureusement habituelles en temps de peste comme de choléra ne font pas l'objet de ce chapitre, qui s'intéresse à l'action des autorités civiles pour endiguer les crises sanitaires. Le concept de quarantaine, c'est-à-dire l'isolement coercitif, mais transitoire, des hommes et des marchandises suspects d'avoir été contaminés par une pestilence, date de 1377, lorsque le recteur de Raguse, actuelle Dubrovnik, imposa à tout navire en provenance d'une zone infectée un isolement de trente jours sur l'îlot de Mercado[11]. En 1348, la ville avait perdu un tiers de sa population décimée par la peste noire, mais les motivations de cette relégation étaient aussi d'ordre commercial. Tournée vers la mer, Raguse prospérait en Adriatique et, pour conserver sa réputation, la cité devait assurer la sécurité des marchandises qui y transitaient. La loi stipulait que tout visiteur en provenance d'une région contaminée devait se plier à la règle de l'isolement et qu'aucun citoyen de la ville n'était autorisé à nourrir les reclus ou à se rendre dans la zone d'exclusion. De surcroît, Jacob de Padoue, médecin en chef de la ville, établit un enclos en dehors de la ville où les malades demeuraient pendant un mois. Ces mesures de relégation transitoire gagnèrent progressivement tous les grands ports de la Méditerranée. En 1423, le Sénat de Venise adopta une loi comparable en augmentant la durée de confinement à quarante jours, d'où le terme de quarantaine. Le premier édifice consacré à la rétention sanitaire fut construit sur l'île Santa Maria di Nazareth qui, par déformation, légua son nom à ce type de bâtiments, les lazarets[12]. Au cours de la réclusion, les voyageurs étaient séparés du personnel de l'établissement et les marchandises étaient dispersées sur une esplanade ouverte aux vents. Afin de garantir l'étanchéité d'une barrière entre reclus et intendance, l'architecture des lazarets s'inspira de celle des prisons. En 1496, Venise se dota d'un conseil de santé composé de trois sages, élus chaque année par le Grand Conseil des Dix. Le triumvirat avait le pouvoir de recourir à tous moyens utiles pour éviter la pénétration des pestilences, avec droit de vie ou de mort sur les contrevenants. Ses décrets ne manquèrent pas de soulever les protestations des marchands, entravés dans leur commerce par les périodes d'isolement et l'interdiction faite aux navires vénitiens de se rendre dans des zones pestiférées, de fâcher l'Église interdite de procession en temps d'épidémie et de mécontenter les ouvriers manufacturiers privés de travail par la baisse du volume des affaires. Pour certains historiens, la création de ce conseil marque réellement la naissance de la santé publique[13].

Au cours du siècle suivant, les lazarets se généralisèrent en Europe. Gênes eut le sien en 1467, puis Livourne, Pise, Naples et Marseille, qui érigea son propre bâtiment en 1526. L'origine de la quarantaine a souvent été rattachée aux textes sacrés, notamment au Lévitique qui enjoint l'éloignement des lépreux ou à d'autres références bibliques comme le déluge, le séjour de Moïse sur le mont Sinaï ou la retraite de Jésus dans le désert[14]. Quelle que soit la réalité de ces correspondances, la quarantaine repose avant tout sur une notion empirique de la contagion, un savoir éprouvé par les épidémies, mais rejeté par les médecins d'alors. Cette connaissance intuitive de la contamination déjà inscrite en filigrane dans le bannissement du lépreux se double avec la quarantaine d'un autre concept, celui de l'incubation. Le conseil de la république de Raguse part du principe que toute personne apparemment saine peut être atteinte d'une maladie transmissible qui ne s'est pas encore déclarée. Dans les grands ports de la Méditerranée, puis de l'Atlantique qui suivent l'exemple, apparaissent au cours du XVIe siècle des « consuls », représentants officiels des États avec lesquels la cité commerce[15]. Leur fonction est de contrôler l'état sanitaire des équipages et de délivrer une « patente », premier document médico-administratif de l'histoire imaginé pour favoriser des échanges sécurisés. À chaque escale, la patente est « tendue à l'échelle » afin d'éviter le contact direct, puis vérifiée par le responsable de la « consigne », le guichet dédié à ce ministère. Le formulaire est dit « net » s'il n'y a pas de peste dans le port d'où le navire provient, il est « touché » en cas de rumeur de maladie, « brute » lorsque l'épidémie est avérée dans la précédente cité portuaire ou ses environs. Dans les deux derniers cas la quarantaine est appliquée avec rigueur. La condition des passagers est examinée individuellement, certaines professions, comme les marchands de tissus, ou nationalités, comme les Turcs et les pèlerins musulmans, étant systématiquement soupçonnées.

À l'intérieur des terres, une organisation à la fois comparable et différente se met en place aux XVIIe et XVIIIe siècles, traversés par l'émergence répétée des fléaux séculaires. Elle se développe à l'échelle des villes, l'efficacité du système dépendant de la réactivité, la motivation et la fermeté des autorités urbaines. Lorsqu'une épidémie est déclarée dans une cité ou une région voisine, une liste des lieux infectés est publiée avec interdiction d'échanger avec ces territoires[16] et une garde renforcée est déployée à l'entrée de la ville pour refouler les indésirables. Lorsque des malades suspects sont signalés à l'intérieur des murs d'enceinte, des médecins sont dépêchés pour établir un diagnostic rendu plus sûr par l'expérience des précédentes flambées épidémiques. Leur verdict décide de l'isolement dans un sanitat (l'équivalent des lazarets dans les ports) gardé jour et nuit par une police intraitable chargée de dissuader les candidats à l'évasion. Chaque cité agit pour son propre compte sans se soucier des mesures prises par ses voisines. Quant aux campagnes, elles sont laissées à leur triste sort, sans aucun moyen de prévention ou d'action. Les édiles appliquent souvent pour leur propre compte la célèbre maxime des trois adverbes, « fuir vite, longtemps et de revenir tard* », délaissant des villes affaiblies par

---

* Selon les sources, cette maxime des trois adverbes – *Cito, longe, tarde* – est attribuée à Hippocrate ou à Galien. En fait, il s'agit peut-être tout simplement d'un vieux et sage dicton.

l'absence de commandement. Le manque de coordination, les carences des potentats locaux et la panique qui s'empare des populations livrées à elles-mêmes mettent en relief de grandes disparités entre les cités. Le contexte change avec l'arrivée du jeune Louis XIV sur le trône et la prise en main des affaires de l'État par Colbert (1619-1683), contrôleur général des finances de 1665 à 1683.

Le roi nomme des intendants, généralement issus de la noblesse de robe, qui représentent l'État centralisateur dans les régions. En coordination avec le contrôleur général qui, régulièrement informé, s'appuie sur une vision plus globale des événements, les intendants reprennent à leur compte la gouvernance des crises épidémiques. La dernière émergence de peste du XVIIe siècle atteste des avantages, mais aussi de la brutalité de la nouvelle organisation. L'épidémie venue de Hollande et des îles Britanniques apparaît aux frontières nord en 1667. Elle est contenue dans un premier temps par l'application des mesures de contrôle décidées par le Parlement de Paris et celui de Rouen, mais le fléau atteint Lille, Cambrai, Rouen et même Reims à l'été 1668. Conscient du danger, Colbert envoie l'armée pour renforcer le cordon sanitaire et veiller à l'application stricte des dispositions préventives malgré les protestations des marchands et des manufactures. Grâce à ces énergiques dispositions, l'épidémie n'atteint pas Paris. La leçon n'a pas été oubliée cinquante ans plus tard, lorsque la peste survient à Marseille en 1720. Le 17 mai, un navire de commerce, le *Grand-Saint-Antoine*, se présente au large de la ville. Malgré la maladie qui sévit à bord, équipage et marchandises sont débarqués le 14 juin, contre tous les règlements en vigueur. Ils ont bénéficié de connivences de certains administrateurs de la ville qui ont fait passer leurs intérêts marchands avant l'intérêt général. Les premiers décès sont relevés fin juin et la moitié de la population marseillaise est décimée en à peine six mois. Malgré l'établissement d'un cordon sanitaire, l'épidémie gagne la Provence en déclenchant une série de réactions désordonnées à l'initiative des Parlements de villes telles qu'Aix, Perpignan, Toulouse ou Dijon. La gravité de la situation et le manque d'homogénéité dans la réponse incitent le Régent à faire intervenir la troupe pour instituer un blocus autour de Marseille et dresser un cordon sanitaire le long du Verdon, de la Durance et du Rhône. Un mur d'une centaine de kilomètres de long est érigé en quelques mois pour parachever l'isolement de la Provence. La réaction de l'État permet de circonscrire l'épidémie mais se révèle impuissante à en limiter la mortalité. L'intervention de l'armée dans une crise épidémique concrétise la prise en main des affaires sanitaires par le pouvoir central.

Germe ou vent mauvais ?

Au début du XIXe siècle, les stratégies étatico-militaires demeurent, mais les pestilences se modifient avec l'émergence de nouvelles maladies transmissibles. Après un été suffoquant, une épidémie de fièvre jaune, importée par un navire en provenance de La Havane, éclate à Barcelone en 1821. La France dépêche six médecins et deux religieuses à Barcelone avec mission de secourir les Catalans et d'étudier le nouveau fléau. En même temps, le gouvernement de la Restauration ferme les ports aux navires en provenance de Catalogne et achemine 15 000 hommes de troupe dans les Pyrénées pour établir un cordon sanitaire. L'ordonnance du 3 mars 1822 prévoit des amendes, les travaux forcés ou la peine de mort à ceux qui tentent d'échapper à la quarantaine. À ce moment déjà l'épidémie s'est essoufflée, laissant derrière elle 15 000 à 20 000 victimes. Les hommes de troupe campent sur leurs positions. Suite à la survenue de troubles politiques de l'autre côté de la frontière, le cordon sanitaire des Pyrénées orientales est converti en corps d'observation des événements d'Espagne. En réalité, Louis XVIII voit d'un mauvais œil l'agitation révolutionnaire aux portes de son royaume. Au cours d'une conférence réunie à Vienne, Chateaubriand, le représentant de la France, reçoit l'accord unanime de la Sainte Alliance pour rétablir le roi Ferdinand VII d'Espagne sur son trône. La campagne de 1823 mobilise cinq corps d'armée, le quatrième d'entre eux réunissant les hommes du cordon sanitaire recyclés dans la chasse aux républicains. Entrés en Catalogne le 18 avril, ils tiendront un blocus de sept mois devant Figueras. Du cordon au blocus, l'État avait successivement joué les sauveurs, administré d'une main de fer le verrouillage de la Catalogne, puis fait tonner le canon en instrumentalisant sa mission de sécurisation sanitaire. L'expédition fut un succès total. Contrairement à la campagne napoléonienne de 1808, malades et blessés furent pris en charge avec grand soin et évacués en toute sécurité sur les lignes arrière grâce à un réseau d'hôpitaux structuré pendant l'épidémie de fièvre jaune de 1821[17]. Les hommes de l'art envoyés prêter main-forte aux Barcelonais, dont plusieurs périrent en service, ne réalisèrent ni découverte thérapeutique ni avancée épidémiologique, mais ils furent fêtés en héros à leur retour, loués par une littérature de circonstance qui souleva un élan de nationalisme dont le pouvoir avait grand besoin[18].

Outre la victoire du corps expéditionnaire et la bravoure des médecins français, la disparition de la peste et la baisse significative de la mortalité depuis le milieu du XVIIIe constituent autant de motifs de satisfaction en ce début de siècle. Mais, au moment où s'installe un optimisme fondé sur une foi dans le progrès, le choléra déferle sur l'Europe et atteint Paris en 1832. Sa rapide propagation et sa létalité élevée rappellent les pestilences ancestrales, mais son expression et sa transmission hydrique relancent la polémique entre contagionnistes et anticontagionnistes. Le débat, dont l'un des enjeux est de savoir si l'isolement est efficace contre les maladies épidémiques, n'est pas aussi simple qu'il nous paraît aujourd'hui. Il ne se résume pas à une joute entre des obscurantistes pédants d'un côté et des précurseurs éclairés de l'autre. La notion de contagion, qui avait été notamment développée par Girolamo Fracastoro dans son ouvrage *De contagione et contagionis morbis* (Venise, 1546), apparaît comme une superstition surannée à une époque qui croit à la science et au progrès. Selon le médecin de Padoue, la peste était due à un germe vivant spécifique et la contamination pouvait être directe, à distance ou indirecte. Pour François Broussais (1772-1838), le chantre de la nouvelle médecine physiologique qui eut une considérable influence en France, cette conception de la pathologie s'apparentait aux représentations archaïques de la maladie-démon[19]. La nature du *contagium* prêtait également à confusion. Tantôt matériel et tantôt immatériel, il pouvait s'agir d'une émanation des corps, d'une perspiration comparable à celle d'une pomme pourrie qui gâte ses voisines, comme d'un ver ou d'un insecte microscopique inspirés des animalcules d'Antoni Van Leeuwenhoek (1632-1723). Si cette dernière hypothèse semble plus en accord avec la microbiologie moderne, elle ne relevait que de la plus pure spéculation et l'extravagance des écrits savants sur les pieds, les ailes ou les becs crochus de ces drôles de bêtes[20] avait de quoi rebuter les esprits les plus rationnels. Enfin, pour provoquer une épidémie, il fallait rendre compte de la multiplication du poison transféré d'un corps à un autre. D'où le parallèle avec la génération, trait spécifique de toutes les théories de la contagion d'alors. Ainsi, le terme de germe désignait aussi bien l'entité infectieuse que la génération ou l'hérédité[21].

Tirant parti de ces carences théoriques, les thèses des anti-contagionnistes furent favorablement reçues par les pouvoirs publics, les notables, ainsi que de nombreux médecins. Elles s'appuyaient sur la volonté des États de ne pas entraver le commerce, sur les principes des droits de l'homme et de l'attention due au malade, sur les thèses de la médecine physiologique et la théorie miasmatique chère au mouvement hygiéniste. Selon cette doctrine, l'infection procédait d'un empoisonnement de l'air par des fermentations putrides qui diffusaient sous forme de gaz piégés dans les zones contaminées. De ce fait, les mauvaises odeurs et l'insalubrité étaient étroitement associées aux conditions épidémiques. De surcroît, les élites étaient convaincues que la terreur qui s'emparait des populations par crainte de la contagion favorisait la diffusion de la maladie, tout comme les concentrations d'individus dans un lieu clos, deux arguments de plus contre l'isolement. À partir de 1830 et de la première émergence du choléra en France, une multitude de commissions sanitaires virent le jour dans tout le pays, dotées d'un statut légal. Les notables y tenaient les rôles clés. Leurs intérêts commerciaux et la volonté d'éviter les mouvements de panique d'une populace illettrée les incitèrent à minimiser le danger et à délivrer systématiquement des bulletins rassurants[22]. La convergence d'intérêts économiques, politiques et de nouvelles idées scientifiques se fit également ressentir dans les ports où la lourdeur du système de la quarantaine freinait des échanges facilités par l'arrivée de la marine à vapeur. En 1841, l'Angleterre remplaça unilatéralement la quarantaine par une brève mise en observation. À son exemple, les délais d'isolement furent réduits en Méditerranée. Quant au gouvernement français, il leva tout obstacle à la circulation des navires en provenance de la Grèce et du Maroc, contre l'avis du bureau de santé de Marseille qui fut supprimé en 1850. Face à ces réactions désordonnées et conscient de la porosité des frontières aux maladies infectieuses, le Conseil supérieur de la santé diligenta une enquête sur les différents régimes sanitaires dans le Bassin méditerranéen et fut à l'origine de la première conférence internationale qui se tint à Paris en 1851. Les tentatives d'harmonisation des quarantaines pour trois maladies, la peste, le choléra et la fièvre jaune, se heurtèrent à la morgue des diplomates. Les conférences se succédèrent et les échecs politiques s'additionnèrent. À Vienne en 1876, le choléra fut toutefois reconnu comme une maladie transmissible, une déconvenue cuisante pour les anticontagionnistes. Avec la peste et la fièvre jaune il fut déclaré maladie quarantenaire.

« Qu'est-ce que le choléra ? Est-ce un vent mortel ? Sont-ce des insectes que nous avalons et qui nous dévorent[23] ? » Ces mots de Chateaubriand résument le débat qui agita médecins, responsables politiques et populations au XIXe siècle. Les anticontagionnistes, partisans de l'infection, eurent leur heure de gloire et exercèrent une grande influence sur la santé publique, appuyés en cela par le mouvement hygiéniste. Le contagionnisme sortit vainqueur de cette longue querelle, au prix toutefois d'une révision de ses concepts à la lumière de la microbiologie pasteurienne. Cette fois, les médecins pouvaient se prévaloir d'une objectivité scientifique et accroître leur influence sur les conférences internationales. Les découvertes des agents pathogènes ne furent cependant considérées qu'avec retard. La responsabilité du vibrion cholérique identifié par Robert Koch (1843-1910) en 1884 et son mode de transmission oro-fécal ne furent pris en compte qu'à la conférence de Paris en 1903 grâce à l'insistance d'un éminent pastorien, Émile Roux. En 1907, la première instance sanitaire internationale vit le jour, l'Office international d'hygiène publique (OIHP) auquel 22 nations s'affilièrent en moins de six mois. L'OIHP établit en 1910 d'importantes recommandations techniques pour la dératisation et la désinfection. Deux ans plus tard, l'Office reconnut le rôle des porteurs sains dans l'épidémiologie des maladies infectieuses. Quel pouvait être, au regard de l'isolement, le statut de ces malades qui s'ignorent mais qui constituent un maillon essentiel de la chaîne de contamination ? La pauvre Mary Mallon (1869-1938) allait l'apprendre à ses dépens.

Née le 23 septembre 1869 en Irlande, Mary Mallon émigre aux États-Unis à l'âge de 15 ans. Elle est d'abord engagée comme domestique puis, à partir de 1900, elle est employée comme cuisinière par des familles fortunées. À l'été 1906, elle entre au service du banquier new-yorkais Charles Henry Warren, en vacances avec sa famille dans une maison du quartier d'Oyster Bay, à Long Island. Le 27 août, une typhoïde se déclare chez une des filles Warren, suivie par le jardinier et une de ses sœurs. Au total, 11 personnes sont atteintes dans la maisonnée en quelques semaines. Warren veut connaître la source de la contamination. Pour cela, il engage un ingénieur civil, George Soper (1870-1948), dont les soupçons se portent rapidement sur Mary. Soper reconstitue le parcours de la cuisinière au cours des six dernières années et constate que 22 cas de typhoïde, dont deux décès, sont survenus chez ses 7 employeurs. Mais, au moment où l'ingénieur a réuni les pièces du dossier, Mary a déjà quitté Oyster Bay depuis quelques semaines.

Il parvient à la retrouver, mais elle oppose un farouche refus aux prélèvements de selles et de sang qu'il veut lui imposer. Alors qu'elle est contrainte par la police de se soumettre aux examens, le bacille isolé dans ses selles la désigne comme porteur sain de la maladie. Mary est alors placée en quarantaine sur une île de l'East River, North Brother Island. Au fil des mois, tandis que les analyses demeurent positives, le sentiment d'injustice grandi chez l'Irlandaise qui supporte mal la réclusion. Portée à la connaissance du public, son histoire suscite un mouvement de sympathie. Elle devient bientôt célèbre sous le nom de Typhoid Mary. En 1910, la commission sanitaire décide de lui accorder la liberté, à condition de ne plus exercer la profession de cuisinière et de se soumettre régulièrement à des examens. Mais les emplois de domestique qu'elle avait occupés à son arrivée aux États-Unis n'étaient pas rétribués à hauteur du travail aux fourneaux. En 1915, une épidémie de typhoïde frappe la maternité du Sloane Hospital atteignant 25 personnes et en tuant 2. L'enquête épidémiologique remonte jusqu'à une certaine Mme Brown qui officie aux cuisines et se révèle être Mary Mallon embauchée sous un nom d'emprunt. Cette fois l'opinion publique se retourna contre l'égérie d'un jour et Mary regagna North Brother Island pour les trente-trois ans qui lui restaient à vivre : un record inégalé dans l'histoire de la quarantaine.

Typhus et science génocidaire

La Grande Guerre ne déclencha pas d'épidémie sur le front occidental, mais une terrible flambée de typhus embrasa la Serbie. Grâce aux travaux de Charles Nicolle, le pou avait été identifié comme vecteur de la maladie et les états-majors veillaient à protéger les troupes par des mesures d'hygiène efficaces. À partir de 1918, la famine consécutive à la révolution bolchevique ainsi que les mouvements civils et militaires de la démobilisation formèrent un terrain propice à l'expansion du mal. Pologne et Russie furent sévèrement touchées. On estime à 4 millions le nombre des victimes russes de l'épidémie, qui inspirèrent à Lénine ce mot célèbre : « Ou bien le pou vaincra le socialisme ou bien le socialisme vaincra le pou[24]. » Une conférence sanitaire réunie en mars 1922 à Varsovie décida de la mise en place d'un cordon sanitaire et de quarantaines à la frontière russo-polonaise. Était-ce le pou ou le bolchevique dont il était urgent de se protéger ? Les deux sans doute, comme on l'entend dans les déclarations de Winston Churchill (1874-1965) jetant l'anathème sur « une Russie infectée, une Russie porteuse de peste, une Russie de bandes armées non seulement brandissant des baïonnettes et des canons, mais accompagnées et précédées de vermine typhique pullulante[25] ». Ces mots empruntés à un folklore anticommuniste d'un autre âge peuvent aujourd'hui prêter à sourire. Mais en réalité ils devraient faire frémir car ils annoncent l'asservissement de la santé publique par l'idéologie nazie. Plus encore que le bolchevique, le juif pouilleux, crasseux, dépenaillé est le vecteur désigné de toutes les maladies, à commencer par le typhus que les nazis nomment *Judenfieber* au lieu de *Fleckfieber*. Pour le IIIe Reich, il faut éradiquer cette vermine comme on extermine les poux, car anéantir les juifs, c'est se débarrasser des parasites et donc éliminer tout risque de contagion. « Les juifs sont les poux de l'espèce humaine civilisée, déclare Goebbels en 1941, il faut d'une manière ou d'une autre s'en débarrasser sans quoi ils poursuivront leur action nuisible et meurtrière[26]. » L'adhésion franche et massive des médecins allemands au national-socialisme et à ses thèses raciales assassines a souvent été expliquée par leur attachement à l'eugénisme de l'entre-deux-guerres. C'est oublier que les médecins allemands étaient les champions de la santé publique et qu'ils furent notamment à l'origine des première campagnes antitabac. Avec la métaphore infectieuse les nazis disposaient d'un outil privilégié de propagande pour justifier la politique raciale. Le spectre de l'invasion épidémique, la menace rampante et invisible de la vermine, la nécessité de l'éradication des parasites, et bien d'autres analogies encore, ont été dévoyés par la logique de l'extermination. Paul Weindling[27] démontre avec justesse comment les mots de la solution finale sont imprégnés du vocabulaire de la microbiologie, comme si la syntaxe apportait une caution scientifique au génocide.

Quelques mois après l'invasion de la Pologne par la Wermacht, les forces d'occupation invoquèrent le risque épidémique pour déplacer des populations juives dans des ghettos. Des murs s'érigèrent, souvent à la sueur et aux frais des captifs, les quartiers furent déclarés zones de quarantaine et des affiches placardées aux entrées avertissaient : « Attention, zone épidémique, entrée interdite[28]. » À l'hiver 1939-1940, au moment de la formation de ces ghettos, les cas de typhus étaient sporadiques en Pologne, excepté à la frontière orientale alors occupée par les troupes soviétiques en vertu du pacte germano-soviétique. De la même façon qu'ils ont détourné la science, les nazis ont su tirer profit de la bactérie. Entassées dans des appartements insalubres, affamées, privées d'une hygiène élémentaire, les populations recluses ont été délibérément exposées aux conditions d'une émergence épidémique. Pour l'occupant, les cas de typhus survenus dans le ghetto avaient l'avantage de désigner le juif comme vecteur d'épidémie et de fournir un motif d'isolement des malades, lorsqu'ils n'étaient pas purement et simplement supprimés. La non-déclaration des typhiques devint la règle tant le traitement était pire que le mal. Les séances de désinfection, obligatoires dans le ghetto, étaient redoutées de tous. Supervisées par les soldats de la Wermacht, elles étaient inefficaces, humiliantes et exposaient au risque de pneumonie lorsqu'il fallait rester nu dans le froid pendant plusieurs heures. De faux certificats circulèrent et s'échangèrent au prix fort. Le courage et l'ingéniosité de certains médecins juifs permirent, malgré le peu de moyens dont ils disposaient, la mise en place de systèmes de prévention efficaces et parfois même d'un trafic de vaccins antityphiques. Les Allemands étaient terrorisés par le typhus et rien ne fut fait pour amoindrir leurs craintes qui avaient pour effet de maintenir les forces d'occupation et les populations locales dans la phobie des juifs. Presque tous les instituts de santé publique dans les territoires occupés à l'Est furent transformés en centres de recherche sur le typhus et en laboratoires de production de vaccins. Des études furent conduites sur des déportés auxquels la maladie était inoculée, notamment à Buchenwald, où un vaccin était fabriqué par une poignée de prisonniers. Dans les camps de la mort, les conditions toujours plus précaires et inhumaines firent le lit de nombreuses poussées épidémiques auxquelles les SS répondaient par l'isolement de baraquements ou l'élimination des malades. Contracter la maladie équivalait le plus souvent à signer son arrêt de mort, surtout lorsque le patient était conduit à l'hôpital du camp réduit à l'état de mouroir putride. Et on ne peut ignorer, ni voir comme une simple coïncidence, le fait que les victimes déversées sur la rampe d'Auschwitz par des trains gorgés de cadavres et fumant de puanteurs, étaient conduites à la chambre à gaz en pensant qu'elles allaient subir une séance de désinfection. Après avoir été rasés et s'être docilement déshabillés, ces hommes, femmes, enfants et vieillards à qui il était conseillé de respirer profondément pour mieux prévenir les infections, périssaient dans d'atroces suffocations, étouffés par le zyklon B, ce gaz à base d'acide prussique utilisé en Allemagne à partir de 1917 pour éliminer les poux. Vitrine de l'extermination, la désinfection au nom de la santé publique devint, entre les mains des nazis, une puissante arme de destruction massive.

Vers une gestion concertée des épidémies ?

Tout comme l'ampleur du crime, son maquillage en action sanitaire n'a pas d'équivalent dans l'histoire. Le procès des médecins nazis qui s'ouvre à Nuremberg le 9 décembre 1946 se concentre sur les odieuses expérimentations menées dans la plupart des camps de déportation et proclame, dans ses attendus, les fondements d'un code qui servit de base à l'éthique moderne. La participation des médecins à l'extermination et leur adhésion à une idéologie raciale élevée au rang de science ne furent mises en lumière que plus tardivement. S'il existe un avant et un après Nuremberg, les réflexes de ségrégation, même inefficaces, n'ont pas disparu en temps de crise sanitaire. En 1987, les autorités américaines ajoutèrent le sida à la liste des maladies contagieuses interdisant l'entrée sur le sol des États-Unis. Débuta alors la plus massive des campagnes de dépistage du VIH systématiquement appliquée à tous les candidats à l'émigration et aux demandeurs du statut de résident[29]. Les Haïtiens, désignés comme sujets à risque, furent stigmatisés, alors que sur 400 000 émigrants recensés en 1987, moins de 250 d'entre eux avaient un test positif. 200 de leurs compatriotes séropositifs furent placés en quarantaine sur la base de Guantanamo, une pratique que fit cesser une juge fédérale de New York en 1993. En Suède, pourtant modèle de protection sociale, les personnes séropositives ne répondant pas à plusieurs injonctions thérapeutiques étaient passibles d'une ordonnance d'isolement délivrée par un médecin. Plus de 60 d'entre elles furent retenues six à neuf mois dans des hôpitaux, tandis que 12 autres y restèrent pas moins de deux ans. La désignation des groupes de population plus particulièrement affectés, parmi lesquels les homosexuels, les héroïnomanes, les Haïtiens et les hémophiles*, aurait pu susciter une riposte musclée avec surveillance, restriction du droit de circulation, isolement des minorités éprouvées. Un peu comme on le vit au XIXe siècle avec la syphilis, une maladie d'évolution lente et chro-

---

* Au début de l'épidémie, on parlait de la maladie des quatre H, auxquels on peut ajouter les prostitués (*hores*).

nique à cette époque. Le « réglementarisme » établi à partir des années 1810 pour contrôler les prostituées s'articulait autour du fichage, de l'obligation d'un contrôle sanitaire périodique, l'incitation à travailler en maison close et l'hospitalisation des filles infectées. Cette hospitalisation avait tout de la réclusion, notamment à l'hôpital Saint-Lazare de Paris, qui avait été une maladrerie au Moyen Âge. La nourriture y était infecte, le chauffage inexistant, l'hygiène désastreuse et la promiscuité oppressante. 300 lits de l'infirmerie spéciale étaient réservés aux prostitués en carte (indépendantes et fichées) et surtout aux clandestines qui y étaient amenées *manu militari*[30].

Sous différentes formes et à divers degrés, des réactions comparables ont été rapportées dans certains pays pour le sida. En ce qui concerne la France, cependant, quelque chose a changé au royaume de la santé publique. Plutôt que la contrainte, les autorités sanitaires ont opté pour le principe du dépistage anonyme et gratuit, les campagnes d'information envers des publics ciblés, le soutien à la recherche médicale et même la mise en vente libre des seringues pour les injecteurs de drogue. Sous l'impulsion du formidable mouvement social que représentait l'émergence des associations de malades contre le sida, médecins et responsables gouvernementaux ont compris que les actions répressives ne pouvaient venir à bout d'une maladie à incubation lente et silencieuse. En 1987, l'Organisation mondiale de la santé, par la voix du responsable de son programme mondial de lutte contre le VIH, Jonathan Mann (1947-1998), proclama que les pratiques discriminatoires allaient à l'encontre des objectifs fondamentaux de la santé publique. Un autre signe atteste de ce changement. La rumeur se nourrissant des fantasmes du temps, on aurait pu s'attendre à ce que les groupes marginaux, homosexuels ou toxicomanes, soient désignés comme responsables de l'épidémie. Or, si on analyse les bruits colportés par ce plus vieux média du monde, ce sont les puissants qui ont été désignés par la vindicte publique : scientifique maladroit ou malintentionné ayant laissé échapper le VIH ourdi en laboratoire ; construction d'une arme biologique par la CIA ; jusqu'à l'hypothèse d'un virus conçu pour infecter plus spécifiquement les sujets à peau noire[31]. La rumeur ne dénonce plus le marginal, mais celui qui participe à un système responsable de sa marginalisation. Faut-il considérer ces changements comme un progrès au service de la liberté ? Selon le modèle de Foucault[32], on peut analyser cette évolution comme le passage d'un recours à des « dispositifs juridico-légaux » consistant, sur l'exemple de la lèpre, à isoler le malade du non-malade, aux « dispositifs de sécurité » qui, en s'appuyant sur la statistique et la quantification du risque, prennent en compte l'ensemble de la population dans l'optique de modifier les comportements. Plus qu'un gain en termes de liberté, l'auteur y décèle une manière pour le pouvoir de prendre la vie en charge[33]. Quoi qu'il en soit, l'isolement n'a pas disparu, comme on a pu le constater lors de la crise du SRAS, où les cas suspects ont dû se plier, de gré ou de force, à une période d'observation. Et, par-delà la contrainte sur les hommes, la fin du XXe siècle a été traversée par l'image d'holocaustes animaux, bûchers de vaches empilées les unes sur les autres, corps calcinés charriés par des tracteurs, autodafés de volailles volatilisées par millions.

« C'est dans vos quarantaines qu'on meurt comme des mouches », s'écrie le hussard de Giono. Et c'est bien là toute la difficulté d'organiser la réponse à l'épidémie, de penser la crise à la fois en termes de protection des populations, mais aussi de respect de l'intégrité de chacun et de préservation des libertés individuelles. Ou, dit autrement : comment garantir, en temps de peste, le vivre ensemble qui fait société ? D'autant que, en règle générale, ces crises suscitent des peurs collectives irrationnelles dans toutes les strates de la population. Une bouffée épidémique liée à un virus qui diffuse rapidement et provoque une maladie aiguë à forte létalité, comme on l'a connu avec le SRAS en 2003, pose immédiatement une foule de problèmes ayant directement trait aux libertés publiques : des quarantaines où, pour qui, comment et combien de temps ? Fermeture des écoles, suspension des transports en commun, port de masque, réglementation sur les lieux de travail ? Repérage des personnes vulnérables, dépistage ciblé obligatoire ou non, protection des groupes à risque, leur signalement aux médias ? Coordination planétaire des mesures sanitaires, soutien aux pays en voie de développement ? Mille questions de cette nature se posent presque immédiatement et leur teneur évolue rapidement, au fur et à mesure que l'épidémie s'étend et que les données s'accumulent. Dans les démocraties occidentales, on distingue deux types de réponses en fonction de la priorité visée[34]. Soit une approche « conséquentialiste » qui considère que la meilleure action est celle qui obtient le meilleur résultat. Mais il reste alors à définir les critères de jugement de ce résultat : nombre de maladies évitées, de guérisons, de vies sauvées, etc. ? Soit une position « égalitariste », qui postule que les ressources mobilisées doivent être également partagées de sorte que chacun ait accès aux soins et aux moyens de prévention. Cette position s'oppose à la définition des groupes prioritaires à protéger et se transforme en casse-tête lorsque les ressources ne permettent pas de donner à chacun selon ses besoins. En démocratie, les autorités se voient également sommées de justifier leur décision sur des arguments d'expertise. Mais par nature une pandémie est un événement singulier, résultat de la conjonction d'une somme d'événements microbiologiques, écologiques, politiques, économiques et sociaux. Autant nous pouvons apprendre du passé, autant la prochaine épidémie ne ressemblera pas à la précédente. L'organisation de la réponse à la menace infectieuse déclarée consiste donc à prendre des mesures concrètes dans une situation d'incertitude. À une époque où Google prévoit plus vite le départ d'une épidémie que les centres de surveillance épidémiologique et où on peut suivre presque en direct la progression d'une pandémie sur des cartes numériques en ligne, comment communiquer sur l'inconnu et l'aléatoire ? Comment dire l'imprévisible quand le public attend une parole de conviction ? Ce n'est pas la moindre des contradictions qui obligent scientifiques et politiques à articuler leurs discours à des moments où ils se contaminent mutuellement.

CHAPITRE 5

Émergence, évanescence

Des maladies infectieuses émergent, apparaissent comme nouvelles, deviennent épidémiques et s'étendent parfois à toute la planète, se transformant alors en une pandémie. Puis elles s'estompent, deviennent moins prévalentes, comme si elles se diluaient dans le temps et l'espace. Il n'est pas rare qu'elles disparaissent plus ou moins rapidement et qu'elles ne fassent plus parler d'elles pendant des périodes de temps imprévisibles. Des épisodes de silence succèdent ainsi aux secousses éruptives dans une alternance d'apparitions et de disparitions à la périodicité aléatoire. Comme le furet de la chanson, elles sont passées par ici et elles repasseront par là, mais bien malin celui qui peut dire où et à quel moment. L'encéphalite léthargique de von Economo et Cruchet ne s'est plus manifestée sur un mode épidémique depuis les années 1930, mais il serait bien téméraire d'affirmer qu'elle a réellement disparu. Les exemples de maladies qui surgissent après des phases d'éclipse remarquablement longues ne sont pas exceptionnels : plus de dix ans d'absence dans le cas de la fièvre d'Ebola ou de la maladie de Marburg. D'autres enfin se sont totalement éteintes dans un territoire pour réapparaître, sans prévenir, dans une autre région géographiquement distante, sans lien apparent avec la précédente épidémie. C'est le cas du virus de l'encéphalite Nipah qui émergea dans la péninsule malaisienne, puis disparut, pour réapparaître au Bangladesh à plus de 2 000 kilomètres de son point d'émergence. Comment ces pathogènes se jouent-ils des distances et du calendrier ? Comment passent-ils de l'émergence à l'évanescence en suivant d'imprévisibles oscillations que ni le temps ni l'espace ne semblent contrarier ? Quels facteurs influencent ces mouvements chaotiques de flux et reflux susceptibles à tout moment de se transformer en un tsunami dévastateur ? Sans les réponses à ces questions, impossible de pénétrer la mécanique des épidémies.

Les arcanes de la fièvre d'Ebola

La fièvre d'Ebola est apparue ou plutôt a été découverte en 1976 au cœur de la forêt tropicale humide, au nord de la République démocratique du Congo (RDC, le Zaïre de l'époque), dans le petit village de Yambuku, près de la rivière Ebola. Mis à part un cas mortel unique datant de 1972 et diagnostiqué rétrospectivement, aucune victime n'avait été déplorée jusque-là. En quelques semaines, le virus infecta 284 personnes et fit 117 morts. Après cette violente flambée épidémique, le pathogène ne fit plus parler de lui dans la région pendant une quinzaine d'années. Était-il passé à travers les mailles du filet alors qu'une surveillance intense de la zone supposée endémique avait été mise en place par les équipes de l'Institut Pasteur de Bangui (chercheurs virologues et entomologistes de l'Office de la recherche scientifique et technique d'outre-mer, alliés aux chercheurs pastoriens) en collaboration avec le service de santé de l'armée américaine (*via* son Institut de recherche sur les maladies infectieuse) ? Il faut se souvenir que, dans les années 1980-1990, avant les outils diagnostiques fournis par la biologie moléculaire, la veille reposait sur des enquêtes sérologiques qui avaient été étendues à l'Afrique centrale. Celles-ci mirent en évidence la présence d'anticorps dirigés contre le virus chez les habitants de la zone explorée témoignant du fait que les filovirus pouvaient circuler dans le massif forestier congolais sans susciter la moindre épidémie. Aucune émergence, aucun cas clinique ne trahissait sa présence. En dehors de cette cicatrice sérologique dévoilée par les prélèvements sanguins, le pathogène en cavale demeurait insaisissable[1,2].

Après presque dix années d'absence, la fièvre d'Ebola se manifesta de nouveau en République démocratique du Congo en 1995. Cette fois, ce fut dans la province du Bandundu que l'épidémie éclata, plus précisément dans la petite ville de Kikwit, à un millier de kilomètres du village de Yambuku. Là encore, le bilan fut lourd : 315 infections et 244 décès. Des émergences se succédèrent ensuite à plusieurs reprises hors de la RDC, dans le nord-est du Gabon. De façon remarquable, l'analyse géographique de ces bouffées épidémiques multiples et distantes désigna l'immense massif forestier du bassin du Congo comme la zone d'émergence du virus. Cette forêt tropicale humide, qui s'étend de part et d'autre de l'équateur et couvre plus de 2 millions de kilomètres carrés, est la plus grande au monde après celle d'Amazonie. Elle abrite un écosystème homogène sur une grande partie de la sous-région.

En même temps que la première émergence de la fièvre d'Ebola était localisée en République démocratique de Congo à la fin de l'année 1976, une autre épidémie avait éclaté de façon indépendante dans une usine de coton à Nzara, près de la ville de Maridi au Sud-Soudan. L'agent causal isolé dans ce foyer épidémique fut baptisé virus Ebola Soudan car il était d'une espèce différente de celle identifiée à Yambuku, à quelque 1 200 kilomètres de là. Il émergeait donc pour la première fois, de façon concomitante à son cousin zaïrois dont il partageait la virulence. Cette même espèce du virus du Soudan réémergea à plusieurs reprises dans la même région, près de Maridi, en 1976, 1979 et 2004. Vingt ans après sa première apparition, il se manifesta en Ouganda en octobre de l'an 2000 en touchant un territoire étendu et avec un taux de mortalité de plus de 50 %. En janvier 2007, une flambée épidémique embrasa à nouveau ce pays, mais une nouvelle souche fut identifiée, Ebola Bundibugyo, du nom de la ville où elle fit son apparition. On assistait ainsi à des émergences multiples, avec des phases silencieuses plus ou moins longues, que l'on sait maintenant caractéristiques du patron épidémiologique du virus Ebola sur le continent africain. En 1994, une autre souche virale fut isolée dans le sang d'une éthologue qui s'était infectée en enquêtant sur une épizootie touchant les chimpanzés dans la forêt de Taï, en Côte-d'Ivoire. Peut-être le virus Ebola avait-il circulé dans la même zone en 1992 lorsque les primatologues avaient relevé une mortalité inhabituelle dans ces colonies de primates. Apparu aussi étrangement que les autres variants du virus Ebola, le virus Ebola de Côte-d'Ivoire ne s'est plus manifesté depuis[3].

Si on procède au décompte de ces épisodes d'émergence en Afrique, ce sont au total 2 317 personnes qui ont été infectées par les virus Ebola et 1 671 qui sont mortes de fièvre hémorragique. Dans tous les cas, un diagnostic positif a été posé, le virus ayant été dûment identifié. Combien d'autres individus ont été infectés, puis ont guéri spontanément ou sont décédés sans que l'on sache la cause de leur trépas ? Combien de victimes méconnues dans des régions peu ou pas médicalisées, sur cet immense territoire d'endémie du virus Ebola que dessine le massif forestier du bassin congolais[4] ? Un territoire dont le pathogène ne s'est d'ailleurs pas contenté puisqu'en 1989, une nouvelle espèce virale, appelée Ebola Reston, fut isolée aux États-Unis. Elle avait émergé aux Philippines, puis avait été exportée par l'entremise de singes élevés en captivité pour être vendus aux laboratoires nord-américains. Le virus fut localisé pour la première fois en Virginie, dans la petite ville éponyme de Reston. L'affaire fit grand bruit. Allait-on voir l'élusive fièvre semer la mort aux États-Unis d'Amérique ? Environ 500 macaques mangeurs de crabes furent méthodiquement abattus avant que la souche ne s'avère que peu ou pas pathogène pour l'homme. L'épizootie des singes captifs avait été rapidement circonscrite par la prompte réaction des autorités. Aucune victime n'était à déplorer. Le virus n'avait pas semé la mort de Sunset Boulevard à la Nouvelle-Angleterre comme l'avait suggéré le film *Alerte*, dans lequel Dustin Hoffman se lançait à la poursuite du virus Motaba, pathogène venu du cœur de l'Afrique, qui menaçait d'anéantir la population de la planète entière. Le virus Reston fut retrouvé une deuxième fois hors des Philippines, en Italie en 1992, là aussi chez des primates en provenance des élevages de cet archipel.

À la lumière des connaissances acquises lors de ces différentes vagues épidémiques, comment expliquer ces apparitions et disparitions apparemment sans logique ? On sait qu'il existe aujourd'hui au moins cinq espèces de virus Ebola dont les émergences éparses dans le temps et dans l'espace sont caractéristiques d'un virus cryptique, protégé par un cycle selvatique qui s'accomplit à distance de l'homme. Plusieurs éléments constitutifs des émergences de fièvre d'Ebola en Afrique centrale sont aujourd'hui bien identifiés. Les chauves-souris constituent le réservoir naturel du virus. Les grands primates sont des hôtes intermédiaires sensibles au pathogène qui, comme l'homme, peuvent succomber à la contamination. Les épidémies mortelles révélatrices de l'activité du virus chez les primates humains et non humains obéissent souvent à une saisonnalité liée aux environnements forestiers dans lequel chiroptères et singes se côtoient. La rencontre se fait entre des bandes de primates, principalement de chimpanzés et de gorilles, venus glaner des fruits tombés de la canopée ou décrochés par des chauves-souris frugivores. Ces espèces de chiroptères raffolent en effet de mets sucrés, mangues, bananes, papayes, goyaves, qui constituent leur principale ressource alimentaire. Elles mâchonnent la chair tendre pour en extraire le jus doucereux, puis rejettent le fruit entamé et imbibé de leurs humeurs lorsqu'il est devenu trop lourd. Une telle scène peut se voir par exemple autour d'un manguier en fructification. Le parfum et la délicate pulpe des mangues attirent des gorilles des plaines et des chimpanzés, qui s'installent sous l'arbre pour se délecter des fruits jonchant le sol. Au-dessus de leur festin, les chauves-souris frugivores au repos relâchent des déjections éventuellement infectées, qui vont arroser le déjeuner sur l'herbe des grands singes et les feuilles tendres d'aframomum dont ils se nourrissent. La nuit, les chiroptères suspendus aux branches sucent les drupes qu'elles laissent choir encore humides de leur salive potentiellement contaminée. À ces différents facteurs, il faut sans doute en ajouter un autre encore mal apprécié, celui d'une immunité naturelle acquise par les populations humaines des zones endémiques qui pourrait être un élément de protection contre l'infection par le virus Ebola.

D'après les observations faites depuis la résurgence de 1994 en Afrique centrale, il a été démontré que le patron épidémiologique des réveils du virus est de type multiémergence[5]. On a en effet assisté à des épidémies indépendantes, distantes dans le temps et dans l'espace. Ces émergences interviennent à une période donnée, sur un territoire donné, et ne peuvent se produire que lorsque les conditions requises sont réunies. Elles nécessitent une conjonction de circonstances : infection chronique des chiroptères frugivores par le virus Ebola ; présence de primates non immuns sensibles à l'infection ; proximité géographique des deux populations nécessaires à leur rencontre. Le risque épidémique lié au virus Ebola, c'est-à-dire le risque de transmission du pathogène à l'homme à partir du réservoir ou d'un hôte animal intermédiaire, peut être concomitant ou suivre l'épisode d'infection chiroptère-singe et l'épizootie qui lui est consécutive. La saison de fructification peut correspondre à une saison de chasse des villageois à la poursuite des chiroptères en migration ou des primates. Les chasseurs s'infectent directement par les déjections de chauves-souris ou par le contact avec des singes contaminés, le passage de la barrière d'espèce se faisant au moment du dépeçage de l'animal ou de sa préparation[6]. L'aléa est donc représenté par des chauves-souris frugivores infectées, capables de libérer le virus dans leur salive ou dans leurs fréquentes déjections ; la vulnérabilité, c'est celle des primates humains ou non humains sensibles au virus Ebola et présents dans le même environnement au moment de la saison de fructification et/ou celle de chasse. Le phénomène de multiémergences indépendantes suppose donc que des colonies de chiroptères infectés cohabitent avec des bandes de primates sur un même territoire, ce qui est le cas dans l'immense massif forestier congolais qui s'étire au cœur de l'Afrique, de part et d'autre de l'équateur. C'est ainsi qu'auraient débuté toutes émergences connues de fièvre d'Ebola. L'épizootie précède donc le passage à l'homme et, *a fortiori*, l'épidémie avec transmission interhumaine du pathogène. C'est la découverte de primates non humains ayant succombé à la maladie qui peut alerter le système de santé sur le risque d'émergence[7].

Dans cette chaîne de contamination, les acteurs sont mobiles. Les déplacements des chauves-souris sont quotidiens, nocturnes le plus souvent, de plusieurs dizaines de kilomètres. Elles migrent aussi régulièrement pour rechercher des fruits mûrs. Les primates non humains sont des nomades qui se déplacent sur des territoires étendus de 10 à 30 km^2, perpétuellement en quête de ressources alimentaires et d'un gîte pour la nuit. Quant à l'homme, il va partout, son rayon d'action n'a pas de limite… Tous ces déplacements spatio-temporels accroissent d'autant les chances de rencontre des uns avec les autres, des infectés et des non-infectés, favorisant ainsi les multiémergences. L'absence d'une de ces conditions requises à l'émergence du virus Ebola pendant une période de temps plus ou moins longue, expliquerait les silences interépidémiques. Ces épisodes pendant lesquels le virus ne semble pas circuler sont bornés par le hasard des migrations et des rencontres. Ils mettent en jeu des phénomènes stochastiques qui jouent un rôle de premier plan dans des émergences considérées comme indépendantes les unes des autres.

L'effervescence des chauves-souris disperse le virus. Leurs déplacements sont liés à la ressource alimentaire et rythmés par la fructification, d'où leur caractère saisonnier. Il se peut qu'ils dépendent pour une part des préférences de l'animal pour les qualités nutritives de certains fruits. La fragmentation de la forêt, due à l'activité des hommes, intervient également de façon primordiale, en particulier dans la mobilité et la survie des espèces de grands singes, mais aussi des colonies de chauves-souris. D'autres hôtes potentiels, dont le rôle reste à découvrir, comme des ongulés sauvages, des antilopes ou des céphalophes de la forêt tropicale, pourraient aussi jouer un rôle. Il ne faut pas négliger l'impact des changements de pratiques de chasse sur ces fragiles équilibres. Elles modifient l'accès à la faune sauvage par l'utilisation de trouées faites au plus profond de la forêt tropicale et participent, le plus souvent par le braconnage, à la réduction des espèces de grands singes en danger (gorilles, chimpanzés). Enfin, des variations climatiques saisonnières ou suprasaisonnières influent sur le développement et la fructification des arbres. Cet ensemble de facteurs contribue à modifier les conditions d'émergence dans le temps et dans l'espace, expliquant ainsi l'alternance de silences et d'explosions épidémiques.

Où est passé le virus de Marburg ?

Le virus de Marburg et le virus Ebola sont les deux seuls représentants de la famille des filovirus connus à ce jour. Tous deux sont responsables de l'un des syndromes infectieux hémorragiques les plus dévastateurs avec une évolution foudroyante de la maladie et une mortalité élevée. Le virus de Marburg se serait séparé de la lignée Ebola il y a plus de sept mille ans[8]. Il apparaît génétiquement très stable et semble évoluer lentement, cent fois moins vite que les virus du sida ou de la grippe. Pour preuve, les ARN quasi identiques séquencés chez des souches isolées à 2 000 kilomètres l'une de l'autre. Le virus de Marburg émergea pour la première fois en Europe en 1967, simultanément dans la ville éponyme de Marburg (Allemagne), à Francfort et à Belgrade (Serbie), où des techniciens de laboratoire s'étaient contaminés en préparant des cultures cellulaires à partir de tissus de singes verts (*Cercopithecus aethiops*) importés d'Ouganda. Après cet épisode unique d'une manifestation épidémique d'un filovirus mortel en Europe, quelques rares cas sporadiques furent identifiés en Afrique du Sud et au Kenya, ainsi qu'un départ épidémique très circonscrit en Ouganda. Seules deux véritables épidémies, d'extension toutefois limitée, ont été observées à Durba, en République démocratique du Congo de 1998 à 2000, avec plus de 83 % de mortalité, puis en Angola, de 2004 à 2005, dans la province d'Uíge, limitrophe de la RDC, avec 90 % de mortalité. Depuis, plus rien ! Si le virus reste cryptique, des cas sporadiques montrent qu'il circule à bas bruit mais que les conditions d'émergence, encore méconnues, ne semblent pas souvent réunies.

Récemment, le virus a été isolé en Ouganda dans des colonies de chiroptères frugivores (*Rousettus aegyptiacus*), qui semblent être son réservoir naturel. Cette roussette est ubiquiste, elle occupe un territoire immense en Afrique, du Kenya à l'Angola, jusqu'en Afrique australe, précisément celui où des émergences du virus de Marburg ont été observées. Comme pour le virus Ebola, primates humains et non humains en sont les victimes. Malgré ces connaissances parcellaires, l'histoire naturelle du virus de Marburg reste donc à écrire, presque un demi-siècle après son émergence. Mais, après deux épidémies spontanées en trente et un ans, le pathogène *se tait*[9]. Les recherches princeps menées par l'équipe de Towner sur une approche écologique du couple roussette-Marburg montrent que dans les colonies de chauves-souris, qui comptent généralement des dizaines, voire des centaines de milliers d'individus, seulement quelques-unes d'entre elles sont naturellement infestées par le virus de Marburg. Par ailleurs, les femelles ne transmettent pas le virus verticalement à leur descendance. On est donc en droit de se demander si ces animaux constituent le véritable réservoir du virus de Marburg, et comment, dans ces immenses populations de chiroptères, le virus ne se dilue-t-il pas ? Les roussettes ne pourraient être qu'un hôte intermédiaire et il faudrait alors rechercher le véritable réservoir du pathogène dans la faune des cavernes où elles résident. Si on exclut le premier épisode d'émergence du virus de Marburg en Allemagne, dans huit des neuf épisodes connus d'émergence, on retrouve un lien avec des grottes, lieu de repos préféré, mais pas exclusif, des roussettes. D'autant qu'une condition semble manquer pour comprendre ces rares épisodes d'émergence en regard d'un réservoir potentiel immense. La roussette d'Égypte ayant été localisée dans toute l'Afrique subsaharienne, depuis le Moyen-Orient jusqu'au Pakistan et au nord de l'Inde, à quand et où le prochain épisode d'émergence ? Nous n'avons, dans l'état actuel des connaissances, aucun élément pour le dire.

L'encéphalite à virus Nipah : une émergence éphémère

Le virus Nipah a été identifié pour la première fois en septembre 1998 au cours d'une flambée épizootique qui éclata dans des élevages porcins en Malaisie. Plusieurs cas de transmission furent rapportés chez des éleveurs qui développèrent une forme mortelle d'encéphalite dans 40 % des cas. L'enzoo-épizootie dura huit mois. Depuis le virus Nipah, que l'on connaissait encore très mal à l'époque, ne s'est plus jamais manifesté à nouveau en Malaisie. Sa propagation s'est arrêtée après que 3,5 millions de porcs eurent été sacrifiés et plus de 1 750 porcheries détruites. Rétrospectivement, le pathogène aurait eu une activité un an auparavant, toujours en Malaisie, dans le district de Perack, mais il était alors confondu avec le virus de l'encéphalite japonaise, endémique dans la région[10]. Après l'épisode de 1999, le virus Nipah a été rapidement caractérisé. Il s'agit d'un paramyxovirus proche de l'agent de la rougeole, qui présente une très grande proximité génétique avec le virus Hendra. Ce dernier s'était manifesté en Australie quelques années plus tôt sous forme d'une atteinte respiratoire et encéphalique grave, souvent fatale chez des chevaux et leurs éleveurs. Des chauves-souris du genre *Pteropus* ont été identifiées comme le réservoir naturel du parasite. Les virus Hendra et Nipah ont été regroupés quelques années plus tard dans un genre nouveau baptisé Henipavirus[11].

Quelles sont les circonstances qui ont été à l'origine de la première émergence ? Un début de réponse à cette question doit être recherché à plusieurs milliers de kilomètres de là. Célèbre sous le nom d'El Niño, un phénomène suprasaisonnier dû à l'oscillation australe de la température de l'océan Pacifique, advient à la période de Noël au large des côtes chiliennes et correspond à une phase plus chaude de la surface de l'eau. Par leur impact climatique, ces variations thermiques font pour ainsi dire la pluie et le beau temps depuis la côte est de l'Amérique du Sud jusqu'au Sud-Est asiatique. L'année 1997 fut une année exceptionnelle pour El Niño avec des amplitudes de températures inaccoutumées. C'était l'El Niño du siècle. Conséquence de cet accès calorique inhabituel, une longue période de sécheresse débuta quelques mois plus tard dans le Sud-Est asiatique, en particulier en Papouasie-Nouvelle-Guinée. L'un des effets presque immédiats de cette aridité fut l'embrasement de gigantesques incendies dans l'archipel indonésien. 2 millions d'hectares de forêt brûlèrent avec, pour conséquence directe, l'appauvrissement de la forêt en essences de toutes sortes. Un autre résultat de cette catastrophe fut la formation d'un énorme nuage de fumée qui obscurcit de considérables zones du Sud-Est asiatique pendant des mois. Donné comme exceptionnel par toutes les revues internationales de météorologie, cet enchaînement d'un stress hydrique et d'un déficit d'ensoleillement de toute la forêt tropicale de Nouvelle-Guinée, perturba *in fine* la fructification des arbres dont la densité avait été amplement réduite par les incendies. Les animaux sauvages frugivores, granivores ou herbivores furent les victimes directes de cette catastrophe naturelle. Privés d'apport alimentaire les oiseaux migrèrent hors des îles de Papouasie-Nouvelle-Guinée, tout comme le firent les seuls mammifères doués de vol battu, les chiroptères frugivores habitués à des migrations plus ou moins importantes à la recherche de nourriture. Cette fois les chauves-souris entreprirent un long voyage vers l'ouest, en direction de la péninsule malaise.

Parallèlement, le gouvernement de Malaisie avait promu une politique pour développer l'élevage intensif du porc, qui nécessitait la plantation d'imposants vergers pour alimenter les fermes. Les chiroptères frugivores affamés trouvèrent aisément cette manne offerte par l'homme, un trésor de durians, d'amandes de badamier, de ramboutans, de sapotilles et de pommes rosa. Or, comme on l'apprendra plus tard, ces chiroptères du genre *Pteropus* sont des réservoirs naturels du virus Nipah. Par leurs déjections et leur salive ils contaminèrent les fruits et l'environnement immédiat des porcs. Les cochons s'infectèrent en consommant des fruits souillés, de sorte qu'une épizootie se déclara et que plusieurs cas humains furent enregistrés. Comme souvent pour le virus Ebola, l'épizootie avait précédé l'épidémie. La plupart des infections humaines ont résulté d'un contact direct avec le cochon ou avec des tissus porcins contaminés. On pense que la transmission s'est produite par le biais des gouttelettes respiratoires ou par contact avec les sécrétions nasales et pharyngées des porcs. Suite à cet épisode, les chiroptères naturellement infectés ont-ils regagné leurs forêts d'origine en Papouasie-Nouvelle-Guinée ? Ce qui semble presque certain c'est que le virus Nipah a totalement disparu aujourd'hui des élevages malais. Il est difficile de savoir si toutes les chauves-souris migratrices ont rejoint leur île mère et donc d'affirmer que le risque de réémergence est définitivement écarté. Des mesures de veille sanitaire ont été mises en place pour éviter une telle éventualité. Elles ont révélé que huit espèces de chauves-souris sont infectées par le virus Nipah, cinq étant présentes sur la péninsule malaise, une seule, *Pteropus hypomelanus*, étant retrouvée à la fois en Malaisie et en Papouasie-Nouvelle-Guinée[12]. Reste à savoir laquelle de ces espèces est le réservoir naturel du virus Nipah et où se localisent les colonies infectées. D'autant que des enquêtes sérologiques ont montré que 23 espèces de chiroptères réparties en 10 genres sont susceptibles d'être infectées par ce pathogène[13].

Après cette émergence inaugurale dans la péninsule malaise, le virus Nipah semblait s'être évaporé, mais à quelque 2 500 kilomètres de là, cinq épisodes furent observés au Bangladesh et en Inde en 2001. Ces émergences étaient toutes associées à la consommation de fruits ou de jus de fruits (notamment de palmier dattier et de mangues) contaminés par l'urine ou la salive de chauves-souris. Au Bangladesh, à partir de 2001 et jusqu'en 2008, le virus se propagea d'homme à homme par contact direct avec les sécrétions et excrétions des patients infectés. Le virus Nipah s'était humanisé. Et il avait gagné en virulence. De 10 % de mortalité déplorée au cours de l'épisode d'encéphalite au Bangladesh en 1998, on était passé à un taux de décès de 30 à 75 % dans les premières années du XXIe siècle. Quelques enquêtes préliminaires démontrèrent rapidement la circulation active du pathogène au Cambodge, en Thaïlande et probablement sur le continent africain[14]. Au total, le virus Nipah était apparu une fois de façon spectaculaire en Malaisie, puis quelques épidémies éparses et éphémères avaient été observées dans le Sud-Est asiatique. Dans tous les cas, les souches virales étaient quasi identiques génétiquement. Cette permanence suggère que les chauves-souris frugivores jouent non seulement le rôle de réservoir naturel du virus, mais aussi celui de vecteur qui, avec leur immense territoire de migration, transporte le virus dans des lieux inattendus où sont signalés de nouveaux cas humains souvent mortels.

On l'a vu, les chauves-souris de la famille des ptéropodidés, particulièrement les espèces du genre *Pteropus*, sont des hôtes naturels du virus Nipah. Elles sont infectées chroniquement sans que cela ne provoque chez elles de maladie apparente. De la même façon, le réservoir naturel du virus Hendra est également un chiroptère du genre *Pteropus*. C'est pourquoi on pense que la répartition géographique des virus du genre Henipavirus se superpose à celle des chauves-souris du genre *Pteropus*, Cette hypothèse a été renforcée par la mise en évidence d'infections à henipavirus chez les chauves-souris du genre *Pteropus* en Australie, au Bangladesh, au Cambodge, en Chine, en Inde, en Indonésie, à Madagascar, en Malaisie, en Papouasie-Nouvelle-Guinée, en Thaïlande et au Timor-Leste[15]. Plus récemment l'équipe de J.-F. Drexler[16] a démontré qu'un nouveau virus, très proche des virus Nipah et Hendra, est présent sur le continent africain, au Ghana, et qu'il infecte la roussette des palmiers, *Eidolon helvum*, un autre chiroptère frugivore de la famille des ptéropodidés. Cette découverte étend clairement le territoire des henipavirus à l'Afrique de l'Ouest, ce qui renforce la notion d'une répartition identique à la distribution des ptéropodidés d'Afrique et d'Asie. Lorsqu'ils transgressent la barrière d'espèce pour infecter l'homme, ces pathogènes ont toujours été responsables de pathologies graves, à l'image de celles rapportées en Australie avec le virus Hendra, en Asie avec le virus Nipah. Qu'en sera-t-il des virus Nipah d'Afrique ?

Le SRAS ou la première grande peur du XXIe siècle

De février à avril 2003 une panique s'est emparée des services de santé du monde entier après l'émergence, dans un centre hospitalier de Hanoï, d'un syndrome respiratoire atypique, inédit et mortel. Un mois plus tard, la maladie avait envahi la planète, trois continents étaient touchés et le 12 mars l'OMS déclarait officiellement une alerte internationale. En à peine quatre mois, des cas apparurent dans plus de 30 pays et à la fin de la pandémie en juin 2003, 8 500 personnes avaient été touchées et 774 d'entre elles étaient décédées. Sous l'égide de l'OMS, la communauté médicale et scientifique s'était mobilisée avec une exceptionnelle rapidité et en quelques semaines les étapes essentielles de la riposte contre l'épidémie avaient été mises en place. Le mode de transmission de la maladie avait été appréhendé, la contamination de personne à personne se faisait par contact direct avec les patients lors des épisodes de toux par projection de microgouttelettes infectieuses. L'étiologie virale avait été découverte, un coronavirus jusque-là inconnu. Le fulgurant mode de propagation de l'épidémie avait été compris, il se faisait par les moyens de transport, en particulier aériens, empruntés par les malades en période d'incubation. Enfin, le point d'émergence du syndrome respiratoire aigu sévère (SRAS) avait été localisé en quelques semaines, il se trouvait en Chine dans la province du Guangdong. Si la pandémie de SRAS a été assez dramatique et s'est inscrite immédiatement dans la chronique des grandes peurs de la courte histoire du XXIe siècle, le virus a disparu aussi vite qu'il avait surgi et ne s'est plus manifesté depuis presque dix ans. Pour comprendre la soudaineté et la disparition de cette foudroyante émergence, il faut revenir aux caractéristiques du virus et comprendre pourquoi une flambée épidémique si rapidement extensive ne s'est jamais répétée.

Quelques mois avant la déclaration officielle de l'épidémie, à la mi-novembre 2002, les premiers malades du SRAS étaient identifiés dans la province de Guangdong, en Chine méridionale. Plus de 300 cas étaient alors recensés, mais un diagnostic de pneumonie atypique avait été porté et avait orienté sur une infection bactérienne de type chlamydia, transmise par des cafards (!). Un médecin contaminé dans la ville où il résidait au Guangdong se rendit à Hong Kong par avion et séjourna dans un hôtel quatre étoiles.

D'autres pensionnaires furent alors infectés et, ignorant qu'ils étaient en période d'incubation, ils regagnèrent leur domicile en empruntant des vols réguliers. Les praticiens qui avaient traité des cas de SRAS à l'hôpital de Hong Kong prirent à leur tour la direction de l'Europe ou de l'Amérique du Nord. La maladie se répandit ainsi aux quatre coins du globe, à travers le réseau des lignes aériennes internationales. Ces premières observations indiquaient que l'émergence du SRAS devait être recherchée dans la province de Guangdong, plus exactement à Hueyan, comme l'avait compris le professeur Zhong Nanshan qui, dès l'origine, avait soupçonné le passage d'un virus de l'animal à l'homme[17]. Au mois de mai 2003, l'attention des scientifiques recherchant un réservoir potentiel fut attirée par la présence de civettes palmistes masquées (*Paguma larvata),* ces « chats des fleurs » comme les appellent les Chinois, disponibles en abondantes quantités sur les marchés de Shenzen et de Hubei. La civette palmiste est en effet un mets apprécié dans la cuisine méridionale chinoise. Le virus du SRAS fut isolé sur des spécimens vendus à la consommation et le génome de cette souche se révéla quasi identique à celui des virus isolés sur les premiers cas humains de plusieurs localités du delta de la rivière des Perles, toujours dans la province du Guangdong. Quand commença la seconde phase de dispersion du virus à partir des patients infectés au Vietnam, le génome viral avait cependant changé : 29 nucléotides manquaient dans le gène Orf8, qui code pour une protéine de fixation dans le poumon des hôtes infectés. À la phase de diffusion mondiale, le virus semblait s'être stabilisé, mais il avait été délesté de 82 nucléotides dans le même gène. Le pathogène s'était humanisé, il s'était adapté et cette importante délétion dans le gène Orf8 facilitait sa pénétration dans l'épithélium pulmonaire humain.

Le virus avait rapidement évolué dans la première phase de l'épidémie allant de janvier à mars, après le passage de la barrière d'espèce civette-homme. Puis les modifications génétiques avaient considérablement ralenti, pour finalement cesser une fois le pathogène adapté à l'homme[18]. Il faut généralement beaucoup plus de temps pour qu'un virus s'adapte à l'homme et ce qui a pris quelques semaines dans le cas du SRAS requiert habituellement une dizaine d'années[19]. Il devenait maintenant assez clair que ce coronavirus provenait d'une civette et avait trouvé chez l'homme un terrain propice à son expansion. Toutefois, les enquêtes successives ne parvinrent pas à trouver le virus original chez la civette, au-delà des points focaux connus des marchés suspects. Le coronavirus n'était donc pas un parasite commun du chat des fleurs. À l'automne 2005, un virus très proche de celui de la civette fut isolé indépendamment dans plusieurs colonies de chauves-souris rhinolophes (*Rhinolophus sinicus*). Ces chiroptères s'imposaient alors comme un réservoir naturel du virus du SRAS, bien que la souche qu'ils hébergeaient fût génétiquement distante du virus humain et ne semblât pas avoir franchi la barrière d'espèce. Ces observations laissaient toutefois penser qu'un passage chez un hôte intermédiaire était nécessaire, en l'occurrence la civette palmiste masquée. Un constat vint accréditer cette hypothèse : sur les marchés où avait été identifié le pathogène, civettes et chauves-souris vivantes se côtoyaient, cloîtrées dans des cages disposées à proximité les unes des autres et ainsi offertes aux regards gloutons des consommateurs[20]. Car le rhinolophe est communément très apprécié en Chine comme en Malaisie. Tout est bon dans ce chiroptère, dont même les excréments sont utilisés dans la médecine chinoise.

Le SARS était donc lié à la conjonction de deux événements à l'origine de la pandémie. D'une part, une double transgression de la barrière d'espèce, rhinolophe-civette, puis civette-homme. D'autre part, une rapide adaptation génétique du virus à son hôte final. Son émergence complexe avait nécessité des conditions inhabituelles (un réservoir, un hôte intermédiaire, un hôte définitif) sur un territoire original, les marchés du Guangdong. Le coronavirus qui s'était adapté à l'homme a engendré une pandémie mondiale en empruntant les voies internationales du transport commercial aérien. Faute d'avions, la pandémie a, pour une fois, épargné les pays pauvres.

Le chikungunya entre émergence et réémergences

De l'émergence à l'évanescence et à la disparition d'une pathologie infectieuse, quelques facteurs suffisent à modifier le cours de son histoire. Les maladies apparaissent sur un territoire, dans une population et à un moment donnés lorsque des conditions spécifiques et précises sont réunies. Si cet ensemble n'est pas présent, la maladie disparaît plus ou moins rapidement. Pour comprendre et prévenir les réémergences qui suivent ces éclipses, il faut appréhender l'instant de l'émergence, le premier cas, le cas index. C'est dans le silence interépidémique, après l'évanescence et avant l'émergence, qu'il faut identifier les éléments fondamentaux s'articulant dans un espace temporel unique et préparant l'avènement du cas index. L'émergence peut aussi s'inscrire dans la durabilité sans qu'elle n'en ait l'apparence. Car, si une maladie semble quelquefois disparaître, elle garde le plus souvent des potentiels de réémergence, elle peut persister de façon cryptique, sans être reconnue par les systèmes de santé, et devenir endémique. Le parasite s'installe alors dans un nouveau cycle de persistance d'un hôte à l'autre (homme ou réservoir animal) ou dans un cycle « hôte-vecteur-hôte » dans lequel la population humaine sensible peut-être atteinte sitôt que les conditions de résurgence (cas sporadique) ou de réémergence (épidémie) sont réunies. Les quatre exemples qui suivent illustrent ces modes de persistance.

La maladie de Chikungunya ou chikungunya est une arbovirose, c'est-à-dire que l'agent causal est transmis par un arthropode. En l'occurrence, le vecteur du virus est un moustique du genre *Aedes*, du nom latin qui veut dire « barde », « troubadour », car le vol de ces insectes hématophages ressemble à la corde frottée d'un instrument de musique. Comme chez tous les culicidés vecteurs de parasite, le pathogène se multiplie dans les glandes salivaires de l'*Aedes*. Il est transmis à l'homme lors d'un repas sanguin prélevé sur une veine superficielle que le moustique transperce avec un stylet buccal tranchant. Le virus du chikungunya appartient au genre *Alphavirus*, de la famille des *Togaviridae*, responsables d'encéphalites et de syndromes inflammatoires. Il est génétiquement très proche de l'agent de la fièvre O'Nyong'Nyong[21] et les deux virus ont été isolés pour la première fois en Afrique centrale, respectivement en Tanzanie et en Ouganda. Leurs noms correspondent à des qualificatifs qui signifient « courbé, cassé, plié, douloureux », dans deux langues locales. On reconnaît dans cette description ramassée en quelques épithètes les signes cliniques majeurs de ces maladies caractérisées par des arthralgies particulièrement sévères, qui peuvent persister plus d'un mois. Le virus O'Nyong'Nyong est lui aussi transmis par un moustique, mais cette fois du genre *Anopheles*, qui signifie inutile, au sens nuisible du terme, comme l'avait nommé l'entomologiste allemand Johann Wilhelm Meigen (1764-1845), qui le décrivit au XIXe siècle. Les anophèles sont des proches cousins du genre *Aedes*. Outre les atteintes articulaires, le chikungunya se manifeste par un syndrome de type dengue caractérisé par de la fièvre et des éruptions cutanées[22]. La maladie évolue en trois ou quatre jours vers la guérison, mais avec des arthralgies persistantes. Un nouveau tableau clinique, plus grave, car compliqué d'une composante neurologique, est cependant apparu lors des récentes épidémies qui ont frappé les populations insulaires de l'océan Indien[23].

L'histoire naturelle et plurielle du virus du chikungunya montre qu'il existe trois grands clades phylogénétiques plus particulièrement distribués dans trois grandes zones géographiques. En Afrique, il se maintient dans un cycle naturel forestier impliquant des primates et plusieurs moustiques du genre *Aedes*, comme *Aedes furcifer-taylori*, *luteocephalus*, *dalzieli* et d'autres encore[24]. Les foyers ruraux et selvatiques d'enzootie dépendent de la densité des populations de moustiques, qui augmente avec les précipitations. Le rythme saisonnier correspond ainsi à la mise en eau des gîtes larvaires où pondent les *Aedes*. En Asie, où l'introduction du virus paraît plus récente, son cycle est essentiellement urbain et implique *Aedes aegypti* et *Aedes albopictus*, des moustiques anthropophiles qui préfèrent se nourrir de sang humain. Enfin, dans les îles de l'océan Indien, où le « chik » a fait son apparition au début des années 2000, *Aedes albopictus*, le moustique tigre d'Asie, ainsi dénommé car son dos est rayé comme celui du grand félin, apparaît comme son vecteur principal, voire quasi exclusif. Le chikungunya a été décrit en Tanzanie au début des années 1950, mais son histoire est plus ancienne. Longtemps confondu avec des épisodes de dengue, il apparaît rétrospectivement que des épidémies se sont développées il y a presque trois siècles en Afrique du Nord-Est et de l'Est. D'autres flambées antérieures à 1952, comme au Mozambique, ont été également identifiées *a posteriori* à la lumière des connaissances accumulées sur cette pathologie. On relève ainsi des épidémies de chikungunya en 1779 au Caire et à Batavia-Jakarta, puis à Zanzibar en 1823 et 1870, en Inde en 1823, 1824-1825 et 1871-1872, mais aussi à Madras, Hong Kong et en Birmanie (actuel Myanmar) de 1901 à 1902[25]. Le virus a été isolé pour la première fois en 1952-1953 lors d'une épidémie de fièvre sur le plateau du Makonde au sud du Tanganyika (*alias* Tanzanie). La maladie a ensuite sévi de façon endémique dans les régions rurales d'Afrique subtropicale, et sous forme épidémique en zone urbaine aussi bien en Afrique qu'en Asie du Sud.

De son apparition dans les années 1950 sur les plateaux du Makondé au Tanganyika jusqu'à son ultime et fracassante émergence dans l'océan Indien, l'histoire récente du chikungunya a pu être reconstituée à partir des données moléculaires obtenues sur différentes souches. Après une extension locale de son berceau d'Afrique de l'Est vers l'Afrique de l'Ouest, le virus s'est propagé au sous-continent indien. Il est ensuite revenu sur le continent africain en suscitant l'émergence d'une souche virale originale dans les îles de l'océan Indien au début du XXIe siècle, avant de conquérir des territoires nouveaux en Afrique centrale. Ainsi, au mois de février 2005, une épidémie éclata dans l'île de Réunion où le « chik » ne s'était jamais manifesté. En l'espace de dix-huit mois, environ 244 000 personnes furent contaminées avec, pour la première fois, une mortalité notable puisque 203 personnes décédèrent des conséquences de l'infection. D'autres îles de la région furent également touchées, les Comores en juillet 2004, puis dans les mois qui suivirent, Madagascar, Maurice, les Seychelles et Mayotte. Des formes sévères de la maladie ont été décrites au cours de cette éruption épidémique, avec des cas d'hépatites fulminantes, de myocardites ou encore de méningo-encéphalites. Après la tempête infectieuse, le virus devint endémique et, en août 2009, après une période de silence interépidémique, de nouveaux cas furent identifiés à Saint-Gilles-les-Bains sur l'île de la Réunion[26]. Entre-temps, le virus avait poursuivi son expansion géographique. Le 30 août 2007, une centaine de cas d'infection à virus du chikungunya étaient à déplorer dans la région d'Émilie-Romagne en Italie[27]. Puis, la maladie fut signalée pour la première fois en France dans le Var, le 25 septembre 2010. Comme dans l'océan Indien, le moustique tigre était le vecteur préférentiel du pathogène. Et si, dans les années 1970, les manifestations du virus paraissaient beaucoup plus fréquentes en milieu rural[28], on a constaté au cours des récentes émergences un changement de patron épidémiologique avec des épisodes endémo-épidémiques dans les zones urbaines de République démocratique du Congo[29], du Cameroun[30] ou encore du Gabon[31].

Dans les conditions d'émergence que nous connaissons et dans celles, souvent proches, qui président à la persistance d'une maladie à l'état endémique, les potentiels évolutifs du virus et de son vecteur distinguent le chikungunya des autres arboviroses. Car les deux acteurs de la transmission ont changé et ce sont eux qui ont conduit aux patrons épidémiologiques originaux observés aujourd'hui, aux réémergences et l'endémisation dans des territoires jusqu'ici épargnés. Au cours des années 1960 et jusqu'à la fin des années 1980, le pathogène a annexé deux grands territoires d'Afrique et d'Asie et s'est installé dans un cycle naturel entre moustique *Aedes* et primates, passant occasionnellement par de petits mammifères et parfois par l'homme[32]. En fonction de ses territoires de circulation et de ses hôtes naturels (mammifères mais aussi oiseaux), le virus peut infecter de nombreux genres de moustiques, *Aedes* bien sûr, mais aussi *Anopheles*, *Culex*, *Eretmapodites* ou encore *Mansonia*. Le hasard, peut-être, et la nécessité, sans doute, sont à l'origine de sa rencontre avec le moustique tigre d'Asie, un arthropode très invasif dans l'environnement humain où, par compétition, il remplace peu à peu le barde d'Égypte, *Aedes aegypti*. Virus et moustique font très bon ménage : le pathogène se réplique bien chez son hôte et le moustique, volontiers anthropophile, s'alimente sur la ressource alimentaire la plus abondante de l'environnement urbain, le sang frais humain. Au début du XXIe siècle, un phénomène exceptionnel de convergence évolutive va susciter l'émergence d'un nouveau chikungunya avec un profil épidémiologique remanié. Le virus a en effet acquis, presque simultanément dans l'océan Indien (2005) et en Asie du Sud-Est (2006), une mutation sur son gène d'enveloppe E1 lié à la substitution d'un unique acide aminé par un autre, qui a, semble-t-il, accru son pouvoir pathogène expliquant les tableaux cliniques plus sévères décrits lors des récentes épidémies[33]. Car c'est ce pathogène renouvelé qui a opéré son retour vers le continent africain dans les années 2000[34].

Par cette modification dans son génome, le « chik » s'est adapté à son hôte, ce qui est courant chez les arbovirus. Ce remplacement d'un acide aminé par un autre n'est pas dû au seul hasard : c'est le moustique tigre qui l'a spécifiquement forcé, ce qui explique la quasi-simultanéité de son apparition à des milliers de kilomètres de distance. Une fois acquise, la mutation a conféré un avantage sélectif au virus renouvelé en lui assurant une meilleure réplication dans les glandes salivaires de l'arthropode, et donc une transmission plus sûre par la piqûre de son vecteur[35]. Outre les performances infectieuses du virus, la fortune de ce remarquable couple hôte/pathogène doit beaucoup à l'expansionnisme du moustique tigre. Parti d'Asie du Sud et du Sud-Est où sa prévalence est générale et importante, il a entrepris de conquérir le monde en empruntant toutes sortes de transports, aussi bien maritimes, routiers que ferroviaires. Sa stratégie de dispersion la plus spectaculaire a consisté à tirer parti du trafic quadrangulaire de pneumatiques. Les pneus usagés en provenance d'Asie sont expédiés aux États-Unis pour y être retraités. Une fois mis à neuf, ils sont acheminés vers les pays en développement d'Afrique et d'Océanie, avant de retourner en Asie après un usage intensif et prolongé. Le moustique tigre a pondu ses œufs dans la moite fraîcheur de l'eau de pluie collectée à l'intérieur des pneumatiques stockés sur les docks. Embarqués par cargos vers l'Amérique du Nord, œufs et pneus défraîchis ont permis au moustique tigre de faire son entrée en Louisiane et au Texas dans les années 1980.

Sur un planisphère, la progression du vecteur impressionne. Avant les années 1980, *Aedes albopictus* circulait en Asie du Sud et du Sud-Est, au Japon, en Corée et dans l'océan Indien. Depuis il s'est répandu vers les Amériques, l'Afrique (Afrique du Nord, centrale et du Sud, Madagascar en 2012), il a conquis l'Océanie et, en Europe, le pourtour du bassin méditerranéen. Déjà, il s'étend vers d'autres territoires, en Rhône-Alpes, dans l'Ain, en Isère, Savoie, mais aussi en Suisse, en Belgique et aux Pays-Bas, à proximité des grands ports de la mer du Nord. Quelque part entre Menton et Vintimille, il franchit la frontière italienne dans un coffre de voiture ainsi que par voie ferroviaire dans les années 1990. Il est là dans la province de Ravenne lorsque les premiers cas importés de chikungunya arrivent dans la péninsule en 2006. *Aedes albopictus* prélève son repas sanglant sur ces malades et réalise ainsi les premières transmissions européennes du virus. Le couple infernal moustique souche mutante du « chik » fait preuve d'un potentiel invasif qui peut laisser craindre l'émergence d'épidémies et d'une endémisation de zones jusque-là indemnes en Europe et aux Amériques[36]. Ce risque constitue aujourd'hui l'une des préoccupations majeures du système de santé européen[37].

En Asie, il existe des cycles sylvatiques dans lesquels le virus circule activement entre primates, ongulés domestiques, rongeurs, chauves-souris et quelques oiseaux avec leurs moustiques autochtones. Les manifestations urbaines font intervenir des cycles de transmission responsables de grandes épidémies inattendues et récurrentes. En Thaïlande, par exemple, la réapparition de ces épidémies est imprévisible et entrecoupée de périodes de silence pouvant durer jusqu'à quinze ans[38]. Le chikungunya semble installé de façon endémique en Asie au moins depuis les années 1960, tant à la ville qu'à la campagne. En Afrique, si un cycle selvatique existe aussi, on observe des cycles périurbains avec une endémisation du chikungunya dans les territoires contaminés. Le moustique tigre poursuit activement son extension et s'est récemment installé dans la sous-région d'Afrique centrale. Le chikungunya a émergé en 2006 à Douala, à Yaoundé et dans la province du Nord-Ouest du Cameroun, en 2007. Il est à Libreville, au Gabon, et s'étend aux métropoles provinciales[39]. Les derniers épisodes d'émergence traduisent une hésitation du virus et de son vecteur entre cycle urbain ou rural. Les agglomérations africaines, que l'on appelle encore villages, suivent un processus d'urbanisation progressif comme on l'observe dans d'autres pays en développement. Les études conduites en Thaïlande avaient montré que cet insensible glissement du rural à l'urbain déterminait le profil épidémiologique de la dengue[40]. Avec son cortège de déchets domestiques l'homme prépare le terrain au moustique tigre et à ses virus. Boîtes de conserve, bouteilles de soda abandonnées à la pluie, vases de fleurs posés sur les balcons, abreuvoirs pour les oiseaux et autres récipients hétéroclites deviennent les gîtes préférentiels du moustique tigre et des pouponnières idéales pour ses larves.

La réémergence et la diffusion du chikungunya sont toujours précédées ou accompagnées de la dispersion du vecteur. Parce qu'il est parfaitement adapté à l'environnement domestique le moustique tigre prend peu à peu l'avantage sur l'aède égyptien en milieu urbain. Vicariant du barde des pyramides, il est devenu le vecteur préférentiel du virus du chikungunya sur trois continents, mais c'est aussi un bon diffuseur du virus de la dengue, jusque-là souvent véhiculé par son compétiteur. De sorte que la dispersion du moustique tigre d'Asie a non seulement pavé le chemin du chikungunya, mais pourrait bien ouvrir un boulevard à la dengue en pays tempérés. Une crainte renforcée par le fait que l'invasion d'*Aedes albopictus* en Afrique centrale correspondait à des émergences et une augmentation de l'activité de la dengue. La maladie a déjà fait son apparition dans des zones aéroportuaires des régions tempérées où elle arrive par avion et s'installe en période estivale. En France, deux cas de dengue autochtone ont été enregistrés à Nice en 2010[41]. Et, pour noircir un peu plus le tableau, on sait que le moustique tigre est le vecteur d'autres arbovirus (le virus du Nil occidental, le virus de la fièvre jaune, le virus de l'encéphalite de Saint Louis, etc.), et sans doute d'autres pathogènes encore inconnus, qui n'attendent que la conjonction d'un ensemble de conditions d'émergence pour apparaître là où personne ne les attend.

Virus Hantaan : une affaire de famille

En temps de guerre, il n'y a pas que la poudre qui tue. Favorisées par les conflits, l'instabilité sociale, l'insalubrité et la désorganisation sanitaire, les épidémies font parfois plus de victimes que les canons. Ainsi, en pleine guerre de Corée (1950-1953), 3 000 soldats américains furent touchés par une maladie inconnue réalisant un tableau hémorragique dans un contexte fébrile, que les médecins militaires baptisèrent fièvre hémorragique de Corée. Grâce à la ténacité des docteurs Ho Wang Lee et Karl Johnson, le pathogène qui s'était attaqué aux *Marines* fut isolé et caractérisé vingt-cinq ans plus tard[42]. Parce qu'il avait émergé près de la rivière Hantaan, qui sépare la Corée du Sud de la Corée du Nord, le virus hérita de son nom. Après les travaux inauguraux de Lee et Johnson, on s'aperçut rapidement que la fièvre hémorragique de Corée se manifestait dans de nombreux territoires ruraux d'Eurasie, en particulier en Chine, Corée du Sud, Russie et en Europe du Nord. L'organisation d'une surveillance internationale révéla une large distribution géographique de la « fièvre hémorragique avec syndrome rénal », terme générique regroupant un ensemble de syndromes associés à l'infection par un hantavirus. Outre la pathologie potentiellement mortelle causée par le virus Hantaan en Corée, cette terminologie inclut une infection modérée due au virus Dobrava en Europe de l'Est ainsi qu'au virus Séoul présent sur les quatre continents ainsi qu'une maladie bénigne liée au virus Puumala en Europe. En 1993, une nouvelle souche d'hantavirus fut isolée aux États-Unis lors d'une épidémie d'une rare sévérité au cours de laquelle 60 % des 2 000 malades répertoriés trouvèrent la mort. Les patients succombaient dans un tableau de pneumopathie grave, qui sévit essentiellement chez les Indiens de la nation navajo résidant sur le territoire des « Four Corners », là où se rejoignent les États du Colorado, de l'Arizona, de l'Utah et du Nouveau-Mexique.

Ces virus ne sont pas apparus soudainement dans la seconde moitié du XXe siècle. On sait maintenant que depuis les années 1930, une souche reconnue plus tard comme très proche de celle décrite en Corée, circulait en Europe et était responsable de nombreux cas de néphropathie (atteinte rénale) épidémique. Dans des temps plus ancestraux, des descriptions évoquant une fièvre hémorragique due au virus Hantaan ont été relevées dans un ouvrage de médecine chinoise écrit en l'an 960. La fièvre de Sogo qui sévissait alors semble donc plaider pour une circulation ancienne des hantavirus, au moins sur le continent eurasien. On estime d'ailleurs que la moitié des 150 000 à 200 000 hospitalisations annuelles pour fièvre hémorragique avec syndrome rénal ont lieu en Chine. Par l'enchaînement historique de ces découvertes, le virus Hantaan est devenu le prototype du genre *Hantavirus* qui appartient à la famille des *Bunyaviridae*, elle-même composée de quatre genres : les *Orthobunyavirus* (par exemple, le virus de l'encéphalite de La Crosse aux États-Unis), les *Nairovirus* (parmi lesquels le virus de la fièvre hémorragique de Crimée-Congo en Afrique et au Moyen-Orient), les *Phlebovirus* (dont fait partie l'agent de la fièvre de la vallée du Rift en Afrique) et les *Tospovirus*, parasites des plantes, notamment responsables de la maladie bronzée de la tomate. Les hantavirus ont un génome segmenté de type ARN simple brin à polarité négative*. Ils peuvent se recombiner entre eux en échangeant des séquences d'ARN mais, pour se multiplier, ils doivent passer par une phase de translation positive avant de produire les protéines nécessaires à leur réplication. Leur génome n'est donc pas directement infectieux. Sur presque 40 souches d'hantavirus connues à ce jour, 21 sont pathogènes pour l'homme[43].

De nombreuses enquêtes ont montré l'existence d'une association spécifique entre ces virus et certains rongeurs, qui apparaissent à la fois comme leurs vecteurs et leurs réservoirs. Cette association suggère que le genre des hantavirus et la famille des muridés ont coévolué depuis des milliers d'années pour former trois principaux groupes associant une sous-famille de rongeurs à un clade** de virus, chaque couple pathogène-hôte ayant une distribution géographique correspondant à celle de ces espèces animales. Cette concordance se retrouve également dans la localisation géographique des différents syndromes observés. Ainsi, le clade des hantavirus de l'Ancien Monde est associé en Europe avec les arvicolinés (par exemple les campagnols), vecteurs de la néphropathie épidémique, en Eurasie avec les muridés (notamment les mulots) porteurs de la fièvre observée en Corée, et aux Amériques avec les sigmodontinés (dont les souris sylvestres et les souris à pattes blanches) et les souris pygmées d'Amérique du Sud porteuses des virus responsables d'atteintes pulmonaires graves. De façon plus remarquable encore, le territoire de la fièvre hémorragique avec syndrome rénal, identifiée dans les provinces du nord-est de la Chine depuis les années 1930, est circonscrit à celui du mulot *Apodemus agrarius*, au vingt-cinquième degré de latitude nord. Les

* Un ARN viral à polarité négative ne peut pas être directement traduit en protéine au niveau du ribosome de la cellule infectée, comme le serait un de ses propres ARN messager. Une première étape est nécessaire pour produire un ARN de polarité positive, cette transcription étant contrôlée par une enzyme virale.

** Dans la classification phylogénétique du vivant, un clade ou branche monophylétique, regroupe un ensemble d'organismes vivants, ou ayant vécu, et comprend l'ancêtre commun exclusif de tous ces organismes. Le terme « clade » vient du grec *klados*, « branche ».

différents tableaux cliniques chez l'homme sont donc spatialement associés à des territoires des couples virus-rongeurs.

Les émergences épidémiques dues aux hantavirus paraissent strictement associées à une pullulation des rongeurs réservoirs. Les fluctuations de ces populations animales sont elles-mêmes dépendantes des conditions environnementales, elles varient de façon extrêmement importante sous diverses contraintes, à commencer par celles qui favorisent l'accès aux ressources alimentaires. Pour des animaux essentiellement granivores et se nourrissant de végétaux, l'abondance et l'accessibilité à la nourriture sont largement fonction des saisons, des variations climatiques ainsi que des interventions humaines (défrichage, déforestation, pratiques agricoles, stockage des graminées). Une autre condition d'émergence joue un rôle de premier plan : la prévalence de la contamination virale parmi les muridés. En effet, les rongeurs infectés capables de transmettre le virus doivent être en quantité suffisante pour que la rencontre homme-rongeur soit contaminante. De nombreux facteurs concourent à déterminer le niveau d'infection dans la population hôte, comme l'agressivité du rongeur, qui augmente à la saison de la reproduction, son immunité ou la virémie, c'est-à-dire le taux de virus dans le sang. De la même façon, certaines activités humaines, comme les travaux des champs, la dératisation ou les opérations militaires en milieu rural, favorisent le contact homme-rongeur.

Récemment, la famille s'est agrandie d'un nouveau membre isolé sur le continent africain[44] chez des souris *Hylomiscus simus*. Aucune maladie connexe n'a encore été clairement identifiée, mais ce virus se place phylogénétiquement près du grand clade des virus eurasiatiques[45]. Enfin, des hantavirus d'insectivores ont été identifiées en Inde et en Afrique[46] chez des musaraignes ainsi que chez des taupes. Ils semblent avoir évolué indépendamment sans qu'aucune transmission à l'homme ait été jusqu'ici enregistrée. Cette découverte ne doit pas être ignorée des systèmes de surveillance, car elle pourrait être le signe précurseur de nouvelles émergences. Ces deux nouveaux clades viraux sont-ils issus d'une coévolution lointaine ou d'une transgression de barrière d'espèce des rongeurs aux insectivores ? Nous sommes face à un événement évolutif complexe qui doit forcer l'attention et nécessite une évaluation du risque pour l'homme[47]. Les hantavirus ont donc une distribution planétaire et la moitié d'entre eux sont pathogènes pour l'homme. Malgré cela, les émergences et réémergences épidémiques sont relativement rares au regard des territoires d'endémie. Ces manifestations épidémiques sont conditionnées par une combinaison d'événements complexes sous influence de facteurs environnementaux naturels et humains variables et changeants laissant une large part au hasard des rencontres hommes-rongeurs.

Des rats, du blé et des moissonneuses-batteuses dans la pampa

La fièvre hémorragique d'Argentine a été décrite en 1953 chez les agriculteurs des pampas du Noroeste Bonaerense, dans la province de Buenos Aires. Après deux semaines d'incubation, elle se manifeste par un syndrome mimant une grippe avec de violentes douleurs dans les lombes. Outre l'inflammation de la sphère ORL et les nausées, apparaissent des pétéchies, petites taches noirâtres formées sur la peau qui constituent les premiers signes hémorragiques et évoluent rapidement, chez un patient sur cinq, vers une fièvre hémorragique mortelle. Cette première description permit de rapprocher cette maladie apparemment nouvelle d'autres fièvres connues depuis le début des années 1940 : la maladie du timbre avec ses taches noires qui constellent le dos des malades, le mal des chaumes, qui apparaît à la saison des moissons, la grosse grippe avec sa trachéite et sa toux, ou encore la maladie de Junin, du nom la capitale du département dont l'hôpital accueille les patients des campagnes avoisinantes. Tous ces syndromes furent reconnus *a posteriori* comme des avatars de la fièvre hémorragique d'Argentine. Tous apparaissaient en milieu rural, par bouffées épidémiques et saisonnières, avec un pic en milieu d'automne, d'avril à mai[48]. Après 1957, d'autres émergences ont été observées montrant un vaste territoire d'endémie d'environ 150 000 km^2 situé dans les campagnes des provinces de Buenos Aires, Córdoba, Santa Fe et de la pampa. Une population de près de 5 millions d'habitants se trouvait ainsi à la merci d'une nouvelle flambée épidémique.

Après l'épisode de 1953, d'importantes recherches furent conduites par les autorités sanitaires pour comprendre et prévenir l'insaisissable danger. Malgré la mobilisation, le pathogène ne fut isolé et caractérisé que huit ans plus tard, en 1961, lors de nouvelles résurgences de la maladie. Baptisé Junin, ce virus[49] appartient à la famille des arenavirus. Il est particulièrement proche du virus Machupo responsable de la nouvelle fièvre hémorragique de Bolivie, qui fut identifié en 1961 par Karl Johnson et son équipe, l'un des pionniers de ce qui deviendra la traque des agents spéciaux hautement pathogènes[50]. Son réservoir naturel est la souris du maïs, *Calomus musculinus*, qui élimine des particules virales dans la salive et les urines, sources de contamination directe pour l'homme. Comme pour les hantavirus, les arenavirus infectent des rongeurs hôtes avec lesquels ils auraient coévolué[51]. Ainsi le virus Machupo est spécifiquement lié à une autre espèce de muridé, la grande souris du soir, *Calomys callosus*. Si l'on examine cette association dans une perspective historique, il s'avère que les rongeurs sont apparus en Amérique du Sud il y a plusieurs millions d'années, de sorte que les souris, déjà infectées par le virus Junin ou son ancêtre, occupaient les pampas bien avant les hommes[52]. Les premiers peuples à coloniser ces territoires vers 10 000 avant notre ère étaient des chasseurs-cueilleurs originaires de Patagonie. À partir de 1800 av. J.-C., la culture d'Ansilta développa une des premières formes d'agriculture sur le territoire argentin. Plus tard, à l'époque postcolombienne, les Huarpes, peuple pacifique d'agriculteurs, perpétuèrent les pratiques agricoles. Mais puisque dans ces régions le virus et son réservoir ont précédé l'homme et que des pratiques agricoles existent depuis des siècles, on est en droit de se demander pourquoi la fièvre hémorragique d'Argentine n'a émergé qu'au XXe siècle.

C'est un enchaînement de perfectionnements techniques qui a conduit à l'émergence d'épidémies. À partir du XIXe siècle, la culture du maïs dans les pampas entre en compétition avec les plantes herbacées sauvages robustes et tenaces. À la fin des années 1940, l'utilisation des herbicides favorise l'implantation d'une agriculture extensive qui fournit une nourriture abondante aux hommes, mais également aux souris et aux rats. La rencontre entre les rongeurs infectés et les hommes devient alors plus fréquente et des cas de plus en plus nombreux de fièvre hémorragique d'Argentine apparaissent dans les années 1950, jusqu'aux premières manifestations épidémiques et à la reconnaissance de la maladie. Mais un autre bouleversement, technologique celui-là, amplifie le phénomène. Car à la même époque une révolution agricole est en marche en Argentine. En 1949, Don Roque Vassalli installe à Firmat, près de Santa Fe, une entreprise de machines agricoles. En quelques années, il s'affirme comme l'un des plus grands constructeurs de moissonneuses-batteuses et acquiert une réputation planétaire. Or c'est justement en 1952-1953 qu'El Maicero, une moissonneuse-batteuse de sa conception, est utilisée pour la première fois dans la pampa pour la récolte de maïs. Et les épidémies de fièvre hémorragique redoublent parallèlement à l'introduction de la mécanisation. Piégées par l'infernale mécanique, les souris sont happées par le rabatteur à griffes, puis hachées menu, écrasées et pulvérisées sous forme d'un aérosol de sang et d'urine dispersé par le secoueur et le broyeur de paille à la sortie du monstre d'acier, là même où se tiennent les ouvriers agricoles. Cette nouvelle source très efficace d'infection changea en quelques années le profil épidémiologique de la fièvre hémorragique. Entre pullulations de souris, mécanisation, dératisation mécanique, mais aussi protection des travailleurs en réaction aux épidémies, l'incidence de la maladie diminuait là où elle avait été la plus forte, mais s'étendait en tache d'huile vers des zones encore vierges. Ce constat amena le docteur Maiztegui, l'un des découvreurs de la fièvre hémorragique d'Argentine, à considérer qu'il existait des zones historiques d'où le virus de Junin avait quasiment disparu, des zones endémiques où il était actif et des zones à risque où une faible population de rongeurs était contaminée. Plusieurs circonstances ont concouru à cette situation. Dans le territoire d'endémie historique, la souris du maïs reconnue comme responsable de la contamination a été chassée, mais aussi détruite par la mécanisation de la récolte, et les travailleurs agricoles informés du danger se protégèrent des aérosols. Dans la zone épidémique d'autres rongeurs plus sensibles et plus efficaces dans la transmission du virus déplacèrent l'enzootie à la périphérie du territoire d'origine devenu historique. Enfin, des muridés permissibles au virus délogés de leur habitat par leurs congénères de la zone épidémique, se réfugièrent dans la zone à risque où ils prospérèrent grâce à une agriculture florissante[53].

L'explication de ces modifications de la fièvre hémorragique d'Argentine permet de comprendre comment une maladie émergente peut s'installer durablement sur un territoire, puis évoluer dans son expression clinique et son épidémiologie. Toutefois, comme pour le chikungunya et les hantavirus, les arenavirus doivent nous faire réfléchir plus avant. Par-delà les territoires endémiques de la fièvre hémorragique d'Argentine, et ceux qui vont le devenir à court terme, une faune originale attend à l'ouest, à la lisière de la forêt. Le virus émergera-t-il chez les muridés de ces bois ? Au nord, sur les rives du Rio de La Plata et du Paraná, les rongeurs déjà infectés traverseront-ils le fleuve pour aller porter la maladie jusqu'aux frontières du Paraguay, et plus loin encore ? Voilà que se dessinent une fois de plus les contours de notre mission : comprendre, veiller, prévoir. Un travail qui commence toujours par une analyse historique afin d'appréhender les métamorphoses d'une maladie soumise aux contraintes environnementales naturelles et humaines qui modèlent son épidémiologie. C'est là un temps essentiel de la première phase de compréhension. Puis une surveillance et une veille attentives permettent de suivre les évolutions des pathogènes et d'identifier des variants avant qu'ils ne s'humanisent. La conjonction de ces données débouche sur l'identification des conditions d'émergence et de persistance de la maladie, qui conduit naturellement à en reconnaître les facteurs de risque et à délimiter les territoires les plus menacés. Une fois ce risque établi, il doit être évalué à l'aune de l'aléa, c'est-à-dire des caractéristiques du parasite, et de la vulnérabilité, autrement dit de la sensibilité de l'homme. C'est la connaissance de cette ultime alchimie qui permet de développer des outils de lutte et des stratégies de contrôle de la maladie.

CHAPITRE 6

Science en conscience

Rien n'a changé ou presque depuis la préhistoire : ce sont les activités et comportements humains qui sont en cause dans la plupart des épidémies. Longtemps, au moins jusqu'au milieu du XIXe siècle, ce fut l'effet de l'ignorance, mais le geste symbolique de Pasteur qui refusait les poignées de main de peur des contagions[1] indique que le savant avait compris : le microbe seul ne peut rien si l'homme ne lui tend pas les bras. Les multiples exemples, aussi bien du passé que d'aujourd'hui, prouvent que l'émergence dépend du génie des microbes mais que l'épidémie doit aux hommes ses facteurs de diffusion. Le sida en est un cas éloquent : tandis que les premières traces du virus datent de 1920 en Afrique équatoriale de l'Ouest, l'épidémie a débuté quelque soixante ans plus tard en traversant l'Atlantique. Si le virus a pris le temps de sa sélection, et peut-être de sa pathogénicité, c'est aussi que les facteurs de diffusion sont restés longtemps restreints dans l'espace et limités dans les circonstances. Le microbe est parfois vainqueur, quand il trouve de nombreuses occasions, non seulement pour muter et se transformer, mais aussi pour proliférer et diffuser grâce aux activités de l'homme… et des faunes domestique ou sauvage avec lesquelles il entre en contact. Par leurs conséquences sanitaires, économiques, écologiques et politiques, les épidémies écrivent ainsi une constante dramaturgie. Le microbe assure la déflagration, mais transformer l'agent virulent en épidémie nécessite un complice : l'homme. La coévolution est l'enfant légitime de cette liaison dangereuse. Si la croissance de l'un nuit au bonheur de l'autre, c'est à la conscience autant qu'à la science de prévenir la survenue et les conséquences des rencontres à risques.

Dans le temps comme dans l'espace, l'homme n'est jamais seul, jamais immobile. Il multiplie les occasions de rencontres à risques et doit maintenant apprendre non pas à les proscrire, mais à les maîtriser.

La course à la contagion

Jusqu'au milieu du XVIIIe siècle, l'espérance de vie était de 25 ans dans les pays d'Europe. Elle était alors proche de celle de la préhistoire. À cette époque, la plupart de nos ancêtres succombaient à une infection bactérienne ou virale, quand la mort n'était pas le résultat d'un épisode critique comme la guerre ou la famine. Un seul microbe suffisait à terrasser de nombreuses victimes. Or, contrairement à ce qu'on pourrait croire, ce risque est toujours d'actualité : les maladies infectieuses sont à l'origine de 14 millions de décès chaque année. Bien que leur incidence ait augmenté dans les pays industrialisés de 10 à 20 % au cours des quinze dernières années, la quasi-totalité d'entre eux surviennent au Sud où ils représentent près de la moitié des causes de mortalité. C'est ainsi que la plupart des 330 maladies infectieuses nouvelles apparues entre 1940 et 2004 ont été identifiées dans les pays du Sud. De nombreuses espèces de virus, parmi lesquelles Ebola, Chikungunya, *Monkey Pox* (variole du singe), filovirus, et bien sûr le VIH, n'ont été découvertes que dans la seconde moitié du XXe siècle. 90 % des virus et des bactéries n'étaient pas connus il y a trente ans. Pour deux tiers d'entre elles, les infections émergentes proviennent de la faune domestique ou sauvage[2]. D'autres sont liées à la réémergence de maladies oubliées, qui réapparaissent en raison d'un déficit de vaccination, de troubles politiques ou de guerres civiles, comme c'est le cas de la peste en Afrique. Cependant, émergence et réémergence appellent une préoccupation et un combat communs, car toutes deux font peser une menace égale sur nos sociétés et posent un problème d'expertise scientifique identique.

Les épidémies ont marqué l'histoire. Elles ont transformé l'avenir et le développement de régions entières. Nombre de princes et présidents, de Ramsès II à Périclès, Marc Aurèle à George Washington et d'Alexandre le Grand à Louis XV, sont morts du microbe alors qu'ils dirigeaient le destin de leur nation. Les épidémies ont transformé les structures sociales des pays, elles ont ruiné les économies, fait reculer la civilisation, amplifié l'analphabétisme. Chaque épisode infectieux se solde par des coûts astronomiques. L'OCDE estime que le paludisme coûte 10 milliards d'euros par an au minimum et entraîne un retard de croissance de l'économie africaine de plus de 1 %[3]. Les pays du Nord paient aussi un lourd tribut. Ainsi, le SRAS qui a fait environ 800 victimes et paralysé 28 pays après son émergence en Chine, a coûté 70 milliards d'euros en moins de cinq mois.

L'avenir est imprévisible, *a fortiori* l'apparition aléatoire de mutants, mais démographie et migration, voyage et commerce, relation avec la faune sauvage et domestique, désordres sociaux et politiques représentent autant de circonstances identifiables qui favorisent la transmission, la diffusion et la prolifération des germes. La densité des populations joue aussi un rôle considérable dans la dynamique des épidémies. Or le monde d'aujourd'hui connaît d'importantes évolutions démographiques. Au cours des dernières décennies, les taux de fécondité ont davantage diminué que ce qu'avaient prévu la plupart des spécialistes, y compris dans nombre des pays les plus pauvres. Ainsi, en 1970, le Bangladesh, qui se positionne parmi les revenus les plus bas de la planète, a vu son taux de fécondité passer de 7 à 3 enfants par ménage. Le même phénomène s'observe dans les pays d'Asie de l'Est, en Amérique latine, au Moyen-Orient, en Afrique du Nord. Cette baisse de natalité s'associe à un vieillissement des populations qui entraîne une modification de la pyramide des âges et du taux de croissance démographique. Pendant la seconde moitié du XXe siècle, la population mondiale a presque doublé pour atteindre 6 milliards d'individus en 2011[4], soit une augmentation de 3 milliards de Terriens en l'espace de quarante ans. Les estimations prévoient plus de 9 milliards d'habitants de la planète bleue en 2050.

Il existe toutefois une partie du monde où le recul de la fécondité est faible : l'Afrique subsaharienne. Ces régions dévastées par les principales pandémies, sida, tuberculose, paludisme, ont un taux de natalité qui reste supérieur à 5 enfants par femme. En même temps, près de la moitié de la population planétaire a moins de 25 ans, et neuf sur dix de ces jeunes vivent dans les régions les plus pauvres. Ces contrées qui restent en marge du mouvement général sur le plan de la fécondité et de la mortalité se situent en milieu tropical, là où se concentrent les multiples causes d'émergence des épidémies. Tandis que, dans les pays industrialisés, notamment dans l'hémisphère Nord, les besoins en santé publique concernent de plus en plus les personnes âgées du fait de l'allongement de l'espérance de vie et du ralentissement des naissances, la natalité élevée et la pandémie de sida font des enfants d'Afrique la cible désignée des nouvelles maladies infectieuses. Dès lors, ne faut-il pas craindre une différence de priorités entre hémisphères Nord et Sud consécutive à cette fracture démographique, à des choix médicaux opposés et à un désintérêt des grands centres de recherche et de l'industrie pharmaceutique des pays industrialisés pour les pathologies tropicales ?

À ces préoccupations démographiques s'ajoutent celles qui concernent les migrants. D'une part parce qu'ils trouvent dans les pays d'accueil des microbes inconnus et des facteurs d'émergence auxquels ils n'étaient pas préparés. De l'autre parce qu'ils sont eux-mêmes parfois porteurs de flore, de souches bactériennes, de virus susceptibles d'importer de nouvelles pandémies. En 1965, 75 millions d'entre eux ont transité d'une région à l'autre. En 2009, ils étaient 191 millions. Ce phénomène qui concerne 3 % de la population mondiale est inégalement réparti, car la majorité des migrants est originaire d'un petit nombre de pays. Or les flux migratoires dépendent bien sûr de choix individuel et de la recherche de nouveaux eldorados, mais ils sont aussi la conséquence des guerres, des famines, de la rareté des ressources en eau... et souvent des trois, comme c'est le cas pour nombre de pays sinistrés d'Afrique.

Dans la représentation des *Cavaliers de l'Apocalypse* d'Albrecht Dürer (1471-1528), la guerre trouve comme alliée la peste dans une même chevauchée : l'épidémie accompagne les conflits. À ces évolutions démographiques et migratoires, s'ajoute l'inégalité de répartition des populations d'un pays à l'autre, voire à l'intérieur d'un même pays par leur concentration dans les villes. Rien n'a changé entre le choix des habitants de la préhistoire pour les grandes cités d'alors et l'attraction qu'exercent les mégapoles d'aujourd'hui. Thucydide avait raison de nous en avertir. Là où les hommes se retrouvent se rassemblent aussi les germes. Les pestes sont autant la rencontre de l'homme, du rat et des puces que la conséquence des taudis, de la mauvaise hygiène, du dénuement de certains quartiers où s'entassent les plus miséreux des citadins. La majorité des risques potentiels d'explosion virale se situent dans les nappes urbaines des pays du Sud, du fait de leur proximité avec les zones à forte biodiversité et de la mitoyenneté avec la faune sauvage, principale source des zoonoses. Les cités du Sud sont non seulement propices aux contagions, mais aussi à l'émergence de nouveaux pathogènes pour l'homme car les épidémies peuvent s'épauler l'une, l'autre. L'immunodépression liée au sida favorise les infections opportunistes. Les facteurs de risque qui menaçaient les hommes du Moyen Âge, entre campagnes et quartiers urbains, taudis et palais, existent encore aujourd'hui. Au moment où 1 milliard d'êtres humains sur les 6 milliards d'individus actuels vivent dans des conditions de vie précaires, soit 15 %

de la population mondiale, l'évolution démographique doit être pensée à l'aune des inégalités sociales et des risques infectieux qu'elles engendrent.

Les facteurs de diffusion épidémiques dépendent aussi des voyages et des échanges commerciaux. De multiples exemples ont été donnés à partir des histoires épidémiques insulaires. En même temps, aucun barrage, aucune frontière, ne peut empêcher la marche des épidémies. Si la Route de la soie a facilité la rencontre des hommes, des rats et de la peste, si le commerce triangulaire des esclaves a apporté au Nouveau Monde le moustique *Aedes aegypti* et la fièvre jaune, les transports d'aujourd'hui facilitent le brassage des germes autant que celui des peuples. En 2011, le trafic aérien a continué de progresser de plus de 10 %[5]. Et cette tendance se poursuit, voire s'amplifie. Elle représente un danger de propagation des maladies infectieuses émergentes à période d'incubation courte que sont venus confirmer plusieurs exemples liés aux transports, tels le virus West Nile aux États-Unis en 1999 ou le SRAS au Canada en 2003. Du touriste au missionnaire, du banquier au pèlerin, du réfugié au militaire, combien de voyageurs, porteurs sains ou futures victimes, font franchir les frontières aux diverses espèces de microbes ?

L'homme n'est pas seul en cause : il forme avec l'animal un couple indissociable. Ainsi, lors de la pandémie de 2005, le virus H5N1 peut avoir été transporté par des oiseaux migrateurs, mais c'est plus probablement par des volailles importées dans le cadre d'un trafic illégal qu'il s'est introduit dans l'hémisphère Nord. De fait, l'intensification des échanges de marchandises favorisée par la mondialisation de l'économie a une conséquence : la disparition des moyens de quarantaine et des contrôles sanitaires aux frontières. Quand l'homme n'est pas directement impliqué par le biais des contacts entre individus, à la faveur des regroupements urbains, des migrations ou des transports, il l'est en multipliant les rencontres avec l'animal. Les occasions ne manquent pas, nombre de pratiques agricoles l'exigent. La planète a été modifiée par l'industrie des hommes. La construction de barrages fut à l'origine de la fièvre de la vallée du Rift en Égypte (1976) et en Mauritanie (1989). La schistosomiase est devenue endémique dans la région irriguée par le barrage de Diama au Sénégal. La déforestation a permis l'émergence du virus Oropouche en Amazonie et du virus Machupo en Bolivie[6]. Les exemples similaires sont nombreux. La destruction des forêts d'Afrique tropicale, d'Amazonie et d'Indonésie a bouleversé l'écologie et favorisé le contact entre l'homme et la faune, vecteurs ou réservoirs animaux. L'exploitation de bois exotique a rapproché l'homme des grands singes, réservoir des virus VIH et des populations chauves-souris hôtes des virus Ebola et Marburg. Le risque est grand de nouvelles transmissions interespèces. D'autres pratiques accroissent encore les occasions à haut risque : la viande de brousse consommée en Afrique est vendue sur les marchés, mais aussi exportée et proposée au menu de restaurants très prisés ; l'agrotourisme dans les aires protégées où vivent les animaux sauvages ainsi que tous les déplacements d'hommes, d'oiseaux, de moustiques entre les espaces naturels et les zones périurbaines favorisent le passage de germes à des populations non exposées. Toutefois, les contacts avec la faune sauvage ne sont pas seuls en cause : l'élevage intensif de poulets, cochons ou ruminants, qui facilite la recombinaison entre virus animaux et humains, est aussi à l'origine de nombreuses épidémies, à commencer par celles des grippes.

En 1721, les habitants du comtat venaissin édifièrent un rempart dans les monts du Vaucluse pour se protéger de la peste qui frappait Marseille et une partie de la Provence. S'étirant sur 27 kilomètres, il était bâti en pierres sèches. Le long de ce mur, des guérites abritaient des gardes. En septembre, la peste avait atteint Apt. En août 1721, elle entrait dans Avignon[7] ! Les murailles ne feront jamais disparaître le risque de contagion. Les meilleurs moyens de prévention consistent à analyser les comportements à risque, à les limiter et à informer les citoyens des dangers qui les menacent. S'il faut des murailles, ce sont à d'autres barrières qu'il faut songer : les masques, les préservatifs et toutes autres techniques de prophylaxie. Si tous les vaccins du monde se donnaient la main… « Le monde est un petit village. Toute négligence dans l'étude des maladies en quelque part de notre planète est à notre propre péril », énonçait avec sagesse Joshua Lederberg[8].

Depuis leurs premiers usages, les méthodes antiseptiques peuvent entraîner la sélection de microbes résistants. Ce phénomène déjà constaté par les premiers pionniers de l'antibiothérapie, à commencer par Alexander Fleming, a conduit à l'utilisation de cocktails à base de plusieurs antibiotiques pour venir à bout des microbes les plus tenaces. Cela n'a cependant pas empêché la survenue de nouvelles résistances. Celles-ci peuvent apparaître par mutation d'une espèce sensible : les bactéries qui ne sont pas détruites par l'antibiotique prolifèrent alors aux dépens des autres. La résistance peut aussi être le résultat d'un autre phénomène : le transfert d'information d'une bactérie à l'autre par conjugaison sexuelle, telle que les expériences PyJaMa l'avaient montré, ou par gènes sauteurs, les fameux transposons. La résistance, parfois simultanée envers plusieurs antibiotiques, peut ainsi diffuser au sein de populations bactériennes, quand elle n'est pas directement liée aux gènes de résistance naturelle des bactéries du sol.

L'un des exemples les plus dramatiques est celui de la tuberculose. Les premières observations ont été rapportées aux États-Unis à partir de 1985, de nombreuses circonstances telles que l'épidémie du sida favorisant l'apparition de ces bacilles insensibles aux traitements. L'OMS évalue à 440 000 le nombre de cas de tuberculose multirésistante dans le monde[9], qui seraient à l'origine d'au moins 150 000 décès, tandis que le taux de prévalence de tuberculose ultrarésistante aux médicaments de seconde intention augmente de façon alarmante. De manière générale, de multiples paramètres expliquant ces nouvelles résistances, notamment la mauvaise utilisation des antibiotiques, leur prise insuffisante ou insuffisamment prolongée. Ce fait est d'autant plus préoccupant que la recherche consacrée aux antibiotiques reste limitée. Aucune nouvelle classe n'a été découverte depuis dix ans. La zootechnie participe également à la sélection des microbes résistants. Les antibiotiques sont en effet largement utilisés pour accroître le rendement industriel de la production de lait, de fromage et de viande qui viennent garnir nos garde-manger. En même temps qu'un transfert de résistance, ces pratiques contribuent à accroître la virulence et le risque de recombinaisons entre germes. Ces phénomènes de résistance ne sont pas limités aux antibiotiques. Ils intéressent l'arsenal thérapeutique anti-infectieux dans son entier. Ils suscitent des préoccupations croissantes dans la lutte contre le sida et le paludisme, des cas de résistance étant également apparus avec les traitements les plus récents de ces deux épidémies.

En théorie, d'autres causes extérieures pourraient influer sur la sélection des microbes, par exemple le changement climatique. La hausse du thermomètre et les perturbations météorologiques pourraient contribuer à l'apparition de souches plus ou moins virulentes, mieux adaptées à un nouvel environnement, mais aussi agir sur les animaux réservoirs ou vecteurs, dont l'abondance, la répartition et les migrations se trouveraient modifiées. Une pluviométrie plus forte pourrait satisfaire de nouveaux prédateurs, bouleverser les sites de transmission et ainsi les risque de nouvelles expositions. Malgré ces menaces, le réchauffement climatique et l'augmentation des concentrations de gaz à effet de serre ne sont pas considérés comme des facteurs de risque majeurs dans l'apparition de nouvelles maladies infectieuses. Ils méritent cependant vigilance, car la possibilité d'une diffusion de la dengue ou du chikungunya en Europe, du West Nile aux États-Unis ou de la fièvre de la vallée du Rift dans certaines régions d'Afrique n'est pas exclue. Vigilance vaut plus que prévision, car il est aussi difficile de prévoir le climat dans la durée que de savoir si le battement d'ailes d'un papillon au Brésil peut provoquer une tornade au Texas. Ainsi l'évoquait en 1972 Edward Lorenz (1917-2008) à travers sa métaphore sur le déterminé et le déterminable. Point n'est besoin cependant d'aller chercher loin : l'homme avec son microscope est aussi source de tous les dangers car il agit pour le compte du terrorisme et de la guerre, quand ce n'est pas, simplement, en laissant entrouverte la fiole de ses bouillons de culture.

Bioterrorisme et guerre bactériologique

28 septembre 2001 en fin d'après-midi : tandis que l'Amérique est encore sous le choc des attentats du 11 Septembre, un photographe de 63 ans, Robert Stevens, employé du tabloïd *The Sun* et résidant de la Floride, consulte pour des céphalées fébriles. Une méningite est suspectée, une ponction lombaire pratiquée. Fait étonnant, le liquide montre la présence de bacille du charbon, l'anthrax, qui a pratiquement disparu depuis les travaux de Pasteur. Seuls 18 cas ont été diagnostiqués au XXe siècle à l'occasion d'infections survenues chez des éleveurs de bétail. Le patient décède six jours plus tard. Le 1er octobre, un autre employé du même groupe de média signale des symptômes analogues. Alerté par le précédent cas, le médecin diagnostique rapidement une seconde infection à l'anthrax. Traité à temps, le patient s'en sort indemne. La thèse d'un acte criminel s'impose d'autant plus que les enquêteurs se souviennent qu'America Media, éditeurs du *Sun*, avait ridiculisé Ben Laden et que les responsables des attentats contre les Twin Towers avaient séjourné en Floride. Alors qu'un éventuel acte terroriste est évoqué, des recherches sont entreprises dans le bâtiment qui abrite l'organe de presse. Des spores de charbon sont retrouvées dans l'immeuble et sur les claviers de l'ordinateur de Stevens. Deux autres cas suivront. Le 10 octobre, une femme de 35 ans qui a travaillé dans les mêmes locaux porte des traces de bactéries sur les parois nasales, sans cependant présenter de signes d'infection. Le

12 octobre, c'est au tour d'un journaliste de la NBC résidant à New York d'être touché. Certes, il s'agit d'une atteinte cutanée et non plus pulmonaire, mais la psychose du bioterrorisme gagne la côte Est. Six autres cas seront diagnostiqués par la suite alors que l'enquête s'oriente vers l'envoi par la poste de spores de bacille. Toutes les personnes affectées sont liées aux médias : NBC, ABC, CBS, ainsi que trois employés au siège du *New York Post*.

Le lundi suivant, 15 octobre, l'affaire rebondit : des enveloppes suspectes sont découvertes à Washington dans les courriers des sénateurs Tom Daschle (1947-) et Patrick Leahy (1940-) qui avaient tous deux refusé de voter les lois liberticides après le 11 Septembre. Les lettres contiennent une poudre blanche. Il s'agit de spores traitées de manière à rester en suspension dans l'air selon une méthode dont les spécialistes militaires du bioterrorisme ont le secret. Le Sénat est passé au crible et la salle des courriers s'avère contaminée. On retrouve des spores dans les narines de 28 personnes parmi les 6 000 membres du personnel du Sénat. Les jours qui suivent, c'est au tour de postiers d'être contaminés. 4 employés du centre de tri de Brentwood qui dessert Washington, notamment Capitol Hill, sont hospitalisés pour charbon pulmonaire. 2 d'entre eux décéderont. Ces postiers travaillaient au voisinage de la machine de tri qui avait vu passer les lettres adressées aux 2 sénateurs. L'épidémie s'arrête après 2 nouveaux cas chez des personnes âgées dont l'une succombera, toutes deux ayant été infectées par des missives traitées à l'anthrax. La panique est grande : au cours d'une conférence de presse, le maire de New York annonce la mise en quarantaine d'une partie des bureaux du *New York Times* après réception d'une lettre adressée à ce journal. Le FBI lance un avertissement sur l'« Amerithrax » auprès de ses agents, évoquant de nouvelles attaques terroristes. La plupart des grandes organisations de presse font savoir qu'elles cessent toute opération liée au courrier. Au palais de justice de New York, des piles de courrier s'entassent sur les comptoirs. À Wall Street, plusieurs entreprises demandent à leurs employés de porter des gants de caoutchouc. La moitié du Sénat, où les mesures de prévention les plus drastiques sont mises en place, restera fermée jusqu'en janvier 2002. La peur s'installe en Europe, notamment en Allemagne où de fausses informations prolongent l'inquiétude en affirmant l'extension d'une menace bactériologique. Des dizaines d'enveloppes sont interceptées, déclenchant une réelle psychose. Trois alertes à Berlin sont suffisamment prises au sérieux pour provoquer l'hospitalisation de nombreux civils avec mise en quarantaine et bouclage de plusieurs quartiers. Elles se révéleront bien vite être de fausses pistes mais le trouble qui s'est installé fera long feu. Des milliers d'analyses auront été effectuées par de très nombreux laboratoires à travers le monde.

L'Amérique est sortie traumatisée de cette crise, qui d'ailleurs n'a jamais été complètement élucidée malgré la poursuite des investigations conduites par le FBI jusqu'en 2010 et quelque 10 000 interrogatoires sur six continents. Si la suspicion de terroristes étrangers n'a jamais été complètement écartée, l'attention s'est portée sur des scientifiques – l'un se suicidera en 2008 – qui avaient eu accès à Fort Frederick à des laboratoires de haute sécurité destinés à l'étude des menaces bioterroristes. Les politiques ont pris cette menace très au sérieux : l'Institut national de la recherche sur les maladies infectieuses (NIAD) a bénéficié en 2003 d'une dotation de 1,5 milliard de dollars pour ses recherches contre le bioterrorisme, soit deux fois et demie plus que le budget consacré au sida entre 1985 et 1998 : les lettres à l'anthrax avaient fait 5 victimes, le VIH plus de 3 millions par an.

Les armes bactériologiques ont été utilisées depuis la plus haute antiquité, alors même que la notion de germe était inconnue. Les archers scythes ne plongeaient-ils pas la pointe de leurs flèches dans les cadavres putréfiés pour accroître l'efficacité de leurs armes ? L'histoire, au moins pour certains, a retenu le siège de Caffa et le catapultage de cadavres pestiférés par-dessus les remparts de la ville comme l'un des premiers épisodes de guerre bactériologique et l'origine de la peste noire des XIVe et XVe siècles. D'autres occasions de bioterrorisme ont, par la suite, marqué les guerres et les conquêtes. Ainsi, au Canada, entre 1754 et 1763, les Britanniques en guerre contre les Français et leurs alliés iroquois utilisèrent à de nombreuses reprises la variole comme arme de guerre. Tandis que le chef de guerre indien Pontiac (1714-1769), qui avait soulevé les tribus des Grands Lacs, menaçait les troupes anglaises affaiblies réfugiées dans un des forts du nord de la Pennsylvanie, sir Jeffrey Amherc (1717-1797), leur commandant en chef établi à New York, ordonna de « répandre la variole et [d']utiliser tous les autres procédés capables d'exterminer cette race abominable[10] ». Cette technique avait d'ailleurs été utilisée lors de négociations antérieures : des couvertures contaminées par la variole avaient été remises à une délégation d'Indiens du Delaware venue parlementer. Au cours de la révolution américaine, les Britanniques eurent à nouveau recours au virus de la variole. La variolisation par inoculation d'une préparation médicinale de virus vaccinal était encore largement employée en Europe pour prévenir la maladie. Certes efficace, elle avait pour inconvénient d'entretenir des foyers épidémiques. Cette pratique généralisée dans la troupe britannique était quasiment inconnue de la jeune armée américaine. Lors du siège de Boston en 1775, les Anglais variolisèrent massivement les civils, qui contaminèrent les troupes américaines alors commandées par George Washington (1732-1799) et retardèrent la chute de la ville. Quelques mois plus tard, lors du siège de Québec, les Anglais réitérèrent leur stratégie. 50 000 soldats devaient en périr, entraînant la défaite du jeune État américain. Averti du risque, d'autant qu'il avait été lui-même atteint de cette infection à l'âge de 19 ans et qu'il en gardait la trace sur le visage, Washington décida en 1777 de varioliser ses troupes[11].

Par la suite, le virus de la variole ne fut plus utilisé comme arme de guerre bactériologique bien qu'Anglais et Américains se proposèrent d'y avoir recours contre les Allemands pendant la Seconde Guerre mondiale, initiative qui resta lettre morte devant l'excellente couverture vaccinale des troupes ennemies. D'autres procédés furent cependant employés car si le XIXe siècle prohiba l'utilisation guerrière des microbes, l'usage reprit au XXe siècle. Ainsi, en 1916, l'anthrax et la morve auraient été utilisés aux États-Unis par un agent secret allemand pour infecter 3 000 chevaux, ovins et bovins destinés aux alliés en Europe. L'arme se retourna contre la population civile de Baltimore.

C'est l'armée japonaise qui, entre 1931 et 1945, a employé des armes bactériologiques à grande échelle et perpétré ainsi ses atrocités. Il fallut attendre la commémoration du soixantenaire des bombardements de Hiroshima et de Nagasaki en août 1995 pour que journaux, radios et télévisions de France et d'ailleurs exposent les crimes commis par l'unité 731 sous la direction du microbiologiste Ishii Shiro (1892-1959) dans la plaine mandchoue. Quatrième fils d'un riche propriétaire terrien, Ishii fit de brillantes études médicales à l'Université de Kyoto. Spécialiste en bactériologie, il réussit à mettre au point un filtre à eau qui intéressa l'armée et servit de couverture à des recherches sur les agents pathogènes pouvant être utilisés comme arme biologique. À partir de 1932, sur instruction militaire, le microbiologiste créa à Harbin une section spéciale, l'unité 731, chargée d'expérimenter des armes biologiques sur des prisonniers chinois. Disposant d'importants crédits ainsi que d'une escadrille pour diffuser ses produits mortifères, Ishii fit construire un complexe de 150 bâtiments avec insectariums, incinérateurs et laboratoires de recherche où travailleront jusqu'à 20 000 techniciens et scientifiques unis dans un seul but :

répandre la terreur des germes. De sinistre mémoire, le bloc 68 était dédié aux expérimentations humaines : anthrax, diphtérie, choléra, salmonellose, variole, peste surtout furent testés sur les prisonniers pour en connaître la dose létale, tandis que les rescapés étaient disséqués vivants, brûlés au lance-flammes, congelés, électrocutés, déshydratés, affamés, centrifugés, privés de sommeil, pour comparer leur résistance. Des dizaines de milliers de prisonniers de toutes nationalités, principalement des Chinois, furent sacrifiés de la sorte pour les besoins de la guerre et, disaient les geôliers, les « progrès de la science ».

Ces expérimentations ne furent pas les seules prouesses d'Ishii. Il lui fallait aussi produire plusieurs centaines de kilos de bacilles, notamment ceux de la peste. On en revint ainsi à l'élevage des puces et des rats que les Japonais produisirent à l'échelle industrielle. Si les puces se contaminaient par les rats, il fallait trouver un procédé pour les répandre sur les lignes ennemies. Après deux ans de recherches, l'unité 731 mit au point une fusée dont l'étage inférieur pouvait libérer plusieurs milliers de ces parasites avec grand succès. D'autres techniques furent également employées telles que le largage à basse altitude de plumes d'oiseaux recouvertes de puces. Les premiers résultats furent modestes. L'épidémie qui s'ensuivit ne fit que 21 victimes. L'opération fut répétée à trois reprises en 1940 et décima 600 Chinois, chiffre jugé insuffisant par la hiérarchie, car on était loin des destructions massives que promettait Ishii. D'où l'idée de produire d'autres armes bactériologiques et d'inventer diverses techniques de diffusion des microbes comme celles qui consistaient à en recouvrir les aliments. Pendant l'été 1942, Ishii proposa de tester cette stratégie en contaminant le sol avec diverses bactéries, du choléra, de l'anthrax ou de la typhoïde, et en simulant un retrait de l'armée japonaise. Le secret fut si bien gardé que 10 000 Japonais non informés furent contaminés. L'incident fit de très nombreuses victimes et le risque de contagion persista pendant près d'un an.

Au même moment, en 1942, le Royaume-Uni décida de réagir avec les mêmes armes et développa une bombe à l'anthrax qui fut testée sur l'île écossaise de Gruinard. Bien qu'elle n'ait jamais été larguée sur l'Allemagne, la bombe fit long feu. L'île restera interdite jusqu'en 1990. Il fallut 280 tonnes de formaldéhyde dilué à l'eau de mer pour la décontaminer. Le 18 août 1945, après Hiroshima, Ishii se vit ordonner de détruire les bâtiments de Harbin. Cependant, puces et rats contaminés, livrés à eux-mêmes, errant dans la campagne, continuèrent d'entretenir des épidémies parmi la population mandchoue. Malgré ses crimes, Ishii et ses complices furent acquittés. Un pacte avait été signé entre les Nippons et le général MacArthur pour suspendre les poursuites judiciaires à condition que leurs travaux « scientifiques » soient communiqués aux responsables américains. Certains cadres japonais furent intégrés dans les programmes que les États-Unis entreprirent par la suite. Quant aux Soviétiques, un temps partisans d'intenter un procès pour crime de guerre à Ishii et ses collaborateurs, ils devaient y renoncer lorsqu'ils furent eux-mêmes en possession d'informations techniques fournies par les Japonais et suffisantes pour mettre en place leur propre programme.

Après la Seconde Guerre mondiale, le développement des armes bactériologiques fit en effet partie de la course aux armements à laquelle se livrèrent les deux grandes puissances. Aux États-Unis, l'Institut de Fort Detrick, près de Washington, connu sous l'acronyme USAMRIID (United States Army Medical Research Institute of Infectious Diseases), devint le plus important centre d'outre-Atlantique spécialisé dans la guerre microbiologique. Entre agents de l'anthrax, du botulisme ou de la tularémie, les recherches menées dans des laboratoires de haute sécurité visaient à la production de nombreux germes et toxines en même temps qu'à leur prévention.

À la fin des années 1960, les États-Unis disposaient d'arsenaux biologiques de premier plan qui devaient cependant s'orienter par la suite vers des productions défensives, telles que des vaccins ou des masques protecteurs. Parmi les nombreuses activités de recherche nord-américaines, certaines avaient pour but de tester la dispersion des germes dans l'atmosphère. Près de 250 expériences furent pratiquées au moyen de bactéries non pathogènes pour vérifier la vulnérabilité de lieux publics comme le métro et les aéroports. L'assassinat du président Nixon (1913-1994) à la Maison Blanche fut même simulé en 1969. La limite fut-elle franchie à cette occasion ? Quoi qu'il en soit, le 25 novembre de cette année-là, Nixon annonça unilatéralement que les États-Unis renonçaient aux recherches sur les armes biologiques. Cela n'empêcha pas les Soviétiques de continuer à s'investir pleinement dans le domaine. Le programme secret Biopreparat alimenta un vaste conglomérat de laboratoires microbiologiques qui comprenait une trentaine d'unités de recherche et de production réparties sur l'ensemble du territoire de l'ancien empire soviétique. Accueillant près de 60 000 techniciens et chercheurs, son importance fut révélée par un transfuge passé à l'Ouest, qui affirma que les scientifiques soviétiques disposaient d'une nouvelle arme[12]. Ils étaient parvenus à croiser le virus Ebola avec celui de la variole. En 1979, un accident vira au drame, une centaine de personnes auraient en effet trouvé la mort à la suite d'une fuite. Le fait ne fut toutefois signalé qu'en 1992, l'année ou l'entité fut dissoute. Au moment de son plein essor, le programme comprenait plusieurs unités de production, trois sites de stockage et sa production atteignait près de 25 000 litres de virus par an.

Russes et Américains ne furent pas les seuls. En dépit de l'interdiction des armes biologiques en 1972, d'autres pays continuèrent d'en produire. En 1990, l'Irak fabriquait plusieurs milliers de litres d'anthrax près de Bagdad et avait armé des missiles de longue portée et des bombes pour disséminer les spores. D'autres pays tels que la Corée du Nord ou l'Iran investirent dans les armes bactériologiques. Au Japon en 1995, la secte Aum aurait tenté à plusieurs reprises d'utiliser les agents biologiques avant de se contenter d'un attentat au gaz sarin dans le métro de Tokyo. Dès lors, il faut comprendre l'inquiétude de nombreux scientifiques quand des investigateurs annoncent leur attention de manipuler le virus de la grippe aviaire H5N1 pour le rendre transmissible d'homme à homme, alors que sur les 600 cas humains connus, le pathogène a entraîné la mort dans les deux tiers des cas. Le moratoire aujourd'hui proposé pour permettre à la communauté scientifique internationale d'évaluer la légitimité, l'éthique et le risque sanitaire, apparaît d'autant plus raisonnable qu'un regard sur le passé montre l'usage qui peut être fait des recherches dans le but de créer des agents potentiellement mortels pour l'homme ; sans parler d'un scénario catastrophe où le virus parviendrait à s'échapper d'un laboratoire et à provoquer une épidémie localisée.

Dessine-moi un chasseur de virus

Qu'elle soit naturelle, aidée ou créée par l'homme, l'émergence de pathogènes peut survenir n'importe où et n'importe quand. Elle peut surgir au coin du bois, couver à l'hôpital, s'inviter dans nos assiettes, voyager en première classe, instrumentaliser les soldats de la paix ou être enfantée par une main terroriste. Toutes les ruses sont possibles, la fécondité de la nature surpasse l'imagination des scénaristes. Puisqu'il n'est plus question aujourd'hui de miser sur la disparition du péril infectieux, nous devons désormais compter, partout et à tout moment, avec un risque aux visages multiples et changeants. La maîtrise du danger, qui commence par une vigilance de chaque instant, s'articule autour de trois personnages symbolisant trois fonctions, trois actions complémentaires : l'expert, le diplomate et le communicant. Au premier d'entre eux revient la délicate mission de comprendre les ressorts des épidémies, de caractériser les pathogènes, d'organiser la veille et de mettre au point des traitements en cas de crise. Ce travail de recherche et de surveillance est alimenté par les subsides accordés aux instituts publics, et donc par les décideurs politiques, mais aussi par des entreprises ou des fondations privées. Les épidémies se jouant des frontières, la tâche du scientifique nécessite une coopération entre les états et l'encouragement à la formation de réseaux internationaux, la notion de diplomate étant ici prise au sens large, autant au titre de décideur des politiques publiques qu'à celui de chargé des relations internationales. De même, la notion de communicant, terme par ailleurs un brin râpeux aux oreilles du grammairien, englobe autant la fonction de journaliste, que de porte-parole du gouvernement ou des agences de santé, en passant par les libres propos de ceux qui, à divers titres, s'expriment publiquement dans un contexte de crise. On pourrait aussi y inclure les auteurs de ce livre convaincus, pour leur part, des vertus de l'information avant la crise. C'est à ce trio élargi que seront consacrées les dernières pages de cet ouvrage.

Une image s'est imposée dans l'inconscient collectif après qu'elle eut fait flores dans les médias et les salles obscures, celle d'un chasseur de virus harnaché comme un cosmonaute. Tantôt on imagine ces « vironautes » débarquant dans un village africain où on les craint comme on redoutait autrefois le grand prêtre blanc, tantôt on se les représente en train d'écumer la forêt primaire, équipés d'attrape-virus sophistiqués. Outre le fait que la discordance entre un scaphandre qui interdit tout contact direct et la détresse de villageois pleurant leurs morts peut conduire à l'incompréhension et à des réactions de révolte, il faut se rendre à l'évidence : la réalité de terrain est bien plus prosaïque. Non que les connaissances et les techniques n'aient pas évolué, mais simplement parce que le problème du recueil de matériel biologique se traduit en pratique par des questions triviales : comment attraper une chauve-souris ? Comment prélever des tissus sur un chimpanzé sauvage ? Comment faire une prise de sang à un gorille ? etc. Le plus souvent, les astuces concoctées pour venir à bout de ces difficultés ne figurent pas dans les articles scientifiques, de la même façon que l'agitation en coulisses est cachée aux spectateurs. Deux exemples choisis parmi tant d'autres permettront de se faire une idée de la réalité de terrain.

Dans une pirogue qui part de la ville de Saint-Laurent-du-Maroni (Guyane) pour remonter vers le territoire indien, hommes et marchandises trouvent leur place de façon à ne pas menacer la sécurité de l'embarcation. À bord ce jour-là, un biologiste de l'Institut Pasteur range son matériel avec grand soin. Comme chaque trimestre, lui ou un autre de ses collègues est dépêché sur le fleuve pour établir le risque de paludisme dans la région. Il s'agit, dans ce pays où on compte 3 000 à 5 000 cas de paludisme par an, de répondre à deux interrogations concrètes : y a-t-il beaucoup de moustiques ? Sont-ils infectés par le parasite ? Comment les attraper ? Et comment savoir s'ils sont parasités ? Le pasteurien qui installe son hamac dans le carbet d'accueil du village de Grand-Santi maîtrise parfaitement la technique. Il poste pour la nuit un autochtone, un Djuka qui a pris soin de relever les jambes de son pantalon de façon à offrir ses mollets aux insectes hématophages. Ce « technicien » rémunéré pour sa collaboration – on a connu plus sot métier – est équipé d'un aspirateur à moustiques avec lequel il attrape les insectes qui s'approchent dangereusement de son anatomie. Une fois ceux-ci pris au piège, les glandes salivaires des anophèles sont disséquées sur place par le biologiste qui y recherche la présence du parasite, le *Plasmodium*. Ainsi, de trimestre en trimestre, l'Institut Pasteur de Cayenne réactualise la carte du risque paludéen sur le territoire.

Le second exemple est moins banal car il a permis de trouver la souche virale immédiatement précurseur du virus du sida (VIH). En 1989, au cours d'un séjour dans le Centre international de recherches médicales de Franceville (CIRMF) au Gabon, deux chercheurs de l'Institut de recherche et développement (IRD) mettent en évidence un virus très proche du VIH chez un chimpanzé captif. Baptisé par analogie SIVcpz (virus de l'immunodéficience du singe, cpz signifiant chimpanzé), le micro-organisme n'affecte cependant pas l'état de santé de l'animal. D'autres observations analogues sont rapportées au cours des années suivantes, toujours chez des chimpanzés de la sous-espèce *Pan troglodytes troglodytes* originaires du bassin du Congo, mais vivant en captivité. Pour démontrer que le SIVcpz était, après son passage à l'homme, à l'origine de la pandémie qui a diffusé aux quatre coins du globe, les chercheurs devaient prouver que les populations simiennes vivant en liberté dans les forêts gabonaise, camerounaise et congolaise étaient également infectées. Au début des années 2000, une équipe de chercheurs français lance un programme visant à répondre à une première question : comment obtenir des prélèvements biologiques sur des animaux protégés, sans les traumatiser ni recourir à une méthode invasive ? La solution se fait jour au terme d'une réunion pluridisciplinaire réunissant anthropologues, éthologues, épidémiologistes, virologues et primatologues[13]. Une microbiologiste de l'Université d'Alabama, Beatrice Hahn, élève de Robert Gallo qui travaille depuis plusieurs années sur les origines du sida, a mis au point une technique permettant de déceler la présence de virus dans les selles des primates. Et voilà les équipes internationales transformées en chasseurs d'étrons, une tâche beaucoup plus ardue qu'il y paraît.

La collecte exige l'organisation d'expéditions dans la forêt primaire, des heures de marche dans la brousse, il faut pister les colonies de chimpanzés qui fuient les hommes comme la peste, se frayer un passage dans les marécages, affronter le paludisme ou toutes sortes de parasites qui guettent le visiteur. Enfin, il faut apprendre à reconnaître les crottes, même si l'analyse de l'ADN mitochondrial qu'elles contiennent permet de faire la distinction entre déjections de chimpanzé et excréments de gorille. Grâce à ce safari d'un genre nouveau, 600 échantillons sont prélevés sur une dizaine de sites forestiers. Soixante-sept sont éliminés car appartenant à des gorilles, tandis qu'une recherche d'anticorps anti-SIVcpz est réalisée sur les autres. Les selles positives sont ensuite testées pour détecter la présence d'ARN viral, révélant que 16 chimpanzés *Pan troglodytes troglodytes* sont porteurs sains du SIVcpz et que sur 3 des 10 sites de collecte, environ 35 % de la population simienne est infectée. Ainsi fut démontrée l'origine zoonotique de la pandémie de sida et circonscrit le territoire d'émergence de la pandémie[14].

Fini le temps où les médecins se contentaient de dresser un inventaire des maladies nouvelles dans l'espoir d'ourdir des recettes miracles propres à les éradiquer. Aujourd'hui, les chercheurs sondent les chemins de l'émergence. Délaissant une épidémiologie descriptive trop figée, leur but est de décrire des processus dynamiques, orientés dans le temps et dans l'espace. Au-delà de la pathologie elle-même, la reconstitution des événements nécessite l'identification des acteurs de l'émergence ainsi que la représentation des états pré- et postépidémique afin d'appréhender les ressorts de la transition dans un territoire donné, à un moment déterminé. À sa source, la menace épidémique se résume à deux composantes : d'une part l'aléa, représenté par le pathogène ; d'autre part, la vulnérabilité de l'hôte, plus ou moins sensible et plus ou moins permissif au pathogène. Les conditions qui conduisent à l'apparition de l'épidémie sont les facteurs de risque de l'émergence qui se concentrent et agissent en synergie dans un espace spécifique, le territoire de l'émergence. Les facteurs de risque peuvent être intrinsèques. Ils tiennent alors à l'hôte ou à son parasite (caractéristiques génétiques, immunités, comportements, etc.). Quand ils sont extrinsèques, ils sont dépendants des éléments de l'environnement naturel (pluviométrie, climat, disponibilité des ressources alimentaires, etc.) ou bien, le plus souvent, en rapport avec les modifications infligées par l'homme à l'écosystème, à ses pratiques socioculturelles et médicales. Si les facteurs intrinsèques sont nécessaires, ils ne sont pas suffisants, les facteurs extrinsèques jouant un rôle indispensable dans la survenue d'un événement inattendu, nouveau et d'une ampleur imprévisible. Quant à la notion de territoire d'émergence, elle est doublement utile car elle permet de distinguer des environnements à risque, comme les marais, immenses gîtes larvaires pour les moustiques. Ces territoires potentiels d'émergence peuvent faire l'objet d'une surveillance systématique afin de localiser toute modification susceptible de mettre en branle la chaîne épidémique.

Ainsi sont posées les données d'une équation à plusieurs inconnues qu'il faudra caractériser de toute urgence face à un début d'épidémie. Nul besoin d'être devin pour percevoir qu'une telle tâche nécessite la mobilisation d'un grand nombre de compétences, chaque discipline analysant, à l'échelle de la molécule, du malade, du village, de la région, du pays, du continent, voire de la planète entière, une dimension de l'événement, avant d'en faire la synthèse. La tâche est immense et polymorphe. Cette approche exhaustive et synthétique du phénomène fait intervenir, aux côtés des sciences médicales, les sciences biologiques, les sciences humaines et sociales, les sciences de l'information et les sciences de l'environnement. Chacune y trouve sa place sans que l'une ou l'autre ne puisse prétendre à l'hégémonie. L'investigation transdisciplinaire de l'événement fait appel à une immense variété d'outils dont certains se sont révélés particulièrement utiles pour identifier et caractériser, souvent dans l'urgence, un agent pathogène inconnu. D'autres ont fait la preuve de leur efficacité pour anticiper le potentiel d'extension d'une maladie émergente et extrapoler, à des échelles élargies, le risque épidémique au-delà du territoire d'émergence. Dans la course que déclenche la survenue d'un événement émergent, c'est la traque de l'agent pathogène qui prévaut, elle doit se mettre en place dès que la découverte est confirmée. Elle est aujourd'hui facilitée par les outils les plus modernes de la biologie moléculaire et de la bio-informatique.

Comment isoler et caractériser chez un sujet malade les traces du micro-organisme responsable, voire l'agent pathogène lui-même ? En d'autres termes, comment reconnaître le dissemblable, l'intrus dans un océan moléculaire ? On dénombre en effet dans un organisme humain, en plus des 23 000 gènes qui lui sont propres, les séquences génétiques de 100 milliards de bactéries, virus et autres fragments libres d'origine microbienne dont l'ensemble constitue le microbiote. Et c'est dans cette immense jungle qu'il faut rechercher les traces de micro-organismes potentiellement dangereux pour leur hôte. Pour résoudre ce problème de l'aiguille dans la botte de foin, les biologistes se sont dotés d'outils de plus en plus performants. Au début des années 1980, le biochimiste Karis Mullis mit au point un système d'amplification génique, plus communément appelée PCR *(polymerase chain reaction)*, qui fut une révolution dans le domaine du séquençage des génomes et valut le prix Nobel de chimie à son inventeur en 1993. Alors que le séquençage de quelques centaines de nucléotides demandait plusieurs jours de travail, cette nouvelle technique pouvait « à partir d'une seule molécule d'ADN du matériel génétique, engendrer 100 milliards de molécules semblables dans un après-midi. La réaction, poursuivait Mullis dans son article princeps, est facile à exécuter et ne nécessite pas plus d'un tube à essai, quelques réactifs simples, et une source de chaleur[15] ». Le procédé a inauguré une nouvelle ère de l'identification génomique et a bénéficié de multiples apports techniques, jusqu'au développement d'une PCR virtuelle, *in silico*[*], qui consiste à modéliser la réaction en chaîne afin de vérifier, avant usage, les réactifs, les pièges et les amorces qui serviront à la traque de l'agent recherché. Un autre grand pas a été franchi à partir de 2005, avec le mariage de la PCR et du clonage moléculaire[**] ouvrant la voie au séquençage à haut débit qui permet d'obtenir des dizaines de milliers de bases d'ADN par seconde. Seuls de puissants ordinateurs sont capables de traiter et d'ordonner les milliards de données produites par ces techniques. Comme dans l'ouvrage de José Luis Borges (1899-1986)[16] où les bibliothécaires de Babel recherchent le livre de Vérité, les microprocesseurs organisent

* Le terme *in silico* se réfère aux semi-conducteurs au silicium universellement utilisés dans les ordinateurs.

** Le clonage moléculaire consiste à isoler et à reproduire à l'identique un gène ou un fragment d'ADN.

les nucléotides, reconstruisent les séquences génomiques, alignent celles qui sont inconnues ou semblables et isolent les nouvelles, celles des agents pathogènes émergents. Ainsi, la bio-informatique, terme inventé par la Hollandaise Pauline Hogeweg, spécialiste en biologie théorique (1943-)[17] et proposé dans une publication inaugurale en 1973[18], s'est imposée dans la traque des germes nouveaux[19]. Cette discipline à part entière a été à l'origine d'avancées majeures dans de nombreux domaines, dont ceux de l'analyse génétique, la phylogénie du vivant, l'analyse structurale ou encore l'étude des interactions complexes au sein d'un réseau. Autant de domaines essentiels à la compréhension de l'émergence des pathologies et à leur maîtrise, c'est-à-dire à la compréhension, à la modélisation et à la prédiction.

À une autre échelle, l'informatique a également révolutionné l'analyse spatiale. Épidémiologistes et géographes de la santé se sont toujours appliqués à cartographier villages, provinces, États et continents pour y reporter l'incidence des maladies et appréhender l'espace pathogénique, c'est-à-dire leurs zones de circulation. Pour des raisons techniques, la dimension temporelle du processus dynamique restait difficile à intégrer. De sorte que jusqu'à une époque récente il était impossible, même pour les réseaux de surveillance les plus affinés de l'OMS, de cartographier précisément et en temps réel l'émergence ainsi que le risque de diffusion des pathologies infectieuses. Un progrès important a été accompli avec le développement du système d'information géographique (SIG). Cet outil permet de situer dans l'espace et dans le temps les objets décrits par l'épidémiologie, à savoir les individus, les vecteurs, les réservoirs, les populations, les régions administratives, l'environnement naturel, etc. Il offre également la possibilité de cartographier le risque afin d'identifier des *hot spots*, ces points chauds à haut potentiel épidémique. Les SIG appliqués à la santé s'enrichissent des données fournies par les satellites d'observation et la télédétection, qui offrent des images précises de l'occupation des sols, des évolutions climatiques et des autres composantes physiques de notre planète. Ils ont suscité l'essor de deux approches fondamentales et complémentaires dans la connaissance et le suivi des événements émergents : l'épidémiologie spatiale et les SIG « santé ». Ces outils permettent d'établir une cartographie fine des états de santé, de réaliser une analyse épidémiologique spatiale avec étude des relations santé-environnement, de modéliser les phénomènes d'émergence et de diffusion des épidémies, d'examiner les systèmes de soins, d'optimiser les ressources médicales et de préparer les enquêtes de terrain. Autant d'éléments qui participent à la mise en place des systèmes de riposte à l'événement émergent.

Comment s'organise cette riposte ? Dès les premiers instants de l'émergence, il faut à la fois caractériser le syndrome clinique et débuter la recherche du pathogène. On utilise en première intention les outils classiques permettant de confondre les agents connus, puis, en cas d'échec, les techniques destinées à la traque d'un micro-organisme inconnu. Parallèlement, le travail de cartographie évalue l'extension du risque, recherche un ou plusieurs vecteurs potentiels, des hôtes naturels et un réservoir jusqu'ici non identifié. Très souvent, le cas index n'a pas été détecté ; seule la chaîne épidémique a été observée. Or il faut faire vite, c'est là un facteur essentiel pour obtenir le maximum d'informations et saisir les conditions qui ont présidé à l'émergence car celles-ci tendent à s'effacer avec le temps. Une fois l'épidémie en marche, le réservoir du pathogène s'estompe en effet, se dilue dans la chaîne épidémique, et la riposte désorganise la scène du crime. Tant que l'agent causal n'est pas identifié, on considère par précaution que le risque peut être majeur, il faut donc avoir recours à des laboratoires de haute sécurité, dont le nombre demeure insuffisant. Comme cela s'est passé pour le SRAS, il est nécessaire de coordonner les réseaux de laboratoires existants afin de couvrir les régions à risque d'émergence. Enfin, la recherche, avec ses outils spécifiques visant à explorer toutes les dimensions de l'événement, du moléculaire au spatial, doit prendre en compte la complexité des événements, la dynamique des déterminants et s'appuyer sur des approches mathématiques adaptées pour modéliser les événements d'émergence après avoir précisé leurs facteurs de risque. C'est elle qui fournit les indicateurs propres à orienter la surveillance. Car une riposte efficace suppose un état de vigilance permanent. C'est la *preparedness*, terme consacré dans les pays anglophones pour encourager les administrations et ceux qui les dirigent à prendre des mesures à chaque fois qu'un événement émergent est identifié. Recherche et développement sont aussi au centre des préoccupations pour protéger le Sud d'émergences qui menacent potentiellement le Nord. C'est le rôle des grands instituts de recherche tournés vers le développement, comme l'Institut français de recherche pour le développement (IRD), le Centre de coopération internationale de recherche pour le développement (Cirad), le réseau international des Instituts Pasteurs, l'Agence américaine de développement international (USaid) et bien d'autres encore. La recherche sur l'émergence vient ainsi compléter les programmes de recherche consacrés aux grandes pandémies, qu'ils soient nationaux, tels ceux de l'Agence nationale de recherche sur le sida et les hépatites (ANRS), ou internationaux.

La veille sanitaire représente la stratégie la plus efficace pour contrecarrer un début d'épidémie, elle s'applique tant en santé humaine qu'animale, de même que dans le cadre de la surveillance des produits phytosanitaires. Cette veille peut et doit s'exercer à tous les stades du phénomène d'émergence, du terrain à l'hôpital, en passant par le laboratoire. Où, comment et quand exercer cette veille ? En premier lieu, elle doit porter sur des territoires et des populations potentiellement à risque. On connaît, d'une part, des populations vulnérables, par exemple celles des pays en développement où la couverture vaccinale est insuffisante, voire inexistante, et où l'accès aux soins est limité. D'autre part, on sait désormais identifier des territoires particulièrement propices à l'émergence d'un type de pathologie, comme les maladies à transmission vectorielle par des moustiques qui sont favorisées par certains climats et des précipitations abondantes. Fort de ces connaissances, on peut, grâce au SIG, identifier des *hot spots*, qui seront surveillés par des centres de recherche et de veille proches de ces zones à haut risque, de façon à intervenir rapidement sur une épidémie émergente. Ces centres constituent les piliers de la surveillance épidémiologique, autrement dit du maintien de la veille interépidémique, leur mise en réseau en forme la colonne vertébrale. Comme les tours de guet des Génois au XVIe siècle en Méditerranée, qui servaient à annoncer et protéger des invasions barbares, ces centres de recherche et de veille se placent en fonction des territoires à risque, sur des points stratégiques qui permettent d'identifier un événement émergent, de lancer l'alerte en direction des autres tours et de fournir les éléments nécessaires à une riposte adaptée. Comme les tours génoises d'antan, les centres de recherche et de veille s'organisent en réseaux pour assurer la détection de l'intrusion, la communication de l'information et l'organisation de la contre-attaque. La veille sanitaire doit aussi être clinique, la reconnaissance d'une maladie nouvelle étant essentielle dans l'authentification d'un processus d'émergence. Les centres à vocation hospitalo-universitaire étant les mieux placés pour remplir cette mission, les centres de veille centrés sur la recherche et l'épidémiologie spatiale doivent intégrer dans leurs ressources des unités cliniques capables de détecter l'émergence d'une pathologie nouvelle. Enfin, dans tous les cas, une des dimensions du risque, et non des moindres, étant d'origine anthropique, les sciences humaines et sociales sont indispensables à l'évaluation des actions de veille sanitaire et de leur perception par les populations concernées.

Diplomatie pour la santé ou santé pour la diplomatie ?

En 2007, l'Organisation de coopération économique Asie-Pacifique lance un exercice de réflexion pour combattre les infections de demain, à partir de quelques scénarios imaginaires[20]. Le premier évoque l'apparition d'une résurgence du paludisme apporté à Miami par une famille d'Amérique latine. Le parasite se multiplie à l'occasion d'un cyclone qui désorganise les services de lutte dans les quartiers déshérités de la banlieue et se répand en Floride lorsque les réfugiés quittent la ville. Dans le deuxième scénario, le chaos s'installe à Bangkok : 20 000 personnes décèdent en deux semaines à proximité d'un élevage de canards où l'on découvre des milliers de cadavres. Génétiquement modifiés pour résister au virus H5N1, les animaux sont victimes d'un flavivirus mortel. Le troisième cas est celui d'un virus animal daté du Jurassique qui, emprisonné dans le permafrost du Groenland, émerge suite au réchauffement de la banquise. Les scientifiques, envoyés en mission pour en faire l'étude, se contaminent et infectent leurs collègues à l'occasion d'une conférence internationale de biotechnologie à Paris. Le quatrième et dernier scénario s'articule autour d'un syndrome émergent des forêts humides dont l'évolution, soit tourne court grâce à un vaccin, soit engendre une pandémie gravissime sans que les réunions internationales qu'elle suscite permettent des recommandations efficaces.

Certes, il s'agit d'exercices de science-fiction qui rappellent que les mécanismes d'émergence sont nombreux, variés et difficilement prévisibles. Leur but n'est pas de faire rêver le lecteur, mais d'interroger les systèmes de gouvernance de la riposte contre les épidémies de demain, qui s'effectue à plusieurs niveaux. En France, la veille s'exerce autant au niveau central, direction générale de la Santé, Institut national de veille sanitaire, qu'à l'échelon régional à travers les agences de santé et les départements. Après confirmation de la menace, l'alerte doit être déclenchée par l'Agence régionale de santé et relayée auprès des autorités compétentes. En cas de crise sanitaire grave, la riposte est de la responsabilité du ministre de la Santé. Si la crise vient à se confirmer, le Premier ministre peut cependant décider de l'activation d'une cellule interministérielle, comme cela fut fait lors de l'épidémie de grippe H1N1 en 2009-2010.

Au niveau européen, il existe plusieurs systèmes de veille des risques infectieux, parmi lesquels un réseau de surveillance des maladies transmissibles mis en place par la Commission européenne au début des années 2000 et un comité créé pour coordonner les mesures sanitaires nationales. Un centre européen de prévention et de contrôle (ECDC) a également été chargé de recueillir les données et d'évaluer les risques liés aux maladies infectieuses. Quant à la gouvernance mondiale, elle s'effectue à travers l'Organisation mondiale de la santé (OMS) pour l'homme et l'Office international des épizooties (OIE) pour les animaux. Ces deux institutions se partagent l'évaluation des risques d'émergence. Créée le 7 avril 1948, l'OMS a été précédée par différents accords internationaux, le premier remontant à 1850, afin d'harmoniser les mesures de quarantaine contre la peste, puis le choléra et la fièvre jaune. En 1907, fut fondé à Paris un Office international d'hygiène publique. Après la Première Guerre mondiale, les États-Unis s'opposèrent à ce que la toute nouvelle Société des Nations (SDN) en prenne le contrôle. Aussi, après la grippe espagnole de 1918-1919, qui fit 50 millions de morts, la SDN mit en place un comité d'hygiène, considéré comme l'ancêtre de l'OMS. Dans les années 1990, après une traversée du désert en raison de choix contestables, de l'hostilité de certains pays, du rôle joué par les fondations privées ainsi que de la Banque mondiale, l'OMS créa une division des maladies transmissibles chargée de signaler « tous les éléments susceptibles de donner lieu à des urgences sanitaires de portée internationale ». Aujourd'hui localisée à Genève et dotée de bureaux régionaux, l'OMS est dirigée par ses 193 États membres et leurs représentants. Ils labellisent des centres coopérateurs à partir d'institutions nationales, une idée qui date de l'époque où la Société des Nations veillait à la normalisation des produits biologiques. Si l'OMS se consacre à la surveillance et à l'établissement des normes, la prise en charge des trois principales pandémies, sida, tuberculose, paludisme, a suscité, à partir des années 2000, la création d'autres organisations spécifiques. Les maladies émergentes n'exigent pas qu'une surveillance de l'homme, elles nécessitent aussi de veiller aux épidémies animales, le fait de l'Organisation mondiale de la santé animale, l'OIE. Créée en 1924 à la suite d'une épidémie de peste bovine en Belgique, cette organisation renseigne sur les zoonoses. On lui doit notamment des recommandations sur l'encéphalopathie spongiforme bovine, la rage, la grippe aviaire, en même temps qu'elle suit l'évolution des pathogènes dans la faune sauvage et chez les animaux aquatiques.

Des réseaux internationaux de veille existent, mais ils sont souvent monodisciplinaires, comme ceux des laboratoires de référence de l'OMS ou de la FAO. D'autres se mettent en place, comme la World Conservation Society qui s'est approprié le concept de One Health avec comme objectif premier la santé animale. Ainsi, la santé est considérée comme un tout, celle des animaux (risque zoonotique), celle des hommes (risque anthropique) et celle de l'environnement (risque environnemental) étant indissociables. Pour la riposte, vient en premier lieu le réseau mondial d'alerte et d'action en cas d'épidémie, le Global Outbreak Alert and Response Network (GOARN) coordonné par l'OMS. D'autres se sont organisés autour de la traque et de la caractérisation des agents pathogènes nouveaux, comme le Global Virus Forecasting Initiative (GVFI) dédié à la quête de germes encore inconnus et potentiellement dangereux, qui a recours à des technologies de séquençage à haut débit. Sans oublier les réseaux spécialisés dans la biosécurité, qui ciblent plus particulièrement le risque d'émergence d'origine anthropique et intentionnel. Ces actions reviennent en particulier aux forces de défense nationales, mais elles sont menées en partenariat avec des centres de recherche civils. La biosécurité peut être considérée comme une arme de défense massive. Actuellement, seule l'Organisation des Nations unies, et par son intermédiaire l'OMS, l'OIE ou la FAO sont en mesure de coordonner la veille et surtout la riposte sanitaire. Une nécessaire coopération internationale de santé publique existe pourtant et doit être renforcée, en s'appuyant sur des partenariats public-privé et valorisant les efforts de la communauté scientifique internationale pour exercer son devoir d'ingérence au service d'une santé sans frontière.

Avec des multiples institutions nationales américaines (notamment les CDC, agence fédérale crée en 1942 pour la surveillance du paludisme), européennes ou internationales, le monde pourrait se sentir bien surveillé. Pourtant, la diplomatie sanitaire se limite à ce qu'elle voit et contrôle. Or les pathogènes, qui proviennent aux deux tiers de la faune sauvage, émergent dans les pays les plus pauvres de la planète, là où manquent les capacités de surveillance, où les conditions de santé sont les plus désastreuses, dans des pays qui ont peu d'outils de recherche, disposent de rares épidémiologistes et dont les cliniciens sont mal formés au dépistage de pathologies nouvelles. Pourvus de systèmes de santé précaires et souffrant d'une carence chronique en personnel opérationnel – une part importante des personnels africains infirmiers ne travaillent-ils pas dans les pays riches d'Europe ? –, ces pays qui abritent la plus grande biodiversité, notamment celle du microbe, sont aussi ceux qui peinent à contrecarrer l'émergence de fléaux comme la peste ou le choléra. C'est pourquoi il faut aspirer à des coopérations et échanges entre veilleurs du Nord et veilleurs du Sud, renforcer les réseaux d'épidémiologistes, associer les universités, les laboratoires et les compétences médicales des deux hémisphères à travers un champ privilégié de la coopération Nord-Sud en recherche et veille. Et si la lutte contre les épidémies passe par la diplomatie, c'est d'un continuum dont elle a besoin, de la production de connaissances à la décision, de sorte que les données scientifiques et techniques soient à disposition du décideur public. La mondialisation dessine un nouvel espace d'échanges, non plus seulement pour les microbes, mais à leur propos.

Dès lors, la diplomatie ne pouvait se contenter de l'émergence des épidémies. Elle dut aussi s'occuper de leur prise en charge. Au début des années 2000, le sida et ses morts ont fait prendre conscience que la santé n'était plus seulement une conséquence du développement, mais en était à l'origine. La terrible inégalité d'accès aux soins et de leur pratique entre le Nord et les pays du Sud, qui subissaient de plein fouet les grandes pandémies, fut à l'origine d'un grand élan de solidarité. Dans la foulée des Objectifs du Millénaire pour le développement adoptés par les États membres de l'ONU, le Fonds mondial de lutte contre le sida, la tuberculose et le paludisme[*] et Unitaid[**] étaient créés pour financer prévention et soins contre ces pandémies. La lutte contre chacune d'entre elles était également soutenue par des programmes de coordination et plaidoyer (Onusida, Roll Back Malaria, Stop TB[***]). Les diplomates apprenaient à s'asseoir à la table des conseils d'administration de ces organisations multilatérales, aux côtés de la société civile, efficacement mobilisée, des récipiendaires du Sud et des représentants du privé (fondations et industrie). La diplomatie entrait dans le défi de la mondialisation et des biens publics mondiaux. Les diplomates s'engageaient dans un nouveau métier. Puissent la crise économique, les intérêts nationaux et régionaux, la valorisation des brevets ne pas faire oublier de promouvoir la lutte contre ces pandémies et leur défense des droits de l'homme comme valeur essentielle de civilisation !

* Le Fonds mondial de lutte contre le sida, la tuberculose et le paludisme est une institution financière créée en 2002 pour accroître la lutte contre ces pandémies. La France en est le deuxième contributeur après les États-Unis.

** Unitaid, organisation créée en 2006 pour son impact sur le marché des médicaments contre le sida, la tuberculose et le paludisme, est financée par une taxe de solidarité sur les billets d'avion.

*** Onusida est un programme de l'ONU créé en 1995 ; Roll Back Malaria créé en 1998 et Stop TB en 2000 sont des programmes abrités par l'OMS, pour la coordination et le plaidoyer de la lutte contre les pandémies.

Les Objectifs du Millénaire pour le développement, afin d'atteindre de grands enjeux humanitaires en 2015, sont au nombre de huit. Trois concernent la santé. Diplomates, médecins et chercheurs doivent ainsi travailler ensemble pour prévenir le chaos infectieux. Évitant enjeux de pouvoir et rivalités politiques, la meilleure des préventions est celle qui écoute la science et le cœur. La santé du monde ne doit pas être seulement l'apanage des règlements internationaux, si utiles soient-ils, elle doit conduire à une forme nouvelle de diplomatie sanitaire.

La peste et les marionnettes

Dans certains pays d'Afrique, quand une épidémie de peste se déclare, le ministre convoque ses collaborateurs et demande d'alerter les troupes de marionnettistes. Petits théâtres ambulants, c'est par eux que diffusent les premières informations et consignes pour que la population participe à la chasse aux rats. Guignols et *muppets* font ainsi claquer le bâton sur le dos des rongeurs infectés. L'ordre pasteurien vient en soutien pour dire que les rats tués ne sont pas synonymes de prévention : les puces affamées sont prêtes à sauter sur le premier venu, si le réservoir n'est pas ébouillanté. D'autant que la menace a pris un nouveau visage depuis qu'en 2011 des bacilles de Yersin résistants aux antibiotiques ont été signalés. Mais la médiation des poupées de chiffon ne convient pas à toutes les cultures. Or communiquer en temps d'épidémie mérite autant réflexion que décision, pour sélectionner les informations, choisir les modalités, le tempo et les cibles des adresses. L'émergence d'une crise sanitaire crée une situation particulière où s'additionnent les menaces sur la santé publique et celles en rapport avec les réactions citoyennes, l'une et l'autre à l'unisson dans une dynamique interactive. Au Moyen Âge, la majorité des gens du peuple croyaient que la peste était une punition divine. Ils écoutaient plus les ministres du culte que ceux de l'État, même si l'on attendait d'eux quelques mesures pour circonscrire la contagion. Quand ils ne se tournaient pas vers les Églises, les riches et les nantis fuyaient la peste. Les épidémies ne provoquent aujourd'hui plus un tel réflexe. Les Églises ont un discours de charité, non de menace. Le retentissement est plus culturel et économique que religieux. La communication est entre les mains des dirigeants politiques qui doivent éviter la peur, le déni, la recherche de boucs émissaires, tout en prodiguant des consignes de prévention, d'hygiène, de vaccination ou de traitement. Elle se fait en plusieurs étapes, la première visant à établir le lien entre chercheurs, veilleurs et décideurs. Il faut estimer avec soin les risques de contagion, aussi bien que ceux des réactions sociétales. De nombreux exemples montrent que le déni politique l'emporte parfois sur la raison, fût-elle raison d'État, comme ce fut le cas en Afrique du Sud lorsque le président Thabo Mbeki déclara en 2000 que le VIH n'était pas l'agent du sida, plusieurs années après la découverte du virus et en s'appuyant sur des arguments scientifiques tronqués[21]. L'information doit se fonder sur une analyse rigoureuse, qui nécessite un perfectionnement continu des méthodes de recueil épidémiologique et de coordination des données. La communication officielle est essentielle car de la diffusion des connaissances d'une épidémie dépendent en grande partie les réactions face à la crise. Aussi faut-il savoir avec qui communiquer, comment communiquer et faire le choix d'un porte-parole.

Le public en situation d'épidémie est hétérogène. Il inclut les médias, les personnes vulnérables, les individus les moins inquiets ou ceux qui ont un comportement susceptible d'interférer avec la transmission du pathogène. Ces groupes ont eux-mêmes des moyens de communication multiples, souvent *via* Internet, forums, blogs, ou à travers les réseaux sociaux. Il faut donc identifier les sources, les sites de diffusion, les lieux d'interrogation. Les nouvelles circulent en temps réel tandis que le message institutionnel peut être repris par divers relais d'information scientifique ou non. Du fait de la mondialisation, l'information dépasse vite les frontières. La communication de crise n'est pas une science exacte[22]. Au début du XXe siècle, Ivy Lee (1877-1934), considéré comme son fondateur, prônait que celle-ci soit ouverte et transparente. Depuis lors, une règle est admise par tous : elle doit être adaptée à ceux à qui elle est destinée. Or les médias d'aujourd'hui sont plus nombreux, plus libres, plus concurrentiels. Ils voient dans la crise une opportunité et en recherchent l'exclusivité. La possibilité pour un témoin de diffuser une information fait de chacun un reporter en puissance. En même temps, la crise correspond à la fonction même du journalisme : travailler sur l'événement, c'est révéler l'information. Parmi le grand public, il faut repérer les différents groupes d'interlocuteurs, notamment ceux qui diffusent des représentations populaires, parfois des croyances surnaturelles. Les pouvoirs du monde associatif ne doivent pas être négligés. Le décideur se doit aussi de communiquer avec les professionnels de santé, avant tout les médecins traitants. Ne sont-ils pas les prescripteurs du comportement ? Entre la défiance vis-à-vis des autorités[23] et leurs choix personnels, les individus consultent en effet volontiers leur entourage, dont le médecin de famille fait partie.

Si la maîtrise de l'information est la clé de voûte du dispositif, le choix de celui qui la relaie est tout aussi important : cellules de crise, responsables politiques, porte-parole, personnalités de prestige, représentants des institutions spécialisées. Le message doit être réfléchi, entre reconnaissance de l'événement, acceptation et silence, refus et offensive, discrétion et maîtrise. La montée des incertitudes légitime le choix des mots. Les locutions « vache folle » ou « sang contaminé » en disent aussi long qu'un message complexe. La traduction chinoise du mot « crise » désigne deux termes : le danger et l'opportunité. Toute désorganisation contient les ferments d'une nouvelle réorganisation. La réponse à la situation de crise se fonde sur deux modèles : celui rétrospectif où la communication est construite à partir des données collectées, comme ce fut le cas pour le sida, les hépatites ou le chikungunya ; le modèle plus récent, anticipatoire, prépare et conforte la réponse avant la survenue des événements, stratégie appliquée à la grippe aviaire H5N1 ou la grippe pandémique H1N1[24]. La difficulté est d'éviter une vision qui ignore ou néglige les réactions du public, dont la perception du risque et le comportement sont en constante évolution. Les décideurs doivent renforcer la veille en temps réel pour prévenir l'« infodémie », la propagation de fausses menaces propice à disséminer les fantasmes et créer la panique. Car les croyances des individus sont souvent loin de l'évaluation produite par les experts. Faut-il alors penser avec Sextius Empiricus (160-220), Montaigne (1533-1592), Pierre Bayle (1647-1706), David Hume (1711-1776), Carl Popper (1902-1994) et, plus récemment, Nassim Nicolas Taleb que le passé ne peut servir naïvement à prédire le futur, que la puissance de l'imprévisible ne saurait prévoir la découverte du cygne noir[25] ? Peut-être, mais l'ignorance est mère de la peur. La perception des menaces dépend de l'impression que se fait le citoyen des risques encourus et donc de la connaissance qu'il a du microbe. C'est entre les crises, par une éducation appropriée, que l'on peut enseigner les principes d'une perception raisonnée. Le 14 septembre 2012, des plongeurs remontèrent l'ancre du *Grand-Saint-Antoine*, le navire qui ramena le bacille de la peste au Moyen Âge et fut brûlé dans l'archipel de Riou, au sud de Marseille. Au-delà du vestige recouvert d'algues et de coquillages, l'événement fut l'occasion de revenir sur les épidémies du passé. N'est-il pas meilleure communication que celle qui fait réfléchir aux menaces ?

Naturellement confiée à l'INPES, qui assure la majorité des actions de communication sur les enjeux de santé, la responsabilité de l'information sur le risque d'émergence épidémique doit cependant être partagée. Chercheurs en sciences sociales, personnels de santé, microbiologistes, agronomes, spécialistes de l'environnement et de la biodiversité doivent y participer. Des enquêtes régulières sont nécessaires pour sonder les perceptions du risque mais aussi celles que les individus ont de la science, seule une minorité d'entre eux la créditant de plus de bien que de mal. Par-delà la communication appropriée entre les crises, c'est une éducation adaptée à de multiples publics qui s'avère nécessaire. Il faut faire connaître la vie des microbes, leur multiplicité, leurs relations avec les hommes, les animaux et les plantes, les facteurs qui facilitent leurs mutations et leur diffusion. Il faut comprendre pourquoi un parasite naît ou devient pathogène. Il faut parler des maladies infectieuses et des savants qui ont jalonné leur histoire, souligner la grande diversité des pestes. Le biopouvoir doit partager le biosavoir.

Le corps a longtemps été le seul espace de la maladie. Les tissus, les organes, les cellules esquissent une géographie du mal. L'épidémie propulse la maladie hors des frontières corporelles, vers les forêts, les savanes peuplées d'animaux porteurs de nouveaux germes, vers les points d'eau assaillis d'arthropodes, dans les banlieues surpeuplées où règne l'insalubrité. Le microbe fait examiner la nature et comprendre la biodiversité autrement. La perspective épidémique n'a pas de limites, elle surpasse le périmètre de l'organisme pour se répandre de malade en malade, de fièvre en fièvre, là où la force du pouls, l'intensité de la douleur, l'élévation de la température ne sont plus les seules boussoles. Il faut connaître et comprendre le risque tellurique, celui de l'environnement et des milliards d'êtres vivants, les microbes, qui entourent et colonisent l'homme. Une nouvelle clinique naît de l'origine des contagions. La médecine des maladies a pris son temps pour définir leur nosologie ; celle des réactions pathologiques domina le XIXe siècle et jusqu'à un certain point le XXe siècle. La médecine des agents pathogènes est venue s'y emboîter[26]. Le sida en fut le triste exemple.

Le discours scientifique doit aujourd'hui être source d'un nouveau langage, qui conduise à comprendre comment le microbe se déploie entre l'homme et son environnement, dans des formes dont la mort est sans doute la plus menaçante, mais dont il faut savoir tirer enseignements et parti. Puisqu'il doit apprendre à vivre avec les microbes, à l'homme d'anticiper, à travers l'histoire des pestes et de leurs métamorphoses, les visages qu'elles auront demain. À l'homme de choisir la sagesse pour éviter le chaos.

Épilogue

Dessine-moi l'avenir. Le lecteur autant que le peintre de Loire s'attend sûrement, en guise de conclusion, à quelques touches franches en écho à la couverture si abstraite de l'ouvrage. Assurément, la dernière page ne saurait rester blanche, mais il n'est pas assez de mots pour l'écrire. L'émergence des maladies infectieuses est bouillonnement de vie. Fille du hasard, elle naît du fracas des destinées qui se choquent et s'entrechoquent les unes les autres. Diagenanios et Philon, les convives des *Propos de table* de Plutarque avaient raison : tout est nature et l'homme ne saurait s'y soustraire. Il ne peut s'extraire de la biodiversité, ni éviter les rencontres avec les microbes prédateurs en dépit du risque de réveiller l'épidémie qui dort. Mieux, la biodiversité impose la promiscuité, condition même de notre existence. Il nous faut vivre et survivre de conserve. Ainsi vont les hommes. Ainsi circulent les microbes.

Se plonger dans l'histoire des infections passées incite à l'humilité et la sagesse nous engage à anticiper les suivantes. Imaginer qu'elles vont disparaître comme par enchantement est illusion. Penser qu'elles nous accablent plus aujourd'hui qu'hier : illusion encore ! Les maladies naissent vivent et meurent dans un cycle toujours recommencé. Le sida a fait ressurgir les horreurs et les terreurs des pestes d'antan. Comme dans un mauvais rêve, il a réveillé les intolérances et les stigmatisations que l'on croyait évanouies avec les temps obscurs. Chaque nouvelle épidémie sera un nouveau combat, une course de vitesse contre le pathogène, une lutte contre les démons des hommes.

Seules les armes ont changé. Le mur fait de pierre et de torchis qui jadis séparait la Provence du reste du monde pour faire barrage à la contagion porte aujourd'hui un nom : recherche. Recherche et veille. Tandis que l'éducation prépare l'avenir à l'intérieur des cités menacées, les murailles du savoir ne visent plus à immobiliser mais à favoriser la coopération des équipes et la circulation des connaissances. Recherche pour la santé de l'homme, connaissance de la nature, du vivant, des sociétés humaines. S'il fallait un signe d'espoir, un sursaut de combativité, une assurance d'avenir, c'est avec ces mots qu'il faudrait conclure. Chercher à comprendre, prévoir, prévenir, guérir sont sans doute les seules actions, le seul rempart qui nous séparent de la mort.

Notes

CHAPITRE 1
Émergence de l'émergence

1. McNeill W. H., *Plagues and Peoples*, New York, Anchor Press/Doubleday, 1976.

2. Cano R. J., Barucki M. K., « Revival and identification of bacterial spores in 25 – to 40-million-year-old Dominican amber », *Science*, 1995, 268, p. 1060-1064.

3. Vreeland R. H., Rosenzweig W. D., Powers D. W., « Isolation of a 250 million-year-old halotolerant bacterium from a primary salt crystal », *Nature*, 2000, 407, p. 897-900.

4. Cité par Debré P., *Louis Pasteur*, Flammarion, 1994, p. 196.

5. Trinquier J., *La Hantise de l'invasion pestilentielle. Le rôle de la faune des marais dans l'étiologie des maladies pestilentielles d'après les sources latines*, Collection de la Maison de l'Ouest méditerranéen ancien, 2008, p. 149-195.

6. Flary Panckoucke C. L., *Dictionnaire des sciences médicales*, 1816, 15, p. 63.

7. Broussais F.-J.-V., *De l'irritation et de la folie*, Paris, Delaunay, 1828.

8. Thiebaud J. M., *Vie et œuvres de Marie François Xavier Bichat (1771-1802)*, thèse de doctorat en médecine, faculté de médecine et pharmacie de Besançon, 1974, p. 302.

9. Codell Carter K., *The Rize of Causal Concepts of Diseases : Case histories*, Ashgath Publishing, 2003, p. 28.

10. Schönlein J. L., « Zur pathogenie der Impetigines », *Archiv fur Anatomie*, 1839, p. 82.

11. Henle J., *Von den Miasmen und Kontagien*, Leipzig, J. A. Barth, 1840, cité par P. Pinet, *Pasteur et la Philosophie*, Paris, L'Harmatan, 2005, p. 182.

12. Debré P., 1994, *op. cit.*, p. 364.

13. Davaine C., « Recherche sur les infusoires du sang et la maladie connue sous le nom de sang de rate », *Comptes rendus de l'Académie des Sciences*, 1863, t LVII.

14. Debré P., 1994, *op. cit.*, p. 328.

15. *Ibid.*, p. 329.

16. *Ibid.*, p. 333.

17. *Ibid.*, p. 338.

18. *Ibid.*, p. 340-351.

19. Manson P., « Lymph scrotum, showing filaria in situ », *Transaction of the Pathological society*, 1881, 32, p. 290.

20. Manson P., « On the development of *Filaria sanguinis hominis* and on the mosquito considered as a henge », *Transaction of the Linnean Society Zoology*, 1878, p. 304-311.

21. Manson P., « Further observations on *Filaria sanguinis hominis* », *Medical reports – China Imperial maritime customs*, 1877, 2, p. 11.

22. Gachot B., Bruneel F., Pays J.-F., *Paludisme*, Paris, Doin, collection « Conduites », 2005, p. 15.

23. *Ibid.*, p. 4.

24. Rapport de Laveran à l'Académie des sciences de Stockholm, le 11 décembre 1907, dans lequel il expose sa découverte à l'occasion de son prix Nobel.

25. Gachot B., Bruneel F., Pays J.-F., 2005, *op. cit.*, p. 11.

26. Brygoo E. R., « Les manuscrits autographes de Laveran et Ross du laboratoire de d'herpétologie du Museum d'histoire naturelle de Paris », *Cahiers Orstom*, série « Entomologie médicale », 1980, 18 (2), p. 82-102.

27. Perutz M.-F., *La Science comme aventure humaine*, Paris, Odile Jacob, 2000, p. 272.

28. Manson P., « On the nature and significant of the crescentic and flagellated bodies in Malaria », *Blood, British Medical Journal*, 1894 ; *in* B. H. Klan (éd.), *Tropical Medicine and Parasitology*, p. 1179.

29. Perutz M.-F., 2000, *op. cit.*, p. 172.

30. *Ibid.*, p. 173.

31. Ross R., *La Découverte de la transmission du paludisme par les moustiques*, Paris, Maloine, 1929, p. 45.

32. Perutz M.-F., 2000, *op. cit.*, p. 173.

33. Con P. C., Peggy R., « Iconography of Italians entomologists with essential biographical data », *Mem. Soc. En.-Ital.*, 1989, 75, p. 159-382.

34. Finlay C., « Conferencia sanitaria international de Washington », 1881, OcI, p. 195.

35. Delaporte F., *Histoire de la fièvre jaune*, Éditions des Archives contemporaines, 2011, p. 48.

36. Finlay C., « El mosquito hipoteticamente considerado con agente de la transmission de la fiebre amarilla », *Œuvres complètes*, 1901, t. II, p. 12.

37. Delaporte F., 2011, *op. cit.*, p. 73.

38. Valderrama E., *Finley remettant à la commission médicale américaine les œufs de Culex mosquito*, La Havane, Musée national.

39. Reed W., Caroll J., Laveran J., Agramonte A., *The Etiology of Yellow Fever. A preliminary note in yellow fever,* Washington, 1911, p. 69.

40. Témoignage d'Aristide Agramonte, 31 août 1918, cité par G. Forney, R. Owen, « Yellow fever commission. Senate document n° 520 », *in Yellow Fever*, Washington, 1911, p. 25.

41. Jeanselme E., Rist E., *Précis de pathologie exotique*, Paris, Masson, 1909, p. 100.

42. Delaporte F., 2011, *op. cit.*, p. 123.

43. Postell Vila H., *Historia de Cuba en sus relaciones con los Estados unidos y Espana,* La Havane, Ed. Jesús Montero, 1938, p. 105.

44. Ashburn P., *History of the Medical Department of the United States Army*, Records of the Office of The Surgeon General, New York, 1929, p. 263.

45. Nicolle C., *Destin des maladies infectieuses*, Paris, Félix Alcan, 1933.

46. Achtman M. et coll., « *Yersinia pestis*, the cause of plague, is a recently emerged clone of *Yersinia pseudotuberculosis* », *PNAS*, 1999, 96, 24, p. 14043-1048.

47. Morange M., « Le concept de gène régulateur », *in* Fischer J. M., Schneider W. H. (éd.), *Histoire de la génétique pratiques, techniques et théoriques*, Paris, Éditions ARPEM, 1990, p. 271-291.

48. Monod J., *Recherche sur la croissance des cultures bactériennes*, thèse de doctorat, Paris, Hermann, 1942.

49. Monod J., « Diauxie et respiration au cours de la croissance des cultures de *Bacillus coli* », *Annales de l'Institut Pasteur*, 1942, n° 88.

50. Monod J., « Influence de la concentration des substrats sur la rapidité d'adaptation chez le *Bacillus coli* », *Annales de l'Institut Pasteur*, 1943, n° 69.

51. Debré P., *Jacques Monod*, Paris, Flammarion, 1996, p. 208.

52. *Ibid.*, p. 216.

53. Bernard C., *Introduction à la médecine expérimentale*, Paris, Flammarion, « Champs », 1984, p. 67.

54. Littré E., traduction d'Hippocrate, t. V, p. 507. Cité en exergue par Charles Anglada.

55. Anglada C., *Étude sur les maladies nouvelles et les maladies éteintes*, Paris, 1869.

56. Méthot P.-O., « L'historicité des maladies et le concept de pathocénose : une perspective darwinienne ? », sous presse.

57. Charles Anglada, 1869, *op. cit.*, p. 595.

58. Braudel F., « L'histoire et les autres sciences de l'homme », *in Écrits sur l'histoire*, Paris, Flammarion, « Champs », 1969, p. 51.

59. Lot G., *Charles Nicolle et la biologie conquérante*, avant-propos de Jean Rostand, Paris, Éditions Seghers, 1961.

60. Metchnikoff E., *Naissance, vie et mort des maladies infectieuses*, Paris, Félix Alcan, 1930.

61. Nicolle C., « Unité ou pluralité des typhus (rapport introductif) », *Bulletin de la Société de pathologies exotiques*, 1933,t. XXVI, p. 316 ; cité par Ben Néfissa K., « La théorie de Charles Nicolle sur l'histoire naturelle des maladies infectieuses », *Archives de l'Institut Pasteur de Tunis*, 2006, 83, p. 1-4.

62. Zylberman P., « La fin de l'optimisme », *in* Zylberman P., Flahault A. (dir.), *Des épidémies et des hommes*, Paris, La Martinière, 2008.

63. « *It is time to close the book on infectious diseases, and declare the war against pestilence won.* »

64. Lowy F. D., « Antimicrobial resistance : The example of *Staphylococcus aureus* », *Journal of Clinical Investigation*, 2003, 111, p. 1265-1273.

65. David M. Z., Daum R. S., « Community-associated Methicillin-resistant *Staphylococcus aureus* : Epidemiology and clinical consequences of an emerging epidemic », *Clinical Microbiology Review*, 2010, 23 (3), p. 616-687.

66. Morens D. M. et coll., « The challenge of emerging and re-ermerging infectious diseases », *Nature*, 2004, 430, p. 242-249.

67. Winn Jr W. C., « Legionnaires disease : Historical perspective », *Clinical Microbiology Review*, 1988, 1, p. 60-81.

68. McMichaels A. J. (2004), « Environnemental and social influences on emerging infectious diseases : Past, present and future », *Philosophical Transaction of the Royal Society of London*, 359, p. 1049-1058.

69. Barbour A. G. et coll. (1993), « The biological en social phenomenon of Lyme disease », *Science*, 1993, 260 (5114), p. 1610-1616.

70. Haut Conseil de la Santé publique, *Les Maladies infectieuses émergentes. État de la situation et perspectives*, Paris, La Documentation française, 2011.

71. Saluzzo J.-F., Vidal P., Gonzalez J.-P., *Les Virus émergents*, Paris, IRD Éditions, 2004.

72. Lederberg J., Shope R. E., Oaks S. C. (éd.), *Emerging Infections : Microbial threats to health in the United States*, Washington/New York, The National Academies Press, 1992.

73. Pépin M., Boireau P., Boué F., Castric J., Cliquet F., Douzal Y., Jestin A., Moutou F., Zientara S., « Émergence des maladies infectieuses animales et humaines », INRA Productions animales, 2007, 20, p. 199-206.

74. Lederberg J., Shope R. E., Oaks S. C., 1992, *op. cit.*

75. Toma B., Thiry E., « Qu'est ce qu'une maladie émergente ? », *Épidémiologie et santé animale*, 2003, 44, p. 1-11.

76. Grmek M. D., « The concept of emerging disease », *History and Philosophy of Life Sciences*, 1993, 15 (3), p. 281-296.

77. Voir notamment Fagherazzi-Pagel H., « Maladies émergentes et réémergentes chez l'homme. Concepts, facteurs d'émergence, alertes, ripostes et coopération », *Dossier de synthèse CNRS*, 2008.

78. Stephen S. Morse, « Factors in emergence of infectious disease », *Emerging Infectious Diseases*, 1995, 1, p. 7-15.

CHAPITRE 2
Parasites et parasités

1. Charbonnier G. (dir.), *La Planète des bactéries. Ce petit monde qui nous gouverne*, CIRAD, 2007, p. 2.

2. Woese C., « The universal ancestor », *Proceedings of National Academy of Sciences (USA)*, 1998, 95, p. 6854-6859.

3. Forterre P., « Three RNA cells for ribosomal lineages and three DNA viruses to replicate their genomes : A hypothesis for the origin of cellular domain », *Proceedings of National Academy of Sciences (USA)*, 2006, 103 (10), p. 3669-3674. Forterre P., « Quand les évolutionnistes découvrent l'importance des virus », *Virologie*, 2007, 11 (1), p. 5-12.

4. Charbonnier G., Launois M., Laveissière G., *La Planète des bactéries, ce petit monde qui nous gouverne*, Paris, Le Savoir associé, CIRAD, 2007, p. 1-3.

5. Forterre P., 2007, art. cit.

6. Charbonnier G., Launois M., Laveissière G. (dir.), 2007, *op. cit.*

7. Reiss R. A., « The discovery of endogeneous retrovirus », *Retrovirology*, 2006, 3, p. 67.

8. Britten R. J., « DNA sequence insertion and evolutionary variation in gene regulation », *Procedings of the National Academy of Sciences*, 1996, 93, p. 9374-9377.

9. Margulis L., Sagan D., *Acquiring Genomes. A theory of the origins of species*, New York, Basic Books, 2002.

10. Forterre P., 2006, art. cité.

11. Hamilton G., « Viruses : The unsung heroes of evolution », *New Scientist*, 27 août 2008.

12. Forterre P., 2006, art. cit.

13. *Ibid.*

14. Combes C., « Interactions durables », *Écologie et evolution du parasitisme*, Masson, Paris, 1995

15. Combes C., « Pressions sélectives dans les systèmes parasites, hôtes », *Journal de la Société de biologie*, 2000, 194, p. 19-23.

16. Perru O., « Les lichens et l'histoire de la symbiose vers 1870. Notes historiques portant en particulier sur le genre Usnea », *Bulletin mensuel de la Société Livenne de Lyon*, 2003, 72, p. 283-288.

17. Morin H., « Les fourmis ont inventé l'agriculture il y a 50 millions d'années », *Le Monde*, 28 octobre 1998.

18. Ryan F., *Virus et hommes, un déclin commun*, Paris, Le Pommier, 2009, p. 14-15.

19. Rumpho M. E., Morful J. M., Lee J., Kannan K., Tyler M. S., Bhattacharya D., Moustafa A., Manhart J. R., « Horizontal gene transfer of the algal nuclear gene to the photosynthetic sea glug : *Elysia chlorotica* », *Proceeding of the National Academy of Sciences*, 2008, 105 (46), p. 17867-17871.

20. Raoult D., Audic S., Robert C., Abergel C., Renesto P., Ogata H., La Scola B., Suzan M. et coll., « The 1.2-megabase genome sequence of mimivirus », *Science*, 2004, 306 (5700), p. 1344-1350. Claverie J.-M., Abergel C., « Mimivirus : The emerging paradox of quasi autonomous viruses », Trends in Genetics, 2010, 26 (10), p. 431-437.

21. Arslan D., Legendre M., Seltzer V., Abergel C., Claverie J.-M, « Distant Mimivirus relative with a larger genome highlights the fundamental features of Megaviridae », *Proceedings of the National Academy of Sciences*, 2011, doi :10.1073/pnas.1110889108.

22. Personnic S., Duhamel S., Bettarel Y., Sime-Ngando T., S. Jacquet S., « Les virus planctoniques : un compartiment biologique clé des milieux aquatiques », *Le Courrier de l'Environnement de l'INRA*, 2006, 53, p. 19-34

23. Combes C., *L'Art d'être parasite. Les associations du vivant*, Paris, Flammarion, 2001, p. 109-110

24. *Ibid.*, p. 96-97.

25. Domingo E., Martin V., Perales C., Grande-Pérez A., García-Arriaza J., Arias A., « Viruses as quasispecies : Biological implications », *Current Topics in Microbiology and Immunology*, 2006, 299, p. 51-82. Eigen M., Schuster P., *The Hypercycle. A principle of natural self-organization*, Berlin, Springer, 1979.

26. Van Valen L., « A new evolutionary law », *Evolution Theory*, 1973, 1, p. 1-30. Combes C., « Leigh Van Halen et l'hypothèse de la Reine Rouge », *in* Le Guyader H. (éd.), *Évolution*, Paris, Belin, 1999, p. 44-52.

27. Caroll L., *Alice au pays des merveilles*, Paris, Le Livre de poche, 2009, p. 189.

28. Beeher B., « Les oiseaux du paradis », *Pour la science*, 1990, n° 148, p. 38-45

29. Ryan F., *Virus et hommes, un destin commun*, Paris, Le Pommier, 2009, p. 74-75.

30. Anderson R. M., May R. M., « Evolution of hosts and parasites », *Parasitology*, 1982, 85, p. 411-426.

31. Combes C., 2001, *op. cit.*, p. 22-27.

32. Poulier R. et Combes C., « The concept of virulence : interpretations and interactions », *Parasitology Today*, 1999, 15, p. 474-475.

33. Combes C., 2001, *op. cit.*, p. 126-132.

34. Ridley M., *The Red Queen. Sex and the evolution of human nature*, Londres, Penguins Book, 1994.

35. Inouye T., Osaki T., « The first record in the literature of a possible plant virus disease that appeared in "Manyoshu" a Japanese classic anthology, as far back as the 8th century », *Annals of Phytopathological Society of Japan*, 1980, 46, p. 49-50.

36. Lesnaw J. A., Ghabrial S. A., « Tulip breaking : Past, present and future », *Plant Disease*, 2000, 84, p. 1052-1060.

37. Kausche G. A., Pfankuch E., Ruska H., « Die Sichtbarmachung von planzlichen Virus im Ubermikroskop », *Naturwissenschaften*, 1939, 27, p. 292-299.

38. Mullis K. B., Faloona F. A., Scharf S., Saiki R. K., Horn G., Erlich H. A., « Specific enzymatic amplification of DNA *in vitro* : The polymerase chain reaction », *ColdSpringHarbor Symposia on Quantitative Biology*, 1986.

39. Darwin C., *The Descent of Man, and Evolution in Relation to Sex*, Londres, John Murray, 1871.

40. Beginn D. R., « Relations among the great apes and humans : New interpretation based on the fossil great age, Dryopiptrecus », *Yearbook of the Physical Anthropology*, 1994, 37, p. 11-63.

41. Ho L., Chan S. Y., Swick R. D., Das B. C., Fujinaga K., Icenople J. P., Kahn T., Kivat N., Lancesser W., Mavromare-Nazos P., « The genetic drift of human papillomavirus type 16 is a means of recnstructing viral spread and the mouvement of ancient human population », *Journal of Virology*, 1993, 67, p. 6413-6423. Chi-Klong O. *et al.*, « Evolution of human papillomavirus type 18 : An ancient phylogenic soot in Africa and inter type diversity refect with human ethnic », *Journal of Virology*, 1993, 67, p. 6424-6431.

42. Anton S. C., « Natural history of *Homo erectus* », *Yearbook of Physical Anthropology*, 2003, 46, p. 126-170.

43. Herblin J. J., *Quand d'autres hommes peuplaient la Terre. Nouveaux regards sur les origines*, Flammarion, 2008, p. 48.

44. Saluzzo J. F., *Des hommes et des germes*, Paris, PUF, 2004, p. 16.

45. Fiennes R. N. T. W., *Zoonoses and the Origing and Ecology of Human Disease*, Londres, Academic Press, 1978.

46. *Ibid.*

47. Herbelin J. J., 2008, *op. cit.*, p. 203

48. *Ibid.*, p. 54.

49. *Ibid.*, p. 78.

50. *Ibid.*, p. 43.

51. Demoule J. P., *La Révolution néolithique en France*, Paris, La Découverte, 2007. Guislaine J., *Aux marges des grands foyers du néolithique*, Paris, Errance, 2006. Simmons A. H., *The Neolithic Revolution in the Near East, Transforming the Human Landscape*, University of Arizona Press, 2007.

52. Saluzzo J. F., 2004, *op. cit.*, p. 23.

53. Diammond J., *Buns, Germs and Steel the Fate of Human Societies*, New York, Londres, W. N. Norton and Co, 1999.

54. Saluzzo J. F., 2004, *op. cit.*, p. 24.

55. Vignes J.-D., *Les Débuts de l'élevage. Les origines de la culture*, Paris, Le Pommier, 1984.

56. Smith B. H., « Dental development as a measure of life history and primates », *Evolution*, 1989, 43, p. 683-688.

57. Bartels P., « Tuberculose (Wirbelkaries) in der Jungeren », *Steinzeit Arch. Anthrop.*, 1907, 34, p. 243 -255.

58. Grmek M., *Les Maladies à l'aube de la civilisation occidentale*, Paris, Payot, 1983, p. 263.

59. *Ibid.*, p. 265.

60. Coury C., *La Tuberculose autour des siècles*, Suresnes, Le Petit, 1974, p. 10.

61. Saluzzo J. F., 2004, *op. cit.*, p. 28.

62. Celse, *Traité de médecine*, III, p. 22.

63. Grmek M., 1983, *op. cit.*, p. 280.

64. Fiennes T. R. T. W., *Zoonoses and the Origins and Ethiology of Human Diseases*, Londres, Academic Press, 1978.

65. Grmek M., 1983, *op. cit.*, p. 249.

66. Saluzzo J. F., 2004, *op. cit.*, p. 48-49.

67. Waters A. P., Higgins D. G., Mc Cutchen T. F., « *Plasmodium Falciparum* appears to have arisen as a result of lateral transfer between avian and human host », *Proc. Natl. Acad. Sci.*, 1991, 88, p. 3140-3144.

68. Volkman S. K. Barry A. E., Lyons E. J., Nielsen K. M., Thomas S. M., Choi M., Thakore S. S., Day K. P., Wirth D. F. Hartl D. L., « Recent origin of plasmodium falciparum from a single progenitor », *Science*, 2001, 293, p. 482-484.

69. Jones W. H. S., *Malaria Neglected Factor in the History of Greece and Rome*, Cambridge, MacMillan et Bowes, 1908.

70. Saluzzo J. F., 2004, *op. cit.*, p. 30.

71. Chrestien A. T., *De l'immunité et de la susceptibilité morbides au point de vue de la clinique médicale*, thèse d'agrégation, Montpellier, 1852.

72. Moulin A. M. et Chuvin P., *Lady Mary Montagu. L'islam au péril des femmes*, Paris, Maspero, 1982.

73. Debré P., 1994, *op. cit*.

74. Metchnikoff E., *Phagocytosis and Immunity*, Londres, British Medical Association, 1891.

75. Metchnikoff E., « Études sur la résorption des cellules », *Annales de l'Institut Pasteur*, 1899, 10, p. 737-745.

76. Behring E., Kitasato S., « "Immunitat und der Tetanus", Immunitad bei », *Tiren Deutsche Medizinesche Wochenschrift*, 16, p. 1113.

77. Alouf J., « La sérothérapie : passé, présent, future », *Bulletin de l'Institut Pasteur*, 1984, 82, p. 19-27.

78. Bouchard P., « Essais d'une théorie de l'infection », *Verhandlungen des Internatiolen, Medizinischen Kongresses*, Berlin, A Hirschwald, 1890, p. 4.

79. Moulin A. M., *Le Dernier Paysage de la médecine. Histoire de l'Immunologie de Pasteur au sida*, Paris, PUF, 1991, p. 71.

80. Beredska A., *Histoire d'une idée*, Paris, Masson, 1921.

81. Erlich P., *Collected Studies on Immunity*, traduites et éditées par Charles Boldman, Londres, 1906.

82. Arrtemius S., *Immunochemestry : the application of the principles of physical chemistry to the studies of antibodies*, New York, Macmillan, 1907.

83. Erlich P., « The relations existing between the chemical constitution, distribution and pharmacological actions », 1898, *attached papers*, t. I, p. 436.

84. Moulin A. M., 1991, *op. cit.*, p. 100-105.

85. Kabat E. A., « Getting started fifty years ago. Experiences, perspectives and problems of the first twenty one year », *Annual Review of Immunology*, 1983, 1, p. 3.

86. Gaudin F., « Socioterminologie : une approche sociolinguistique de la terminologie », *Language, arts et discipline*, 2003, p. 227 ; Simon C. E., *An Introduction to the Study of Infection and Immunity Including Chapters on Vaccine Therapy Chemotherapy*, Philadelphie, Lea et Febiger, 1906, p. 19.

87. Landsteiner K., *The Specificity of Serological Reactions*, Baltimore, Charles C. Thomas, 1933.

88. Breint F. et Haurowitz I., *Chemische Untersuchurgen das Precipitates ans Hemoglobin und Antihemoglobin Serum. Über die Natur der Anticorps Koppe sengle Zeintugschrift*, 1930, p. 56.

89. Pauling G., « Fifty years of preogress in structural chemestry and molecular biology », *Daedales*, 1970, 99, p. 1005.

90. Burnet F. M., *The Production of Antibodies*, Melbourne, Walter and Elisa Hall Institute, Mac Millan, 1941.

91. Monod J., « The phenomenon of enzymatic adaptation and its bearing on problem of genetics and cellular differentiation », *Grooth Symposium*, 1947, 11, 8, p. 223-289.

92. Burnet F. M., « A modification of germe's theory of antibodies production using the concept of clonal selection », *Australian Journal of Sciences*, 1957, 20, p. 67-69.

93. Fagraeas A., « The plasma cellular reaction and its relation to the formation of antibodies in vitro », *Journal of Immunology*, 1948, 58, p. 1-13.

94. Maclean L. D., Zak S. J., Varco R. L., Good R. A., « Thymic tumor and aquired gammaglobulinemy. A clinical and experimental studies of the immune responses », *Surgery*, 1955, 40, p. 1010.

95. Good R. A., « Runestanes in immunology », *Journal of Immunology*, 1976, p. 1417.

96. Kantor F. S., Opeda A. et Benaceraff B., « Studies on artificial antigens, antigenicity of DNP polylysine and DNP copolymer of lysine and glutamic acid in Guinee sigs », *Journal of Experimental Medicine*, 1963, 117 p. 65-69.

97. Dausset J., *Clin d'œil à la vie. La grande aventure du HLA*, Paris, Odile Jacob, 1991 ; Benaceraff B., *Son of the Angel*, Boston, Todd & Honeywell, 1990.

98. Nomenclature HLA, *cf. Bull. WHO*, 1968, 39, p. 483-486.

99. Millinsky M., « Evidence for MHC correlated perfume preference in humans », *Behavorial Ecology*, 2001, 12, p. 140-149.

CHAPITRE 3
Peste et pestilences

1. Praneuf M., *Bestiaire ethnolinguistique des peuples d'Europe*, Paris, L'Harmattan, 2001.

2. Audoin-Rouzeau F., *Les Chemins de la peste. Le rat, la puce et l'homme*, Presses universitaires de Rennes, 2003, p. 367.

3. Cité par Polet J.-C., *Patrimoine littéraire européen*, vol. 2 : *Héritage grec et latin*, Bruxelles, De Boeck Université, 1992, p. 170-171.

4. Cité par Saluzzo J. F., *Des hommes et des germes*, Paris, PUF, 2004, p. 41-42.

5. Russel Josiah C., « Late ancient and medieval population », *Transaction of the American Philosophical Society*, New Series, 48 (3), p. 71-99.

6. Audouin-Rouzeau F, *Les Chemins de la peste. Le rat, la puce et l'homme*, Rennes, Presses universitaires de Rennes, 2003.

7. Fabre G., « Conflit d'imaginaires en temps d'épidémies », *Communication*, 1933, 57, p. 44.

8. *Ibid*, p. 55.

9. *Ibid*, p. 56.

10. Delumeau J., *Les Peurs en Occident*, XIVe-XVIIe *siècles*, Paris, Hachette littérature, 1970.

11. Fabre G., 1933, *op. cit.*, p. 49.

12. *La Vie de Thomas Platter*, Genève, Imprimerie Jules Guillaume Frick, 1862.

13. Anonyme, *Le Mesnagier de Paris*, v. 1393, Paris, Livre de Poche, 1994, collection « Lettres gothiques », p. 299-301.

14. Cité par Vigarello C., *Le Propre et le Sale. L'hygiène du corps depuis le Moyen Âge*, Paris, Seuil, collection « Point Histoire », 1985, p. 50.

15. Cité par Hildesheimer F., *Fléaux et société. De la grande peste au choléra* XIVe-XIXe *siècle*, Paris, Hachette, collection « Carré d'histoire », 1993, p. 46.

16. Cité par Vigarello C., 1985, *op. cit.*, p. 69.

17. Achtmann M. et Zurth K., Morelli G., Torrea G., Guiyoule A., Carniel E., « *Yersina Pestis* : The cause of plagne is recently emerged of *Yersina pseudotuberculosis* », *Proc. of Natl. Acad. of Sci.*, 1999, 96, p. 14043-14048.

18. Cité par Claude Quétel, *Le Mal de Naples. Histoire de la syphilis*, Paris, Seghers, 1986, p. 66.

19. Cité par Claude Quétel, 1986, *op. cit.*

20. *Ibid.*, p. 11.

21. Cité par Gouldsblom J., « Les grandes épidémies et la civilisation des mœurs », *Actes de la recherche en sciences sociales*, 1987, 68, p. 3-14.

22. Knell R. J., « Syphilis in Renaissance Europe : Rapid evolution of an introduced sexually transmitted disease ? », *Proc. R. Soc. London B*, 2004 (Suppl.) 271, p. S174-S176.

23. Quétel C., 1986, *op. cit.*

24. Diaz de Isla R. R., *Tratado contra el mal serpentino*, Séville, 1539 (écrit en 1510).

25. Tagarelli A. et coll., « A brief history of syphilis by its synonyms », *Acat Dermatoverol Croat*, 2011, 19 (4), p. 228-236.

26. Voltaire, « Épigramme LVIII sur la prise de l'Italie par les Français », *in Poésies diverses de Voltaire*, 1833, Paris, Treuttel et Würtz, t. III.

27. Cité par Astruc J., *Traité des maladies des femmes où l'on tâche de joindre à une théorie solide la pratique la plus sûre et la mieux éprouvée*, Paris, Mequignon, 1785.

28. Cité par Claude Quétel, 1986, *op. cit.*

29. Grmek M. D., *Les Maladies à l'aube de la civilisation occidentale*, Paris, Payot, 1983, p. 200.

30. *Ibid.*

31. Roberts C., « Treponematosis in Gloucester, England : A theoretical and practical approach to the pre-Columbian theory », *in* Dutour O., Palfi G., Berato J., Brun J.-P. (éd.), *The Origin of Syphilis in Europe : Before or after 1493 ?*, Toulon, Centre archéologique du Var, 1994, p. 101-108.

32. Hadjouis D., « Tracas de maladies protohistoriques dans les inhumations en silos », *Archéologia*, 2003, 406, p. 407-412.

33. Cité par Sontag S., *La Maladie comme métaphore*, Paris, Christian Bourgois Éditeur, 2005, p. 21.

34. Cité par Claude Quétel, 1986, *op. cit.*, p. 45.

35. Cité par Coulomb D., « Histoire de la syphilis », *in Histoire des grandes maladies infectieuses*, Institut d'histoire de la médecine (université Claude-Bernard-Lyon-I), collection « Fondation Marcel Mérieux », 1980.

36. Rothschild B. M. et coll., « First European exposure to syphilis : The Dominican republic at the time of Columbus contact », *Clinical infectious Diseases*, 2000, 31, p. 936-941.

37. Vidal P., Gonzalez J.-P., « Les émergences du microparasitisme dans le macroparasitisme global : Un obstacle au développement durable ? », *in Développement Durable, Conférence sur la Terre*, Johannesburg, IRD Édition, 2002. (http://horizon.documentation.ird.fr/exl-doc/pleins textes/divers09-03/010029278.pdf)

38. http://islandheritage.org/wordpass/.

39. Pinart A., *Voyage a l'île de Pâques (Océan Pacifique)*, 1877 : http://www.jeanhervedaude.com/IP%20explorateurs%20Alphonse%20Pinart.htm.

40. Boulanger P., Gray D. P., Gibbs H. C., Murphy D. A., « A serological survey of sera from domestic animals on Easter Island », *Can. J. Comp. Med.*, 1968, 32, p. 25-29.

41. Perret C., Abarca K., Ovalle J., Ferrer P., Godoy P., Olea A., Aguilera X., Ferres M., « Dengue-1 virus isolation during first dengue fever outbreak on Easter Island, Chile », *Emerg. Infect. Dis.*, 2000, 9 (11), p. 1465-1467.

42. Black F., « Why did they die ? », *Science*, 11 décembre 1992, 258.

43. Te Rangi Hiroa (sir Peter Henry Buck), *Explorers of the Pacific : European and American Discoveries in Polynesia*, Bernice P. Bishop Museum, James Burney Edit. (http://www.nzetc.org/tm/scholarly/tei-BucExpl.html).

44. O'Reilly P., « Essai d'évangélisation des Marquises par la Société missionnaire de Hawaii (1832-1880) », *Journal de la Société des océanistes*, 1961, 17, p. 25-34.

45. Lavondès A., « L'art des Marquises », *in Actes du Colloque Gauguin*, juin 1989, Doc Orstom, 30432 B, p. 186.

46. www.lynly.gen.nz/index.htm.

47. Choffat D., « Les premiers bateaux européens dans l'océan Pacifique-Est », *Bulletin de la Société des études océaniennes*, 1982, t. XVIII, n° 218, p. 1045-1048.

48. Clavel M., « La dépopulation aux îles Marquises », *Bulletins de la Société d'anthropologie de Paris*, 1884, 7 (7-3), p. 490-500

49. Valenziani C., « Enquête démographique en Océanie française », *Population*, 1949, 4 (1), p. 93-114.

50. Martin P. M. V., Combes C., « Emerging infectious diseases and the depopulation of French Polynesia in the 19th Century », *Emerging Infectious Diseases*, 1996, 2 (4), p. 359-361.

51. Garnett C., « Lesson for modern times : NLM History Lecture examines "Death in the Cannibal Islands" », *NIH Records*, 16. Morens D., *Death in the Cannibal Islands : History of an emerging infectious disease*, National Library of Medicine's History of Medicine Division. Morens D. M., « Measles in the Fiji, 1875. Thoughts on the history of emerging infectious diseases », *Pacific Health Dialog*, 5, 1, p. 119-128

52. Leplat M., *Le Fait colonial dans l'Océanie insulaire (1850-1914)*, 2007, sur HG/NC, le site académique d'histoire-géographie de Nouvelle-Calédonie, 2010.

53. Samoan Epidemic. http://paperspast.natlib.govt.nz/cgi-bin/paperspast?a=d&d=NA19190818.2.24&l=mi&e=-------10--1----0--

54. Lameko V., « Review. Impact of cardiovascular diseases on samoa's health care system », *Samoa Medical Journal*, 2010, 2(1), p. 13-17.

55. Roux J.-C., *Un exemple de migration-enracinement dans le Pacifique-Sud : la communauté wallisienne et futunienne de Nouvelle-Calédonie*, Institut agronomique méditerranéen, centre Orstom de Montpellier.

56. Reid A. H., McCall S., Henry J. M., Taubenberger J. K., « Experimenting on the past : the enigma of von Economo's encephalitis lethargica », *Journal of Neuropathologic & Experimental Neurology*, 2001, 60 (7), p. 663-670.

57. Dale R. C., Church A. J., Surtees R. A., Lees A. J., Adcock J. E., Harding B., Neville B. G., Giovannoni G., « Encephalitis lethargica syndrome : 20 new cases and evidence of basal ganglia autoimmunity », *Brain*, 2004, 127 (Pt 1), p. 21-33.

58. Levaditi C., Harvier P., Nicolau S., « Recherches expérimentales sur le virus de l'encéphalite épidémique », *Comptes rendus Société de biologie*, Paris, 1921, 84, p. 524-528.

59. McCall S., Henry J. M., Reid A. H., Taubenberger J. K., « Influenza RNA not detected in archival brain tissues from acute encephalitis lethargica cases or in postencephalitic Parkinson cases », *Journal of Neuropathologic & Experimental Neurology*, 2001, 60, p. 696.

60. Casals J., Elizan T., Yahr M., « Postencephalitic parkinsonism. A review », *Journal of Neural Transmission*, 1998, 105, p. 645-652.

61. Kiley M., Esiri M. M., « A contemporary case of encephalitis lethargica », *Clinical Neuropathology*, 2001, 120 (1), p. 2-7.

62. Dale R. C., Church A. J., Surtees R. A., Lees A. J., Adcock J. E., Harding B., Neville B. G., Giovannoni G., « Encephalitis lethargica syndrome : 20 new cases and evidence of basal ganglia autoimmunity », *Brain*, 2003, 127, p. 21-33.

63. Winn Carlson L., *A Fever in Salem : A new interpretation of the New England witch trials*, Chicago, Ivan R. Dee Publisher, 1999. Chastel C., « Erreurs passées et espoirs déçus de la recherche en virologie médicale », *Virologie*, 2000, 4, n° 6, p. 445-452.

64. Vilensky J. A. (éd.), *Encephalitis Lethargica? : During and after the epidemic*, New York, Oxford University Press, 2010.

65. Watson A. J., « The origin of encephalitis lethargica », *China Medicine Journal*, 1928, 42, p. 427-32.

CHAPITRE 4
Biopouvoir, biosavoirs

1. Giono J., *Le Hussard sur le toit*, Paris, Gallimard, 1951.

2. *Ibid.*, p. 88.

3. Obregon D., « Lèpre », *in* D. Lecourt (dir.), *Dictionnaire de la pensée médicale*, Paris, PUF, collection « Quadrige », 2003.

4. Agrimi J., Crisciani C., « L'assistance dans la civilisation chrétienne médiévale », *in* M. K. Grmek (dir.), *Histoire de la pensée médicale en Occident*, Paris, Seuil, 1995, t. 1, p. 171.

5. *Ibid.*

6. Watts S., *Epidemics and History. Disease, power and imperialism*, Londres, Yale University Press, 1997, p. 48.

7. Chastel C., Cénac A., *Histoire de la médecine. Introduction à l'épistémologie*, Paris, Ellipse, 1998, p. 162.

8. Voir notamment : Moore R. I., *The Formation of a Persecuting Society : Power and deviance in western Europe, 950-1250*, Oxford, Basil Blackwell, 1987.

9. Chauliac G. de, *La Grande Chirurgie*, Paris, Félix Alcan, 1890.

10. Giono J., *Le Hussard sur le toit*, *op. cit.*, p. 117-120.

11. Gensini G. F., Yacoub M. H., Conti A., « The concept of quarantine in history : From plague to SRAS », *Journal of Infection*, 2004, 49, p. 257-261.

12. Ziskind D., Halioua B., « Histoire de la quarantaine », *La Revue du praticien*, 2008, 58, p. 2314-2317.

13. Yanacopoulou A., « Santé publique », *in* D. Lecourt (dir.), *Dictionnaire de la pensée médicale*, Paris, PUF, collection « Quadrige », 2003, p. 1014-1018.

14. Ziskind D., Halioua B., 2008, art. cit.

15. Mafart B., Perret J.-L., « Histoire du concept de quarantaine », *Médecine tropicale*, 1998, 58, p. 14-20.

16. Lebrun F., « L'intervention des autorités en matière de santé publique en France aux XVIIe et XVIIIe siècles », *Histoire des sciences médicales*, 1982, 17, numéro spécial « Actes du XXVIIIe congrès international d'histoire de la médecine », p. 41-45.

17. Ferrandi J.-J., « État sanitaire des armées française en Espagne, campagnes de 1808-1814 et 1823 », *Histoire des sciences médicales*, 2008, t. XLII, 2, p. 215-223.

18. Chastel C. « La peste de Barcelone. Épidémie de fièvre jaune de 1821 », *Bulletin de la Société de pathologie exotique*, 1999, 22, p. 405-407.

19. Delaporte F., « Contagion et infection », *in* D. Lecourt (dir.), *Dictionnaire de la pensée médicale*, Paris, PUF, collection « Quadrige », 2003, p. 283-287.

20. Ehrard J., « Opinions médicales en France au XVIIIe siècle : la peste et l'idée de contagion », *Annales, économies, sociétés*, 1957, 1, p. 46-59.

21. Fantini B., « La microbiologie médicale », *in Histoire de la pensée médicale en Occident*, 1999, Paris, Seuil, t. 3, p. 119.

22. Faure O., *Les Français et leur médecine au XIXe siècle*, Paris, Belin, 1993, p. 89.

23. Chateaubriand F.-R., *Mémoires d'outre-tombe*, 1832, Paris, Acamédia, p. 452-617.

24. Balinska M. A., « Le typhus, une maladie idéologisée », *La Revue du praticien*, 2005, 55, p. 1619-1621.

25. Churchill W., *The Aftermath*, New York, Charles Scribner's Sons, 1929, p. 21.

26. Baumslag N., *Murderous medicine*, Westport, Praeger Publisher, 2055, p. 47.

27. Weindling P., *Epidemics and Genocide in Eastern Europe, 1890-1945*, Oxford, Oxford University Press, 2000.

28. Balinska M. A., 2005, art. cit.

29. Zylberman P., « Progrès et dérives de la santé publique », *in* A. Flahaut, P. Zylberman (dir.), *Des épidémies et des hommes*, Paris, La Martinière, 2008.

30. Quétel C., *Le Mal de Naples. Histoire de la syphilis*, Paris, Seghers, 1986, p. 259-304.

31. Lambert G., *Vérole, cancer et Cie. La société des maladies*, Paris, Seuil, 2009, p. 206-207.

32. Foucault M., *Sécurité, territoire, population*, Paris, Gallimard/Seuil, 2004.

33. Moreau D., « Dispositifs de sécurité et épidémie de sida », *Labyrinthe*, 2005, 3, p. 101-110.

34. Guerrier M., « Attention éthique dans l'élaboration des priorités », *in* E. Hirsch (dir.), *Pandémie grippale. L'ordre de la mobilisation*, Paris, Éditions du Cerf, 2009.

CHAPITRE 5
Émergence, évanescence

1. Gonzalez J.-P., Josse R., Johnson E. D., Merlin M., Georges A. J., Abandja J. et coll., « Antibody prevalence against haemorrhagic fever viruses

in randomized representative Central African populations », *Research in Virology*, 1989, 140, p. 319-331.

2. Johnson E. D., Gonzalez J.-P, Georges A. J., « Filovirus activity among selected ethnic groups inhabiting the tropical forest of equatorial Africa », *Transactions of the Royal Society of Tropical Medicine and Hygien*, 1993, 87, p. 536-538.

3. Le Guenno B., Formenty P., Boesch C., « Ebola virus outbreaks in the Ivory Coast and Liberia, 1994-1995 », *Current Topics in Microbiology and Immunology*, 1999, 235, p. 77-84.

4. Becquart P., Wauquier N., Mahlakõiv T., Nkoghe D., Padilla C., Souris M., Ollomo B., Gonzalez J.-P., Lamballerie X. de, Kazanji M., Leroy E M., « High prevalence of both humoral and cellular immunity to Zaire Ebolavirus among rural populations in Gabon », *PLoS One*, 2010, 5 (2), p. e9126. Wauquier N., Becquart P., Gasquet C., Leroy E. M., « Immunoglobulin G in Ebola outbreak survivors, Gabon », *Emergent Infectious Diseases*, 2009, 15 (7), p. 1136-1137.

5. Wittmann T. J., Biek R., Hassanin A., Rouquet P., Reed P., Yaba P. et col., « Isolates of Zaire ebolavirus from wild apes reveal genetic lineage and recombinants », *Proceedings of National Academy of Sciencs USA*, 2007, 104, p. 17123-17127.

6. Leroy E. M., Epelboin A., Mondonge V., Pourrut X., Gonzalez J.-P., Muyembe-Tamfum J.-J., Formenty P., « Human Ebola outbreak resulting from direct exposure to fruit bats in Luebo, Democratic Republic of Congo, 2007 », *Vector Borne Zoonotic Diseases*, 2009, 9 (6), p. 723-728.

7. Leroy E., Baize S., Gonzalez J.-P., « Les fièvres hémorragiques à virus Ebola et Marburg : l'actualité des filovirus », *Médecine tropicale*, 2011, 71, p. 111-121.

8. Towner J. S. et col., « Isolation of genetically diverse Marburg viruses from Egyptian fruit bats », *PLoS Pathogens*, 2009, 5 (7), e1000536.

9. http://www.cdc.gov/ncidod/dvrd/spb/mnpages/dispages/marburg/marburgtable.htm.

10. Farrar J. J., « Nipah-virus encephalitis investigation of a new infection », *The Lancet*, 1999, 354 (9186), p. 1222-1223.

11. Field H., Young P., Yob J. M., Mills J., Hall L., Mackenzie J., « The natural history of Hendra and Nipah viruses », *Microbes and Infection*, 2001, 3, p. 307-314.

12. Yob J. M., Field H., Rashdi A. M., Morrissy C., Van der Heide B., Rota P. et col., « Nipah virus infection in bats (order Chiroptera) in peninsular Malaysia », *Emerging Infectious Diseases*, 2001, 7, p. 439-441.

13. Heng Thay C., Suhailah A., Chong T. T., « Nipah virus and bats », *Neurology Asia*, 2009, 14, p. 73-76.

14. Reynes J. M., Counor D., Ong S., Faure C., Seng V., Molia S., Walston J., Georges-Courbot M. C., Deubel V., Sarthou J. L., « Nipah virus in Lyle's flying foxes, Cambodia », *Emerging Infectious Diseases*, 2005, 11 (7), p. 1042-1047. Wacharapluesadee S., Lumlertdacha B., Boongird K., Wanghongsa S.,

Chanhome L., Rollin P. et col., « Bat Nipah virus, Thailand », *Emerging Infectious Diseases*, 2005, 11 (12).

15. Hayman D. T., Suu-Ire R., Breed A. C., McEachern J. A., Wang L. et col., « Evidence of henipavirus infection in West African fruit bats », *PLoS ONE*, 2008, 3, e2739.

16. Drexler J. F., Corman V. M., Gloza-Rausch F., Seebens A., Annan A. et col., « Henipavirus RNA in African Bats », *PLoS ONE*, 2009, 4 (7) : e6367.

17. http://www.newsgd.com/english/news/bignews/200304300477.htm.

18. The Chinese SARS Molecular Epidemiology Consortium, « Molecular evolution of the SARS coronavirus during the course of the SARS epidemic in China », *Science*, 2004, 303 (5664), p. 1666-1669.

19. Wu K., Peng G., Wilken M., Geraghty R. J., Li F., « Mechanisms of host receptor adaptation by severe acute respiratory syndrome coronavirus », *The Journal of Biological Chemistry*, 2012, 287, p. 8904-8911.

20. Lau S. K., Woo P. C., Li K. S., Huang Y., Tsoi H. W., Wong B. H., Wong S. S., Leung S. Y., Chan K. H., Yuen K. Y., « Severe acute respiratory syndrome coronavirus-like virus in Chinese horseshoe bats », *Proceedings of the National Academy of Sciences USA*, 2005, 102 (39), p. 4040-14045.

21. Marshall T. F., Keenlyside R. A., Johnson B. K., Chanas A. C., Smith D. H., « The epidemiology of O'nyong-nyong in the Kano Plain, Kenya », *Annals of Tropical Medicine and Parasitology*, 1982, 76, p. 153-158.

22. Powers A. M., Logue C. H., « Changing patterns of chikungunya virus : Re-emergence of a zoonotic arbovirus », *Journal of General Virology*, 2007, 88 (9), p. 2363-2377.

23. Lee-Pat-Yuen G., Sahoo R., Guiraud P., Ramful D., Robin S., Alessandri J.-L., Gauzere B. A., Gasque P., Das T., Jaffar-Bandjee M. A., Hoarau J. J., Krejbich Trotot P., Denizot M., « Chikungunya fever : CNS infection and pathologies of a re-emerging arbovirus », *Progress in Neurobiology*, 2010, 91, p. 121-129.

24. Diallo M., Thonnon J., Traore-Lamizana M., Fontenille D., « Vectors of the Chikungunya virus in Senegal : Current data and transmission cycles », *American Journal of Tropical Medicine and Hygiene*, 1999, 60, p. 281-286.

25. Carey D. E., « Chikungunya and dengue : A case of mistaken identity », *Journal of History of Medicine and Allied Sciences*, 1971, 26, p. 243-262.

26. Balleydier E., D'Ortenzio E., Renault P., « Épidémiologie de chikungunya à la Réunion – Bilan d'une année de surveillance, 19 avril 2007-18 avril 2008 », Institut national de veille sanitaire, décembre 2008, 8 p.

27. Bonilauri P., Bellini R., Calzolari M., Angelini R., Venturi L., Fallacara F., Cordioli P., Angelini P., Venturelli C., Merialdi G., Dottori M., « Chikungunya virus in *Aedes albopictus*, Italy », *Emerging Infectious Diseases*, 2008, 14 (5), p. 852-854.

28. Saluzzo J. F., Adam C., Castagnet P., Chapelle P., Cornet M., Heme G. et col., « Une poussée épidémique due au virus chikungunya dans l'ouest du Sénégal en 1982 », *Médecine d'Afrique noire*, 1982, 30, p. 27-30.

29. Pastorino B., Muyembe-Tamfum J. J., Bessaud M., Tock F., Tolou H., Durand J. P., Peyrefitte C. N., « Epidemic resurgence of Chikungunya virus in Democratic Republic of the Congo : Identification of a new Central African strain », *Journal of Medical Virology*, 2004, 74, p. 277-282.

30. Peyrefitte C. N., Rousset D., Pastorino B. A., Pouillot R., Bessaud M., Tock F., Mansaray H., Merle O. L., Pascual A. M., Paupy C., Vessiere A., Imbert P., Tchendjou P., Durand J.-P., Tolou H. J., Grandadam M., « Chikungunya virus, Cameroon, 2006 », *Emerging Infectious Dieases*, 2007, 13 (5), p. 768-771.

31. Caron M., Paupy C., Grard G., Becquart P., Mombo I., Bikie Bi Nso B., Kassa Kassa F., Nkoghe D., Leroy E. M., « Recent introduction and rapid dissemination of Chikungunya virus and Dengue virus serotype 2 associated with human and mosquito co-infections in Gabon, Central Africa », *Clinical Infectious Diseases*, 2012.

32. Marchette N. J., Rudnick A., Garcia R., « Alphaviruses in Peninsular Malaysia : II. Serological evidence of human infection. Southeast Asian », *Journal of Tropical Medicine and Public Health*, 1980, 11, p. 14-23. Apandi Y., Nazni W. A., Noor Azleen Z. A., Vythilingam I., Noorazian M. Y., Azahari A. H., Zainah S., Lee H. L., « The first isolation of chikungunya virus from non human primates in Malaysi », *Journal of General and Molecular Virology*, 2009, 1 (3), p. 035-039.

33. Schuffenecker I., Iteman I., Michault A., Murri S., Frangeul L., Vaney M. C., Lavenir R., Pardigon N., Reynes J. M., Pettinelli F., Biscornet L., Diancourt L., Michel S., Duquerroy S., Guigon G., Frenkiel M. P., Bréhin A. C., Cubito N., Desprès P., Kunst F., Rey F. A., Zeller H., Brisse S., « Genome microevolution of chikungunya viruses causing the Indian Ocean outbreak », *PLoS Med.*, 2006, 3, e263.

34. Lamballerie X. de, Leroy E., Charrel R. N., Ttsetsarkin K., Higgs S., Gould E. A., « Chikungunya virus adapts to tiger mosquito via evolutionary convergence : A sign of things to come ? », *Virology Journal*, 2008, 5, 33.

35. Tsetsarkin K. A., Vanlandingham D. L., McGee C. E., Higgs S., « A single mutation in Chikungunya virus affects vector specificity and epidemic potential », *PLoS Pathogens*, 2007, 12, e201.

36. Chevillon C., Briant L., Renaud F., Devaux C., « The Chikungunya threat : An ecological and evolutionary perspective », *Trends Microbiol.*, 2008, 16 (2), p. 80-88.

37. Depoortere E., Coulombier D., ECDC, « Chikungunya risk assessment group for Europe : recommendations for action », Eurosurveillance, 2006 (http://www.eurosurveillance.org/ew/2006/060511.asp#2).

38. Thaikruea L., Charea O., Reanphumkarnkit S. et col., « Chikungunya in Thailand : A re-emerging disease ? », *Southeast Asian J. Trop. Med. Public Health*, 1997, 28 (2), p. 359-364.

39. Leroy E. M., Nkoghe D., Ollomo B., Nze-Nkogue C., Becquart P., Grard G., Pourrut X., Charrel R., Moureau G., Ndjoyi-Mbiguino A., Lamballerie X. de, « Concurrent Chikungunya and Dengue virus infections

during simultaneous outbreaks, Gabon, 200 », *Emerging Infectious Diseases*, 2009, 15 (4), p. 591-593.

40. Des images satellites pour mieux comprendre les épidémies de dengue : fiches d'actualité scientifique, novembre 2000, IRD (http://www.ird.fr/la-mediatheque/fiches-d-actualite-scientifique/125-des-images-satellites-pour-mieux-comprendre-les-epidemies-de-dengue).

41. La Ruche G., Souarès Y., Armengaud A., Peloux-Petiot F., Delaunay P., Desprès P., Lenglet A., Jourdain F., Leparc-Goffart I., Charlet F., Ollier L., Mantey K., Mollet T., Fournier J.-P., Torrents R., Leitmeyer K., Hilairet P., Zeller H., Van Bortel W., Dejour-Salamanca D., Grandadam M., Gastellu-Etchegorry M., « First two autochthonous dengue virus infections in metropolitan France », *Eurosurveillance*, 30 septembre 2010, vol. 15, n° 39.

42. Lee H. W., Lee P. W., Johnson K. M., « Isolation of the etiologic agent of Korean hemorrhagic fever », *Journal of Infectious Diseases*, 1978, 137, p. 298-308.

43. Jonsson C. B., Moraes Figueiredo L. T., Vapalahti O., « Global perspective on Hantavirus. Ecology, epidemiology, and disease clinical microbiology reviews », 2010, 23 (2), p. 412-441. http://www.mpl.ird.fr/suds-en-ligne/fr/virales/expansio/hanta01.htm#suds.

44. Gonzalez J.-P., Josse R., Johnson E. D., Merlin M., Georges A. J., Abandja J. et col., « Antibody prevalence against haemorrhagic fever viruses in randomized representative central African populations », *Research in Virology*, 1989, 140, p. 319-331.

45. Klempa B., Fichet-Calvet E., Lecompte E., Auste B., Aniskin V., Meisel H. et col., « Hantavirus in African wood mouse, Guinea », *Emerging Infectious Diseases*, 2006, 12, p. 838-840.

46. Klempa B., Fichet-Calvet E., Lecompte E., Auste B., Aniskin V., Meisel H., Barrière P., Koivogui L., ter Meulen J., Krüger D. H., « Novel hantavirus sequences in Shrew, Guinea », *Emerging Infectious Diseases*, 2007, 13 (3), p. 520-522. Song J.-W., Baek L. J., Schmaljohn C. S., Yanagihara R., « Thottapalayam Virus, a prototype shrewborne Hantavirus », *Emerging Infectious Diseases*, 2007, 13 (7).

47. Ramsden C., Holmes E. C., Charleston M. A., « Hantavirus evolution in relation to its rodent and insectivore hosts : No evidence for codivergence », *Molecular Biology and Evolution*, 2009, 26 (1), p. 143-153.

48. Martines Pinto I. F., Guarino H., Czeplowodski L., Molteni H., Petrillo C., Nelly S., Jarchels F., « Nuestra experiencia en el tratamiento des mal de los rastrojos », *La Semana Medica*, Buenos Aires, 1961, 118, p. 856.

49. Parodi A. S., Greenway D. J., Rugiero H. R., Rivero E., Frigerio M., de la Barrera J. M., Mettler M., Garzon F, Boxaca M., Guerrero L. de, Nota N., « Sobre la etiología del brote epidémico de Junín », *Día Med.*, 1958, 30, p. 2300-2302.

50. Johnson K. M., Wiebenga N. H., Mackenzie R. B., Kuns M. I., Tauraso N. M., Shelokov A., Webb P. A., Justines G., Beye H. K., « Virus isolations from human cases of hemorrhagic fever in Bolivia », *Proceedings of the Society of Experimental Biology and Medicine*, 1965, 118, p. 113-118.

51. Gonzalez J.-P., Emonet S., Lamballerie X. de, Charrel R., « Arenaviruses », *Current Topics in Microbiology and Immunology*, 2007, 315, p. 253-288. Gonzalez J.-P., « Les arenavirus d'Afrique : un nouveau paradigme d'évolution », *Bulletin de l'Institut Pasteur*, 1986, 84, p. 67-85.

52. Charrel R. N., Lemasson J. J., Garbutt M., Khelifa R., Micco P. de, Feldmann H., Lamballerie X. de, « New insights into the evolutionary relationships between arenaviruses provided by comparative analysis of small and large segment sequences », *Virology*, 2003, 317, p. 191-196.

53. Mills J. N., Calderón G. E., Ellis B. A., McKee K. T., Ksiazek T. G., Oro J. G., Peters C. J., Childs J. E., Maiztegui J. I., « New findings on Junin virus infection in rodents inside and outside the endemic area of hemorrhagic fever in Argentina », *Medicina* (Buenos Aires), 1991, 51 (6), p. 519-523. Carballal G., Videla C. M., Merani M. S., « Epidemiology of Argentine hemorrhagic fever », *European Journal of Epidemiology*, 1988, 4 (2), p. 259-274.

CHAPITRE 6
Science en conscience

1. Debré P., 1994, *op. cit.*, p. 310.

2. Keller F., « Les nouvelles menaces des maladies infectieuses émergentes », *Rapport d'information de Sénat*, 2012, n° 138, p. 20.

3. *Ibid*, p. 25.

4. economiedurableover-blog-com/article-evaluationdelapopulation.

5. Keller F., 2012, *op. cit.*, p. 37.

6. Saluzzo J.-F., *Des hommes et des germes*, Paris, PUF, 2004, p. 232.

7. Larcena D., Azorin J.-M., Coutant Y., Dumeste A. et J., Gueffier C., Salvini A., *La Muraille de la peste. Pierre sèche au Vaucluse*, Éditions Alpes de Lumière, 1993.

8. Saluzzo J.-F., 2004, *op. cit.*, p. 245.

9. www.assureo.fr/actualites/.../tuberculose-multiresistante-europe-oms.

10. Saluzzo J.-F., 2004, *op. cit.*, p. 251.

11. Tucker J., Scorrage B., *The Once and Future Threat of Small Pox*, New York, Atlantic Monthly Press, 2001.

12. Alibet K., *La Guerre des germes*, Paris, Presse de la Cité, 1999.

13. Betti-Cusso M., « Éric Delaporte, un chercheur à la source du mal », *Le Figaro*, 14 octobre 2007.

14. Keele B. F., Van Heuverswyn F., Li Y., Bailes E., Takehisa J., Santiago M. L., Bibollet-Ruche F., Chen Y., Wain L. V., Liegeois F., Loul S., Ngole E. M., Bienvenue Y., Delaporte E., Brookfield J. F., Sharp P. M., Shaw G. M., Peeters M., Hahn B. H., « Chimpanzee reservoirs of pandemic and nonpandemic HIV-1 », *Science*, 2006, 313 (5786), p. 523-526.

15. Mullis K., « The unusual origin of the polymerase chain reaction », *Scientific American*, 1990, 262 (4), p. 56-61 et 64-65.

16. Borges J. L. [1941], « La bibliothèque de Babel », *Fictions*, trad. N. Ibarra, revue par J.-P. Bernés, Paris, Gallimard.

17. Hogeweg, P., « The roots of bioinformatics in theoretical biology », *PLoS Computational Biology,* 2011, 7 (3) : e1002021. Bibcode 2011PLSCB...7E0020H. doi:10.1371/journal.pcbi.1002021. PMC3068925. PMID21483479.edit.

18. Hesper B., Hogeweg P., « Bioinformatica : Een werkconcept », *Kameleon*, 1970, 1 (6), p. 28-29.

19. Attwood T. K., Gisel A., Eriksson N.-E. and Bongcam-Rudloff E., « Concepts, historical milestones and the central place of bioinformatics in modern biology : A European perspective [archive] », *Bioinformatics. Trends and Methodologies*, InTech, 2011

20. Keller F., « Les nouvelles menaces des maladies infectieuses émergentes », *Rapport d'information pour le Sénat*, 2012, n° 638, p. 50-51.

21. Schools M., « Debating the obvious : Inside the South African government's Controversial AIDS Panel », *The Village Voice*, 5 novembre 2000.

22. Libaert T., *La Communication de crise*, Paris, Dunod, 2010, p. 12.

23. Peretti-Watel P., *La Société du risque*, Paris, La Découverte, 2010, p. 5-78.

24. Keller F., « Les nouvelles menaces des maladies infectieuses émergentes », *Rapport d'information pour le Sénat*, 2012, n° 638, p. 61.

25. Taleb N. N., *Le Cygne noir. La puissance de l'imprévisible*, Paris, Les Belles Lettres, 2008.

26. Foucault M., *Naissance de la clinique*, Paris, PUF, 1963, 7e éd., p. 196.

Index

Index des noms propres, des lieux et des sociétés

Index des termes techniques, des acronymes, des sigles et des nomenclature binomiale

Remerciements

Cet ouvrage a bénéficié du concours de Gérard Lambert, que nous remercions pour ses riches réflexions sur l'histoire des maladies infectieuses et pour sa coordination éditoriale. Nous remercions également Pierre Vidal pour ses riches échanges, et Virginie Brulé pour sa constante et remarquable assistance de secrétariat, ainsi que Catherine Ferrant et à Anaïs Legand à l'origine du symposium de Libreville.

Nous tenons également à remercier les institutions qui, à travers nos liens professionnels, nous ont inspiré par leur détermination à braver les nouvelles pestes : ambassade de France au Gabon, ANRS, AP-HP, Aviesan, AUF, CDC, Cirad, CIRMF, CNRS, EcoHealth Alliance, CRSSA, EDCTP, FAO, Fonds mondial de lutte contre le sida, le paludisme et la tuberculose, Fondation Mérieux, Fondation Total, Fondation Schweitzer, Fondation Bill and Melinda Gates, Gip Esther, GVF-Metabiota, IMMI, Institut Pasteur, réseau international des Instituts Pasteur, INRB, Inserm, IRD, ministère des Affaires étrangères et européennes, ministère de l'Enseignement supérieur et de la Recherche, ministère des Affaires sociales et de la Santé, NIH, OIE, OMS, Onusida, Roll Back Malaria, Solthis, Stop TB, Unitaid, université Pierre-et-Marie-Curie, USaid, UICN, WCS.

Table

DES MÊMES AUTEURS

Patrice Debré

Louis Pasteur, Flammarion, 1993.

Jacques Monod, Flammarion, 1996 (grand prix de la biographie de l'Académie française).

Les Traitements du sida, Flammarion, 1998.

La Maîtrise du vivant, Flammarion, 1998.

Le Roman de la vie, Flammarion, 1999.

Le Sida à l'ère des multithérapies (avec J. Thèze), Elsevier, 2000.

Jean-Paul Gonzalez

Les Virus émergents (avec J.-F. Saluzzo et P. Vidal), IRD/Orstom, 2005.

Cet ouvrage a été transcodé et mis en pages
chez NORD COMPO (Villeneuve-d'Ascq)

Achevé d'imprimer en mai 2013 sur rotative numérique Prosper
par Sagim à Nanterre (Hauts-de-Seine).
Sagim est une marque de l'imprimerie Soregraph

Dépôt légal : mai 2013
N° d'édition : 7381-2973-X
N° d'impression : 13333

Imprimé en France

L'imprimerie Sagim est titulaire de la marque
Imprim'vert® depuis 2004